So krank ist
das Krankenhaus

KLARTEXT

Prof. Dr. Jochen A. Werner

So krank ist das Krankenhaus

Ein Weg zu mehr Menschlichkeit, Qualität
und Nachhaltigkeit in der Medizin

Bibliografische Information der Deutschen Nationalbibliothek
Die Deutsche Nationalbibliothek verzeichnet diese Publikation
in der Deutschen Nationalbibliografie; detaillierte bibliografische
Daten sind im Internet über portal.dnb.de abrufbar.

IMPRESSUM

1. Auflage September 2022
Umschlaggestaltung: Guido Klütsch, Köln
Satz und Gestaltung: Medienwerkstatt Kai Münschke, www.satz.nrw
Lektorat: Sarah Meyer-Dietrich, Bochum
Umschlagfoto: Ralf Schultheiß, Essen
Druck und Bindung: Wilco B. V., Vanadiumweg 2,
NL-3800 BL Amersfoort

© Klartext Verlag, Essen 2022
ISBN 978-3-8375-2529-8
ISBN ePUB 978-3-8375-2550-2

KLARTEXT   Jakob Funke Medien Beteiligungs GmbH & Co. KG
Jakob-Funke-Platz 1, 45127 Essen
info.klartext@funkemedien.de
www.klartext-verlag.de

„Die reinste Form des Wahnsinns ist es,
alles beim Alten zu lassen und gleichzeitig
zu hoffen, dass sich etwas ändert."

Albert Einstein
(1879–1955)

Dieses Buch widme ich meiner Familie und all denen, die bereit und willens sind, ihre Komfortzone auf dem Weg in eine stabile Zukunft zu verlassen, um Benachteiligte zu unterstützen und dem Megathema Klimawandel entschieden entgegenzuwirken.

Inhalt

I. Aufbruch zum Smart Hospital

1. Digitalisierung: nicht morgen, sondern jetzt!

Lassen Sie mich dieses Buch mit einem kleinen **Gedankenexperiment** beginnen. Stellen Sie sich vor, ich treffe den 63-jährigen Michael L., der im November 2005 ins Koma fiel, zu dem Zeitpunkt also, als Dr. Angela Merkel Bundeskanzlerin wurde. Zum Ende der Amtszeit Merkel wacht Michael auf, und ich bekomme die Gelegenheit, ihm erläutern zu dürfen, was sich in den 16 Jahren seines Komas zur **Digitalisierung** getan hat.

Zuerst zeige ich ihm mein iPhone und spiele Steve Jobs' legendäre Keynote vom 9. Januar 2007 vor. Steve Jobs kündigt darin ein revolutionäres Mobiltelefon an, einen Breitbild-iPod mit Touchscreen und ein bahnbrechendes Internetkommunikationsgerät. Dann verrät er die wahre Sensation: „Kapiert ihr es? Das sind nicht drei verschiedene Geräte. Das ist ein Gerät. Und wir nennen es ‚iPhone'."

Dann demonstriere ich Michael, wie man das iPhone mit der Fingerkuppe oder per Gesichtserkennung anschalten kann. Ich zeige ihm mein Büro im iPhone, meine Fotogalerie, meine Musik-, Filme- und E-Book-Sammlung, die Wetter-App, das Navigationssystem und meine digitale Patientenakte. Ich erzähle ihm, dass man davon ausgeht, das 2015 erschienene iPhone-Modell habe mehr Computertechnologie beinhaltet, als bei der Apollo 11 anlässlich der Mondlandung zum Einsatz kam.

Ich erzähle Michael von der Apple Watch, die 2015 auf den Markt kam. Michael beeindruckt sehr, dass man damit die Sauerstoffsättigung im Blut messen und Herzrhythmusstörungen oftmals erfolgreicher identifizieren kann als mit einem Langzeit-EKG. Er ist begeistert, dass ich mit der Apple Watch beim Bäcker meine Brötchen zahle. Anschließend erzähle ich Michael von Alexa bei uns zu Hause, wobei ich verschweige, dass Alexa jetzt schon weiß, dass auch er sie bestellen wird und die Apple Watch dazu.

Ich berichte Michael von den enormen Fortschritten der Medizin, von den Anwendungen der Künstlichen Intelligenz in der Radiologie, in der Kardiologie und erkläre, dass man heute sogar bei 85-Jährigen Herzklappen über die Leistenarterien einpflanzen kann, statt ihnen, wie zum Zeitpunkt, als er ins Koma fiel, den Brustkorb zu eröffnen und über Stunden am offenen Herzen zu operieren. Anschließend erzähle ich ihm von großen Erfolgen in der Krebsmedizin, der Neurologie und der Kinderheilkunde, die maßgeblich mit Datenanalysen zusammenhängen.

Dann fragt mich Michael, wie er einen Termin bei uns im Krankenhaus bekommen könnte, voller Vertrauen in die bei mir erkennbare Offenheit für eine Gestaltung der Zukunftsmedizin, und ich antworte etwas verwundert: „Mit einem Anruf, so wie schon Ihre Eltern 1958, als Sie geboren wurden."

Michael erkundigt sich, wie er die CT-Bilder zu seiner Kopfuntersuchung ins Krankenhaus bringen soll.

„Auf der CD, die Sie vorher bei Ihrem Arzt abholen", antworte ich.

„Und die anderen Befunde?", fragt er.

„Per Fax", antworte ich. „Oder nein", füge ich hinzu, weil kurz vor dem Gespräch zum wiederholten Male ein Datenschützer dazu Stellung genommen hat, dass die Übermittlung von Befunden per Fax – dem zentralen und beliebtesten Kommunikationsmittel im deutschen Gesundheitswesen – datenschutzrechtlich unterlassen werden muss und man stattdessen end-zu-end-verschlüsselte E-Mails versenden oder Befunde wieder per Post verschicken soll … „Vielleicht lieber per Post", ergänze ich deshalb schnell.

„Per Post?", fragt Michael sichtlich irritiert.

Spätestens hier ist es allerhöchste Zeit innezuhalten. Da fliegt William Shatner, Sie kennen ihn vielleicht noch in der Rolle des Captain Kirk, als 90-jähriger Tourist mit dem Raumfahrtunternehmen Blue Origin von Amazon-Gründer Jeff Bezos ins Weltall und kommt unversehrt zurück. Gleichzeitig bewegen wir uns im Gesundheitswesen wieder Richtung Postkutsche oder degradieren unsere Patient*innen gleich selbst zu Brieftauben, die ihre eigenen Befunde von Arzt zu Ärztin transportieren. Wir haben die digitale Entwicklung verpasst. Das in Deutschland flächendeckend zu erkennen, wäre ein erster Fortschritt.

Wie oft fiel zu Beginn der COVID-19-Pandemie beim mitleidigen Blick auf das italienische Bergamo der Ausspruch „Wir haben **das beste Gesundheitssystem der Welt**"? Das ist falsch und wurde durch Wiederholung nicht besser, nur peinlicher. Gesundheitssystem bedeutet eben nicht nur ärztliche Versorgungsqualität. Gesundheitssystem steht für die Gesamtheit aller aufeinander bezogenen oder miteinander verbundenen Einheiten im Gesundheitswesen. Und wenn Sie sich dies bildlich vorstellen, ist die Notwendigkeit einer digitalen Vernetzung der einzelnen Elemente selbsterklärend. Genau dafür reichen Telefonie und Faxerei nicht mehr, geht es eben auch um einen ganz schnellen und fehlerfreien Austausch lebenswichtiger Daten. Und damit können wir nun wirklich nicht aufwarten.

Ist Ihnen aufgefallen, dass niemand fragte oder fragt, in welcher Hinsicht wir denn Gesundheitssystemweltmeister sein sollen? Geht es um die höchste Facharzt*innen- oder Zahnärzt*innendichte? Um die Anzahl an Krankenhausbetten oder durchgeführten Herzkatheteruntersuchungen? Um das Sozialversicherungsmodell mit einem universellen Krankenversicherungsschutz? Die Qualität der Intensivmedizin? Den Digitalisierungsgrad mit Ausschöpfung des möglichen e-Health-Angebots? Um die Impfrate? Um den Anteil fettleibiger Bürger*innen? Oder geht es darum, dass die Medizin in Deutschland heute diverse digitale Möglichkeiten in Diagnostik und Therapie anbietet oder anbieten könnte, mit denen Leben gerettet werden kann, vielleicht auch das Ihre oder das Ihrer Familienangehörigen? Kurzum, es reicht nicht zum Weltmeister, nicht einmal zum Europameister. Deshalb wandle ich den Satz gerne ab in: „Wir haben eines der besten analogen Gesundheitssysteme der Welt.“

Insofern war ich durchaus irritiert von einer im Februar 2022 erschienenen Studie des DigitalRadar, nach der die deutschen Krankenhäuser bei der **Digitalisierung im Gesundheitswesen** im internationalen Vergleich gut positioniert seien. Ich teile diese optimistische Einschätzung keineswegs, denn der klinische Alltag, aber auch die täglichen Erfahrungen der Patient*innen im Gesundheitssystem zeigen, dass die Medizin einen erheblichen Nachholbedarf im Bereich Digitalisierung hat. Heutzutage reicht analog nicht mehr, ersticken wir doch immer noch in Bergen von Zetteln und eingescannten Faxen.

So langsam dürfte sich bei Ihnen der Eindruck verfestigen, dass wir tatsächlich etwas tun müssen, um die Gesundheits- und Krankenversorgung in unserem Land zu stabilisieren und zu optimieren. Hierzu gehört eine **Entschiedenheit im Handeln**. Handeln wiederum braucht Erklärung.

Erklärung braucht Klarheit in der Sprache. Dies allerdings hat sich immer wieder als sehr schwierig erwiesen. Wohl auch deshalb entstand der Begriff des Schwurbelns für unverständliche, realitätsferne oder inhaltslose Aussagen. Für Richtungswechsel brauchen wir ein Wording, mit dem wir die Stringenz in der Zielerreichung unterstreichen, ohne dass es zu leeren Worthülsen verkommt und damit verbraucht wird. Hierzu ein Beispiel.

Die Gesellschaft für deutsche Sprache hat das politische **Schlagwort "alternativlos"** zum Unwort des Jahres 2010 gekürt. Verwendet wurde es seit 2009 von der damaligen Bundeskanzlerin Dr. Angela Merkel und einigen anderen Mitgliedern der Bundesregierung. Digitalisierung wäre tatsächlich alternativlos gewesen. Die Unterlassung kommt einer Katastrophe gleich. Wieder und wieder wurde am Analogen festgehalten, um den ja so vertrauten Bestand zu wahren. Der Lobbyismus hat gesiegt. Ärzt*innenschaft und Digitalisierung, das war schon immer eine belastende Beziehung. Veränderung wurde vermieden, Bequemlichkeit gelebt.

Diese unerträgliche **Verharrungsstrategie im Analogen** holt uns ein, nein, falsch, hat uns schon lange eingeholt. Die Medizin ist dabei nur ein Abbild des digitalen Zustands unserer Gesellschaft. Eine Befragung der Wirtschaftsprüfungsgesellschaft KPMG von November 2021 kommt zu dem alarmierenden Ergebnis, dass Deutschland als Wirtschaftsstandort im internationalen Vergleich weiter an Wettbewerbsfähigkeit verliert. 360 Finanzvorstände von deutschen Tochtergesellschaften ausländischer Mutterkonzerne aus den USA, China, Japan und Europa waren befragt worden und kamen zu dem Schluss, dass neben dem Steuersystem vor allem die **unzureichende digitale Infrastruktur das größte Investitionshemmnis** ist. Für 9 % der Befragten ist sie „die schlechteste in der EU", für weitere 24 % zählt sie „zu den fünf schlechtesten in der EU".

Eine funktionierende digitale Infrastruktur ist aber Grundvoraussetzung auch für eine moderne Medizin. Und selbstverständlich können die Akteur*innen des Gesundheitswesens nicht allein die notwendigen Strukturen aufbauen. Dies gehört ebenso wie die Verkehrsinfrastruktur, die Strom- und Wasserversorgung und vieles mehr zur Daseinsvorsorge und damit zu den Kernaufgaben des Staates. Letztlich agiert die Medizin im Rahmen der nationalen digitalen Infrastruktur, die dringend im Rahmen einer gesamtgesellschaftlichen Anstrengung umgebaut und modernisiert werden muss, auch im Sinne einer international wettbewerbsfähigen Industriegesellschaft.

Es ist eine Schande, wie viel Beharrungsenergie aufgebracht und toleriert wurde, um möglichst alle handelnden Akteur*innen, die Politiker*innen, Lobbyist*innen und Vertreter*innen der unterschiedlichsten Einrichtungen unseres Gesundheitswesens in deren Komfortzone zu halten. Und um die Wiederwahl zu sichern. Oder wie sonst ist es erklärbar, dass wir im Gesundheitswesen manche Missstände seit 40 Jahren oder sogar noch länger mit uns herumschleppen. Zu einem Preis, dessen Zinsen unsere Enkel*innen noch zahlen werden. Es geht so nicht mehr weiter, weil wir uns an den nachfolgenden Generationen vergehen.

Wir erlebten ein **Systemversagen** nicht nur bei der Digitalisierung. Gleiches passierte auf dem Weg zum inzwischen manifesten **Pflegenotstand**. Der gleichermaßen verdrängte **demografische Wandel** läuft mit Höchstgeschwindigkeit auf uns zu, immer weniger jüngere Menschen werden immer mehr Ältere pflegen und wir blättern immer noch in Tarifverträgen zum Pflegedienstnotstand, ohne Entlastungsmöglichkeiten durch die Digitalisierung in die Lösungsansätze einzubeziehen. Ganz im Gegenteil. Von Gewerkschaftsseite wird in Krankenhäusern auch dort ein Personalaufbau gefordert, wo in zehn Jahren ganze Tätigkeitsbereiche maschinell laufen werden, zumindest außerhalb Deutschlands.

Der Staat hat es verpasst, die Digitalisierung samt der erforderlichen digitalen Infrastruktur als straff gefasstes Programm aufzugleisen und umzusetzen. Damit einhergehend hat der Staat versäumt, ein zeitgemäß agierendes Krankenhauswesen zu gestalten. Richtig, das ist der Punkt, an dem seitens des Bundes sofort von Ländersache gesprochen wird. Aber so funktioniert es nicht mehr. Schuldzuweisungen aus eigenem Versagen heraus kann und will ich nicht mehr tolerieren. Das Ergebnis zählt. Die immer wieder beobachtete Fokussierung auf eine Legislaturperiode reicht für solch umfassende Veränderungen bereits zeitlich nicht mehr aus, weder im Bund noch im Bundesland.

Ein weiterer **Tiefpunkt in der Geschichte des deutschen Gesundheitssystems** zeichnete sich ab, als uns Anfang 2020 COVID-19 erreichte. Die deutsche Politik war unvorbereitet, leider, war doch der Ablauf einer Pandemie mit einem hypothetischen Virus „Modi-SARS" bereits 2012 detailliert unter fachlicher Federführung durch das Robert-Koch-Institut beschrieben worden. Auf Grundlage der Erfahrungen mit den Coronaviren SARS und MERS hatte man alle damit verbundenen Anforderungen festgelegt. Die Notwendigkeit einer ausreichenden Vorhaltung von Schutzausrüstungen und der Schutz vulnerabler Gruppen waren als zentrale Themenfelder schnell erkannt und hätten 2020 umsetzbar sein müssen.

Blicken wir zum Vergleich nach China: Zu Beginn der Pandemie wurden in der Nähe von Wuhan in nur wenigen Tagen, sie haben richtig gelesen, Tagen, zwei Behelfskrankenhäuser mit jeweils bis zu 1000 Betten und 30 Intensivstationen errichtet. Die Armee entsandte 1400 Ärzt*innen, Pfleger*innen und anderes medizinisches Personal, um den Klinikbetrieb aufzunehmen. Für die Behandlung von COVID-19-Patient*innen wurden medizinische Expert*innen aus Peking virtuell zu Rate gezogen. Roboter transportierten Medikamente und medizinische Proben. Beide Kliniken wurden nach ihrem Einsatz in der Akutphase der Pandemie im weiteren Verlauf wieder geschlossen. Natürlich ist es schwierig, Vorgänge in einem Land zu bewerten, dem das Thema Transparenz fremd ist. In jedem Fall zeigt das Beispiel aber eindrücklich, dass in einer Ausnahmesituation entlang klarer Konzepte gehandelt werden muss und Lösungsansätze nicht in medialen Gesprächsrunden diskutiert werden dürfen.

Bereits seit März 2020 war an der Universitätsmedizin Essen, nachfolgend als UME bezeichnet, das Tragen von Mund-Nasen-Schutz verpflichtend angewiesen. Bundesweit aber bestand Unklarheit zum Nutzen der Masken. Was war das bloß für ein ungeordneter politischer Auftritt und dies bei einer Tröpfcheninfektion! Die Chance zum frühzeitigen Start in einen wirksamen Infektionsschutz wurde durch die unnötige, für Deutschland charakteristische Diskutiererei verpasst. Es war die **deutsche Mentalität des Zögerns und Zauderns**, die uns bei Masken, bei Tests oder später beim Einkauf von Impfstoffen letztlich Menschenleben gekostet hat. Die zum falschen Zeitpunkt und dann auch noch über Parteiproporz geführte Diskussion zur Impfpflicht bestätigt dies. Ein Indiz dafür, dass sachgerechte, aber unpopuläre Entscheidungen in der Gesundheitspolitik in Deutschland scheinbar nicht durchsetzbar sind.

Auch die Entstehungsgeschichte von Biontech und Curevac ist sicherlich **nicht als alleiniger Erfolg der deutschen Politik** zu feiern. Relevant für den Erfolg war neben den brillanten Köpfen Prof. Dr. Uğur Şahin und Prof. Dr. Özlem Türeci, die Biontech zum Erfolg führten, und Dr. Ingmar Malte Hoerr, der Curevac gründete und zuvor die mRNA-Technologie maßgeblich beschrieben hatte, das Engagement von Investor*innen. So investierten u. a. Dietmar Hopp und Bill Gates in Curevac, die Strüngmann-Zwillinge Andreas und Thomas, die als Gründer des Pharmaunternehmens Hexal zudem über eigene Kompetenz in diesem Unternehmenssektor verfügen, in Biontech. Inzwischen hat Curevac Klage gegen Biontech wegen Patentrechtsverletzung eingereicht. Dies könnte ein langdauernder Rechtsstreit werden.

Biontech ist ein fast unvergleichliches Erfolgsbeispiel aus der Pandemie heraus, auch wenn das Unternehmen – mit onkologischem Schwerpunkt – schon zuvor bestand. Die Pandemie hat also unzweifelhaft bewegt. COVID-19 wurde zum **Innovationstreiber**, der Veränderungen in kurzer Zeit möglich gemacht hat. Auch in Bereichen, von denen man es nicht erwartet hätte, die fast unverrückbar erschienen wie etwa Körperschaften des öffentlichen Rechts. Als **Beispiel** nenne ich die AOK Bayern, die unter Dr. Irmgard Stippler binnen zweier Jahre Pandemie ein umfassendes Transformations- und Modernisierungsprogramm umgesetzt und sich in ein virtuelles Unternehmen umgewandelt hat. Damit konnte ein digitales Geschäftsmodell etabliert werden, das Lokalität und Digitalität ganz neu verbindet. Derartige Entwicklungen werden dazu beitragen, mehr Flexibilität und Offenheit zu schaffen, die dabei helfen können, die anstehenden großen Herausforderungen in der Gesetzlichen Krankenversicherung (GKV) und im Gesundheitswesen angemessen meistern zu können. Solch eine Tatkraft ist in unserem aktuellen Gesundheitssystem zunächst einmal nicht mehr als ein Tropfen auf den heißen Stein oder, akzentuierter ausgedrückt, auf die glühende Kohle, kann und muss aber Vorbildcharakter haben.

Deutschland ist dysfunktional geworden. Dies lässt nichts Gutes erwarten für die so notwendige Digitalisierungsoffensive oder für die Neustrukturierung der Kliniklandschaft, die unbestreitbar richtig, wenn auch mit Konfliktpotenzial behaftet sind. Aber sehen wir es vielleicht einmal positiv. **In Deutschland haben wir auch unglaubliche Chancen, weil alles so langsam ist.** Können wir so doch von den Erkenntnissen anderer

Länder profitieren. Schließlich will ich nicht resignieren, sondern mit diesem Buch lösungsorientiert nach vorn blicken.

Natürlich ist der Zustand des Gesundheitssystems nicht allein Folge eines Politikversagens. Das Krankenhaus sucht seinesgleichen, wenn es um die Vermeidung konstruktiver und vielleicht sogar schneller Veränderungen geht. **„Bremse vor Gas"** scheint das Motto zu sein, immer unter dem Deckmantel der Sicherheit. Menschen könnten bei Systemänderungen zu Schaden kommen, vielleicht sogar sterben. Wer will dagegen argumentieren? Bei aller Gegensätzlichkeit der verschiedenen Stakeholder*innen des Gesundheitswesens kommt es bei drohender Veränderung sehr schnell zu deren Einigkeit, besser ausgedrückt, zum Schwur, möglichst alles so zu belassen. Die einzelnen Interessensvertretungen haben sich arrangiert. Es geht doch auch so und gar nicht so schlecht, mit Haus, Hund und Garten. Es funktioniert doch immer noch gut. Nein, das tut es nicht! Ich kann es nicht mehr hören! Es geht bergab, alpin und nicht in der Langlaufloipe.

Gesundheit ist und bleibt das höchste Gut des Menschen. Auch wenn häufig von Gesundheit gesprochen wird, ohne Gesundheit zu meinen. Mit Gesundheitssystem, Gesundheitswesen und Gesundheitsökonomie sind wir immer noch sehr viel stärker auf Krankheit ausgerichtet, weil sich die verschiedenen Geschäftsmodelle damit deutlich besser rechnen und rechtfertigen lassen.

In Deutschland arbeiten 5,5 Millionen Beschäftigte im Bereich Gesundheit, letztendlich fünfmal so viele wie im Automobilbereich. Mit Gesundheit werden 12 bis 13 % des Bruttoinlandsproduktes generiert, womit die Gesundheitsbranche eben nicht nur ein Kosten-, sondern auch ein Wirtschaftsfaktor ist. Diese Zustandsbeschreibung spricht für ein stabiles deutsches Gesundheitswesen. Noch! Nun ist es allerhöchste Zeit, unser tradiertes, analoges, teilweise schon anachronistisches System in moderne Strukturen zu überführen und damit für kommende Generationen zukunftsfest zu machen. Dies erfordert Unternehmer*innengeist, den Blick über den eigenen Tellerrand und einen langen Atem oder, wie man es in der Schweiz liebevoller ausdrückt, einen langen Schnauf.

Dieses Buch ist entstanden, um für ein Verständnis und die Bereitschaft zum erforderlichen **Reset** nicht nur des Krankenhauses, sondern des gesamten Gesundheitswesens zu werben. Sie haben richtig gelesen, ich meine sehr wohl Reset, lassen sich die alten zerstörten Teile, die Zahnräder, nicht mehr sinnvoll auswechseln. Das Gesundheitswesen lässt sich mit einem Uhrwerk vergleichen, mit einer lange getragenen Schweizer Präzisionsuhr. Über die Jahrzehnte leierte die Unruhe im Uhrwerk aus, die Zahnräder waren teilweise abgeschliffen, teilweise miteinander verschränkt. Eine solche Mechanik lässt sich irgendwann nicht mehr an der höchsten Präzision orientiert reparieren. Sie würde die ursprüngliche Genauigkeit niemals zurückgewinnen. So geht es um einen Systemwechsel, um einen Austausch: analoges Werk raus, digitales System rein. Dies ist die wesentliche Maßnahme, die wir ergreifen müssen. Daneben gibt es eine Vielzahl an Einzelthemen mit unterschiedlichen Optimierungspotentialen. Es geht mir darum, einige lange bestehende, aber immer noch akzeptierte Unzulänglichkeiten im deutschen Krankenhauswesen unverhohlen zu benennen, die sich daraus abzeichnenden zukünftigen Entwicklungen zu schildern und mögliche Lösungswege aufzuzeigen.

Wir müssen begreifen, dass wir nicht immer auf den Staat warten dürfen. Die Zeit für die **digitale Revolution** ist reif. Schon deshalb, weil wir fast alle digital aufgerüstet sind, Smartphones haben, die einen ubiquitären Datenzugang gewährleisten und damit einen ständigen Zugriff auf Google, Amazon, den Arbeitsplatz oder Sportverein und hoffentlich sehr bald auch auf alle mit der eigenen Gesundheit in Verbindung stehenden Daten.

Wir Deutschen verkörpern aber nur bedingt das für solche Art von Revolutionen erforderliche Streben. Inzwischen sind wir ein konservatives Volk. **German Angst** ist ein verbreiteter Begriff. Wir erwarten eine Aufklärungsrate der Verbrechen von 100 %, wünschen aber keine Kameras auf öffentlichen Plätzen. Anderseits gibt es genügend Bürger*innen, die persönlichste Informationen auf Facebook oder Instagram posten, bis hin zu ihren Gensequenzen. Wir wollen alles machen dürfen, erwarten bei Problemen aber die sofortige Unterstützung vom Staat. Hier ist die Balance über unsere deutlich zu vielen Wohlfühljahre verlorengegangen. Wir haben in Deutschland den Anspruch auf Selbstbestimmtheit, ohne dafür ausreichend mündig zu sein. Denn Mündigkeit erreicht man nur mit Verstand und Vernunft, nicht mit Halbbildung. Hinzu kommt der deutsche Hang zum Perfektionismus, eine prinzipiell löbliche, in der Medizin meist unverzichtbare, aber in der modernen Welt zunehmend hinderliche Charaktereigenschaft. Tempo, Durchsetzungskraft und Flexibilität entscheiden im internationalen Wettbewerb über den Erfolg. Bei uns Deutschen habe ich oftmals den Eindruck, dass wir uns erst noch finden müssen, im Schweigekloster, in Abnehmkliniken oder auf dem Jakobsweg.

In der amerikanischen Mentalität gehört Misserfolg zum letztendlichen Erfolg dazu, Hinfallen und Wiederaufstehen sind selbstverständlich. Niemand wird dadurch stigmatisiert. Selbst Steve Jobs wurde als Gründer bei Apple rausgeworfen, bevor er Jahre später zurückkehrte und das Unternehmen zum Weltkonzern machte. In Deutschland sind solche Lebensläufe inzwischen ungewöhnlich.

Bleiben wir einen Moment bei Steve Jobs. Im Jahr 2005 hielt er seine berühmte Rede vor Absolvent*innen der Stanford University. Er hatte gerade eine Krebsbehandlung überstanden und war noch von der Krankheit gezeichnet, der er 2011 erlag. Wahrscheinlich nie wieder sprach er so offen über sein Leben und seine Auseinandersetzung mit dem Tod. „Seid nicht in Dogmen gefangen – was bedeutet, den Gedanken anderer Leute zu folgen. Lasst nicht den Lärm fremder Meinungen eure eigenen inneren Stimmen ertränken. Und am allerwichtigsten: Habt den Mut, eurem Herzen und eurer Intuition zu folgen. Alles andere ist nebensächlich." Am Ende seiner Rede folgte die Aufforderung, sich nicht verbiegen zu lassen: „Stay hungry, stay foolish" – Bleibt hungrig, bleibt verrückt.

Was ich damit sagen will: Es gibt zwei zentrale Voraussetzungen für Veränderung. Zum einen den Plan, die Strategie. Und zum anderen genug Mut, diesen Weg auch tatsächlich zu gehen. Angesichts der ausgeprägten Beharrungskraft des deutschen Gesundheitssystems schadet es nichts, wenn zum erforderlichen Mut ein wenig Tollkühnheit oder Leichtsinn hinzukommt. Das brauchen wir, um endlich wieder umzusetzen, statt nur zu reden. Denn es ruft, nein, es schreit nach einer umfassenden Veränderung unseres Gesundheitssystems, nicht morgen, sondern jetzt! Auf den Punkt gebracht wünsche ich mir mehr Mutausbrüche in Deutschland.

Wenn die Medizin ihre Standesdünkel und Partikularinteressen überwindet, kann sie zum Vorbild für eine kraftvolle und grundlegende digitale Neuausrichtung unseres Landes werden. Dann werden wir in hoffentlich zehn Jahren feststellen, dass sich die starren Grenzen zwischen ambulanter und stationärer Medizin aufgelöst haben. Das Gesundheits-

wesen und mit ihm das Krankenhaus kann Triebfeder in der lange überfälligen nationalen Digitalisierungsoffensive sein und entscheidend dazu
beitragen, dass Deutschland kein Industriemuseum wird, das die Spalt-
maße an Automobilen optimiert hat, aber in den digitalen Schlüsseltechno-
logien abgehängt ist. Eine solche Vorbildrolle sollten wir entschlossen
annehmen und damit zeigen, dass die Medizin auf dem Weg in die Zukunft
mit aller Kraft vorangeht.

2. Mehr als Digitalisierung: Grundidee des Smart Hospital

Dieses Buch ist das Ergebnis meiner jahrzehntelangen Tätigkeit als Arzt,
Chefarzt, Forscher und Professor an Landesuniversitätskliniken wie auch
in einem privatwirtschaftlich geführten Krankenhauskonzern. Es speist
sich aus Erlebnissen als Student der Humanmedizin an der Christian-
Albrechts-Universität zu Kiel, als Assistenzarzt, Oberarzt und stellver-
tretender Chefarzt an der Kieler Universitäts-HNO-Klinik, genauso wie als
Studiendekan der Marburger Medizinischen Fakultät und als Präsident der
Deutschen Gesellschaft für HNO-Heilkunde, Kopf- und Hals-Chirurgie.
Hinzu kommen Erlebnisse im internationalen Kontext, sei es auf Vortrags-
reisen oder im Rahmen von Operationskursen, unter anderem in Saudi-
Arabien, Japan, Kenia, Uganda und Russland.

Nicht zuletzt ist meine Sicht geprägt durch Erfahrungen im Krankenhausmanagement – als Geschäftsführer des Universitätsklinikums eines
börsennotierten Krankenhausunternehmens sowie als Vorstandsvorsitzender einer großen Universitätsmedizin, einer Anstalt des öffentlichen
Rechts, mit Klinikum und einer Reihe von Tochterunternehmen im
Gesundheitswesen. Abgerundet werden meine Eindrücke durch Erlebnisse
als Blogger, Kolumnist und Podcaster.

Ich wollte aus dem tiefsten Inneren meines Herzens Arzt werden, durch-
lief eine spannende berufliche Entwicklung, erlebte, wie mir ein Teil meiner
Freude am Beruf unter der Routine abhandenkam. Auf meinem langen
Berufsweg habe ich die **Entmystifizierung der Medizin** erlebt und verstanden, dass wir eine vielfach katastrophale Dysfunktionalität zwischen
gesamtgesellschaftlichem Zustand und klinischer Versorgung haben. So

wechselte ich meine Aufgabenfelder vom OP-Tisch an den Schreibtisch in der Vorstandsetage, im wachsenden Bewusstsein, dass wir eine tiefgreifende Änderung des Gesundheitswesens brauchen. Es geht nicht mehr um die Frage, *ob* wir Veränderung wollen, sondern darum, *wie* wir den Wandel umgesetzt bekommen. Hierfür habe ich mit meinem 2015 erfolgten Wechsel von Marburg nach Essen die Transformation zum **Smart Hospital** eingeläutet.

Nach Essen zu kommen, erwies sich für mich als Glücksfall. Die hier ansässigen Menschen sind erfrischend offen, viele Nationalitäten leben miteinander, in einer Region, die sich vor Jahrzehnten ohne Gastarbeiter*innen niemals hätte vergleichbar entwickeln können. **Das Ruhrgebiet ist die Inkarnation von Diversität.** Die Metropolregion Ruhr befindet sich mitten im größten Strukturwandel ihrer Geschichte. Es geht darum, eine seit mehr als 150 Jahren von der Schwerindustrie geprägte Region innerhalb einer vergleichsweise kurzen Zeit in eine moderne, kreative und digitale Gesellschaft mit zukunftsfesten ökonomischen und ökologischen Strukturen zu überführen. Und dies alles unter dem Wettbewerbsdruck der Weltmärkte, im Ringen um die besten Arbeitskräfte, bei angespannter Finanzlage und möglichst ohne soziale Verwerfungen. Tatsächlich eine Herkulesaufgabe, die nur in einer gemeinsamen, solidarischen Kraftanstrengung gelingen kann.

Jeder Umbruch benötigt Leuchttürme und Vorbilder, an denen man sich orientieren kann. Und es braucht Branchen, die Zugpferde dieses Transformationsprozesses sein können. Die Gesundheitswirtschaft, in Essen mittlerweile der größte Arbeitgeber, kann diese Rolle zweifellos einnehmen. Obwohl oder gerade weil sich auch die Medizin im größten Wandel ihrer Geschichte befindet. Exemplarisch für den Aufbruch in die digitale Welt nenne ich die in Essen ansässige opta data Gruppe, ein IT-Unternehmen im Gesundheitswesen mit über 2500 Mitarbeiter*innen an 19 Standorten in Deutschland.

Bereits bei meinem Vorstellungstermin vor dem Aufsichtsrat der Essener Uniklinik im Sommer 2015 formulierte ich als für mich unverrückbare Strategie die Digitalisierung, quer durch alle Bereiche des Unternehmens. Rasch hatte ich als Ziel die Umwandlung in ein Smart Hospital benannt. Auf den Punkt gebracht bedeutet das die digitalbasierte Transformation des

Gesundheitswesens in Richtung einer Gesundheitsplattform, die die **Menschen in den Fokus** allen Handelns stellt – Patient*innen genauso wie Angehörige und Mitarbeiter*innen. Alle Abläufe müssen aus Sicht derjenigen Personen analysiert und optimiert werden, um die es in den verschiedenen Bereichen tatsächlich geht.

Digitalisierung wird überall dort eingesetzt, wo sie dazu beiträgt, Prozesse entsprechend umzusetzen und die Menschen bestmöglich von administrativen Arbeiten zu entlasten, die Zeit kosten, die im Umgang mit Patient*innen fehlt. **Strukturen und Prozesse** sind die zentralen Vektoren und Erfolgsfaktoren für die Weiterentwicklung des Gesundheitswesens. Vor der Digitalisierung allerdings, das wird leider oftmals vergessen, müssen die Prozesse im Detail überprüft und **optimiert** werden. Optimierte Prozesse gehören digitalisiert und im Gesamtkonzept Smart Hospital verankert.

Es geht dabei keineswegs nur um Prozesse und um bits und bytes, sondern zunächst einmal ganz maßgeblich um die Menschen, die das Projekt treiben und umsetzen. Für die Transformation müssen wir zwingend auch die Begriffe **Vorbilder, Führungskultur und Leadership** ins rechte Bewusstsein rücken. Daneben geht es um das Thema **Fähigkeiten (engl. skills)** und natürlich das Thema **Kultur**, das über gezielte Kommunikation adressiert werden muss.

Der Fokus der Transformation im Gesundheitswesen richtet sich nicht allein auf den Klinikaufenthalt. Er richtet sich auf die Menschen in all ihren Lebenssituationen, beginnend mit der Befruchtung und Menschwerdung und endend mit der Trauerarbeit um die Verstorbenen. Nur so werden wir erkrankte Patient*innen optimal versorgen können, basierend auf einer kontinuierlichen, longitudinalen Datenerfassung, zu der ich Ihnen später einiges erläutern werde. Dieser Ansatz geht deutlich weiter, greift er früher in die Krankheitsentstehung ein und zielt vor allem auf die Vermeidung von Krankheiten.

Damit rücken Begriffe wie **Prävention** und **Rehabilitation** stärker in den Mittelpunkt unseres Denkens und Handelns. Wir werden Konzepte erarbeiten zur Präzisionsprävention, also zu vorbeugenden Maßnahmen, die auf bestimmte Risikogruppen und sogar auf Einzelpersonen zugeschnitten werden können. Was für eine Perspektive, waren wir im

Gesundheitswesen bisher immer noch auf Reparatur ausgerichtet. Dabei ist und bleibt die beste Medizin die Vermeidung von Krankheiten.

Die Digitalisierung wird hier genutzt, um die für **verbesserte Diagnostik- und Therapieverfahren** so notwendige Datenanalyse vorzunehmen. Prozessoptimierung und die Einführung einer personalisierten Präzisionsdiagnostik und -behandlung erfordern zwingend den Einsatz von Künstlicher Intelligenz.

In unseren Transformationsprozess gehört aber auch die Frage der **Nachhaltigkeit**, im umfassenden Sinne dieses Begriffes. Dieser Ansatz erfordert ein tiefgreifendes Umdenken, eine Neuordnung bisheriger Ziele und Verhaltensweisen.

Unter **Smart Hospital** verstehe ich also das Kernstück des reformierten Gesundheitssystems, eine **Steuerungsplattform**, die nicht an den Krankenhausmauern endet, sondern ohne Unterbrechung mit den weiteren Sektoren des Gesundheitssystems eng vernetzt ist. Das Smart Hospital ist nicht nur ein modernes, vernetztes und innovatives Krankenhaus – es ist auch „Systemkopf" und Schaltzentrale innerhalb des Gesundheitswesens. Damit bedeutet Smart Hospital die größte und schnellste tiefgreifende Veränderung des Gesundheitswesens, zum unmittelbaren Wohle der Menschen, über Technologie und Menschlichkeit.

Alle dafür notwendigen Methoden und Techniken sind bereits heute verfügbar und in verschiedenen Regionen der Welt eingesetzt. Der deutsche Datenschutz aber verhindert deren Anwendung in unterschiedlichsten Bereichen. Der inzwischen aufgebaute Flickenteppich des teildigitalen deutschen Gesundheitswesens lässt den großen Wurf zur Erneuerung nicht zu. Das permanente Nachbessern eines schlecht funktionierenden Systems steht der so notwendigen Optimierung „aus einem Guss" diametral entgegen. Sie erinnern sich? Altes Uhrwerk raus, digitales System rein.

Will man etwas Großes wie ein Smart Hospital aufbauen, braucht man zunächst einmal eine Bestandsanalyse zum Vorhandenen. Diese haben wir in Essen vorgenommen. Nächster Schritt war die Identifikation digitaler Talente in der Mitarbeiter*innenschaft der UME, ganz beeindruckende Persönlichkeiten, die seit vielen Jahren tief in die unterschiedlichsten Digitalisierungsthemen eingedrungen waren. Diese über 30 Talente zogen wir in einer Lenkungsgruppe zusammen. Ihnen mussten wir erklären, dass es zunächst einmal **keinen Masterplan zum Smart Hospital** gab, zumal die Geschwindigkeit digitaler Möglichkeiten extrem hoch war und ist. Die Talente brachten zunächst ihre Projekte zusammen, begannen, diese zu vernetzen und neue einzubringen. Die Entwicklung erfolgte nicht selten „on the flight", unterstützt zum Beispiel von Mechanismen aus der Schwarmintelligenz. Es wurde ein **modulares System** zum Smart Hospital konzipiert, das sich erst einmal ganz maßgeblich an den realisierbaren Möglichkeiten orientierte, auch um Erfolge und Begeisterung für dieses Großprojekt zu erzielen. Die einzelnen Module und Ansätze werden im weiteren Verlauf des Buches vorgestellt.

Ein nächster wesentlicher Schritt auf dem Weg zum Smart Hospital war die Erweiterung der bis zu meinem Tätigkeitsbeginn 2015 bestehenden Fokussierung nur auf das Uniklinikum Essen hin zur UME. Mit dieser Zielsetzung begann ich sehr schnell, immer häufiger von Universitätsmedizin zu sprechen, anstatt von Universitätsklinikum. Dies war überfällig, gehörten zum Unternehmen neben dem Universitätsklinikum noch 15 Tochterunternehmen. Damit verbunden gab es ein auch universitätsmedizinisch betrachtet immenses Potential, das zuvor keineswegs als solches abgerufen worden war.

Die UME ist mit etwa 1700 Betten das führende Gesundheits-Kompetenzzentrum des Ruhrgebiets. 2019 behandelten 10.000 Beschäftigte rund 74.000 stationäre und 300.000 ambulante Patient*innen. Zur UME gehören neben der Uniklinik u. a. die Ruhrlandklinik, eine der größten Lungenfachkliniken Deutschlands, das Westdeutsche Protonentherapiezentrum, das Sankt Josef Krankenhaus im Essener Stadtteil Werden, eine zweite Herzchirurgie in der Stadt, eine orthopädische Fachklinik und ein großes medizinisches Versorgungszentrum.

Der Leuchtturm unseres Standortes ist unzweifelhaft die Onkologie, zusammengefasst im Westdeutschen Tumorzentrum (WTZ), dem ältesten und einem der größten Tumorzentren Deutschlands. Zum WTZ gehört mittlerweile auch das Tumorzentrum des Uniklinikums in Münster, ein wichtiger Entwicklungsschritt für die UME. Neben der Krebsmedizin finden sich an der UME weitere überregional sichtbare Spezialisierungen. Darunter das Westdeutsche Zentrum für Transplantation, in dem unsere Spezialist*innen mit Leber, Niere, Bauchspeicheldrüse, Herz und Lunge alle lebenswichtigen Organe verpflanzen und das Westdeutsche Herz- und Gefäßzentrum, ein überregionales Zentrum der kardiovaskulären Maximalversorgung. Besondere Erwähnung finden soll ein weiteres Zentrum, über das die vorgenannten klinischen Schwerpunkte wissenschaftlich gestärkt werden, vor allem infektiologisch und immunologisch. Die Bedeutung wird sich Ihnen rasch erschließen, wenn ich auf die oftmals stark beeinträchtigte körperliche Abwehr unserer Patient*innen mit Krebserkrankungen oder nach Transplantation hinweise. Es handelt sich hierbei um das Westdeutsche Zentrum für Infektiologie, das mit der Pandemie in eine zentrale Position für die UME rückte.

Nun können Sie sich gut vorstellen, dass eine solche Zusammenfassung zu Schwerpunkten innerhalb einer Universitätsmedizin ganz unterschiedlich gesehen wird. Zu Recht, haben wir doch weitere herausragende Wissenschaftler*innen in anderen Fachdisziplinen, zu denen sich ein ganzes Buchkapitel füllen ließe. Eine Person davon will ich herausheben, arbeitet sie u. a. in einem Bereich, der oftmals mit gewisser Skepsis gesehen wurde. Es geht um Scheinmedikamente, die wegen des meist fehlenden Wirkstoffs eigentlich gar keine Wirkung haben dürften. Zur Frage, wie es immer wieder zum sogenannten Placeboeffekt kommen kann, forscht Prof. Dr. Ulrike Bingel, Leiterin der universitären Schmerzmedizin und Professorin für klinische Neurowissenschaften. Ulrike Bingel ist Sprecherin des überregionalen Sonderforschungsbereichs „Treatment Expectation", in dem ein interdisziplinäres Team den Einfluss der Erwartung auf die Wirksamkeit medizinischer Behandlungen untersucht. Die Deutsche Forschungsgemeinschaft fördert den Sonderforschungsbereich für vier Jahre mit rund 12 Millionen €. Auch solche Forschungsschwerpunkte im Randbereich der klassischen Schulmedizin machen Universitätsmedizin aus. An der UME passt dies hervorragend in den sich abzeichnenden nächsten Schwerpunkt im Bereich von Neurologie und Verhaltensmedizin.

Mit der Erweiterung zur UME war eine wichtige Basis für das Smart Hospital geschaffen. Es geht eben um eine **Gesundheitsplattform**, sektorenüberschreitend und bis zum Hospiz reichend, nicht nur um ein Universitätsklinikum. Nach einigen Monaten änderte sich das Sprachverhalten in unserem Unternehmen, bis immer mehr Personen von der UME sprachen. Heute ist es das Markenzeichen dieser Einrichtung. Dazu gehörte die Einführung eines neuen Corporate Designs für die gesamte UME mit der leicht zu merkenden Domain www.ume.de genauso wie unser Buch „Smart Hospital", das den Stand der digitalen und empathischen Zukunftsmedizin zusammenfasst. Diese und andere Projekte haben dazu beigetragen, unsere Reputation im Bundesgebiet zu erhöhen, was wiederum wichtig war und ist, um die besten Mitarbeiter*innen für uns zu gewinnen.

Über die bisher erfolgte Wahrnehmung unserer Smart-Hospital-Initiative von extern freue ich mich sehr. So wurde unser Engagement von verschiedenen Institutionen ausgezeichnet. Hierzu gehörte der Sonderpreis Digitalisierung der Health Media Award Ltd. (2018), der Deutsche Change Award vom BQS Institut (2019), der KU Award Klinikmarketing vom KU Gesundheitsmanagement (2019), der Health Media Award Krankenhaus der Health Media Award Ltd. (2019), der TOP 100 Award innovativster Mittelständler von compamedia GmbH (2019), der Deutsche Exzellenzpreis vom Institut für Service und Qualität (2020), der Digital Champions Award von DCA / Handelsblatt GmbH (2020), der 1A-Award von der 1A-Pharma und Medical Tribune (2021), der German Medical Award in der Kategorie Medical Excellence Award sowie die Auszeichnung als Deutschlands Digitaler Vorreiter 2022 von der F. A. Z.-Institut GmbH, IMWF.

Nationale und internationale Leitmedien befassen sich regelmäßig mit der Leistungsfähigkeit der rund 1900 deutschen Krankenhäuser. Die UME ist kontinuierlich Bestandteil dieser Rankings. Im August 2019 erschienen wir mit unserer Initiative auf dem Titel von FOCUS Gesundheit 2020 mit dem Schriftzug *„Die neuen smarten Kliniken. Wie digitale Technologien Ärzte und Patienten wieder näher zusammenbringen."* Auf der FOCUS-Klinikliste 2021 belegten wir unter allen deutschen Einrichtungen Platz 17, beim amerikanischen Nachrichtenmagazin Newsweek Platz 10, bei der F. A. Z.-Auflistung „Deutschlands beste Krankenhäuser" sogar Platz 3. In der Kategorie Best Smart Hospitals führt Newsweek die UME unter weltweit 250 Kliniken auf Platz 28. National bedeutet dies den 2. Platz. Wie man auch zum einzelnen Medium stehen mag: Die Gesamtschau aller genannten Auszeichnungen zeigt, dass sich an der UME erkennbar etwas bewegt hat. Immer wieder wurde ich gefragt, ob wir das erste Smart Hospital in Deutschland sein wollen oder sind. Ganz sicher nicht! Dazu müssten wir die UME auf der grünen Wiese neu bauen. Wir möchten aber zu den ersten gehören, die nachhaltig vermittelt bekommen, dass Digitalisierung an Krankenhäusern absolut alternativlos ist.

Unsere bisherige Entwicklung zum Smart Hospital bestärkt mich darin, diesen Weg mit aller Energie weiterzugehen. Aber, das Smart Hospital, auch unser Smart Hospital in Essen, funktioniert als Solitär nur unvollkommen. Wir brauchen **hunderte Smart Hospitals**, die wiederum im engen Austausch miteinander und mit allen Leistungserbringer*innen im Gesundheitssystem stehen, ebenso mit den Krankenkassen. Insofern haben wir 2015 hoffentlich eine Entwicklung angestoßen, die weit über die schon anspruchsvolle Aufgabe hinausgeht, eine tradierte Universitätsmedizin in ein fortschrittliches, digitales, auf den Menschen zentriertes Krankenhaus zu transformieren.

Ich habe mehrfach von Ärzt*innen die Frage gestellt bekommen, wo denn bei all der zu erwartenden Digitalisierung überhaupt noch Platz für die Ärzt*innen selbst bleibe. Das ist die absolut falsche Frage, geht es doch um die optimale Versorgung der Patient*innen. Wie die Digitalisierung, so ist auch das **Arztsein kein Selbstzweck**. Bei der gelungenen Umwandlung des Gesundheitssystems werden sich die Ärzt*innen schließlich um die sogenannte Patient-Journey herum so positionieren, dass der Patient*innennutzen maximal ist. Digitalisierung unterstützt diese Neuordnung und löst Sektorengrenzen auf. Ambulant, stationär, Rehabilitation, Pflege, alles muss ineinandergreifen. Hierzu gehört auch eine Veränderung der Ärzt*innen-Patient*innen-Beziehung dahingehend, dass sie von allen als wirklicher Mehrwert gesehen wird.

Bleiben wir einen Moment bei der Patient-Journey stehen, also beim Weg der Patient*innen von ihren Symptomen über die Therapie bis zur Nachbehandlung. Als ein erstes **Beispiel** heranziehen möchte ich die mehr als vierzig Jahre zuvor erlebte **Krankengeschichte** meiner Mutter, beginnend im Frühjahr 1978.

Meine Mutter entdeckte eines Morgens eine schmerzlose Schwellung ihres Halses, etwa auf Kehlkopfhöhe, ungefähr pflaumengroß. Natürlich, das war ein großer Schreck. Zunächst wurde ein Termin bei der Hausärztin vereinbart, die dann die Überweisung zum niedergelassenen Hals-Nasen-Ohren-Arzt in Flensburg ausstellte. „Das muss raus", war das kurzgefasste Ergebnis der Konsultation, ergänzt um die Information, dass sich meine Mutter keine großen Sorgen machen müsse. So rief unser HNO-Arzt den Ambulanzoberarzt der Kieler Universitätsklinik für Hals-, Nasen- und Ohrenheilkunde an und bekam einen Termin zur dortigen Vorstellung. Solch ein direkter Anruf, in unserer Anwesenheit, das Vermitteln einer persönlichen Nähe zu dem weiterbehandelnden Arzt, das war nicht üblich, gab aber Zuversicht. Viele Ärzt*innen würden dem entgegenhalten, dass der heutige Praxisbetrieb Derartiges nicht zulasse. Das aber ist zu kurz gedacht. Wir müssen den Praxisablauf so entlasten, dass genau solche vertrauensbildenden Aktionen Raum haben. Und das Telefonat dauerte vielleicht zwei Minuten.

Am Tag der Vorstellung im Uniklinikum fuhren wir früh morgens nach Kiel. Dort angekommen suchten wir einen Parkplatz. Das war schon damals nicht einfach. Natürlich fanden wir einen, allerdings in merklicher Entfernung vom Klinikum. Dann ging es Richtung HNO-Klinik. Aber wo war diese Klinik auf dem großen Klinikgelände? Heute kann man sich das alles im Netz ansehen. Zum Beispiel ist es möglich, Straßen und Gebäude zu betrachten. Was aber ist konkret mit der Parkplatzsuche und Wegeführung innerhalb des Geländes? In der Breite sind diese Themen keineswegs optimal gelöst, auch nicht nach mehr als 40 Jahren.

Endlich standen wir vor dem Gebäude der HNO-Klinik. Hinter der Eingangshalle waren die Ambulanz und ein übervolles Wartezimmer. Es folgte die Anmeldung und irgendwann der Aufruf. Meine Mutter wurde von einer jungen Ärztin zu ihrer Krankheit befragt, untersucht und zurück ins Wartezimmer geschickt. Nach zwei Stunden der nächste Aufruf, zurück ins Untersuchungszimmer. Jetzt wurde meine Mutter dem Ambulanzoberarzt vorgestellt, kurze Befragung, kurzer Griff an den Hals und der Hinweis, dass meine Mutter nochmals um 15 Uhr in der Ambulanz sein sollte, damit sich auch der leitende Oberarzt ein Bild von dem Befund machen könne. Der leitende Oberarzt entschied, dass operiert werden müsse. Meine Mutter begab sich wieder in die Anmeldung und vereinbarte einen Aufnahmetermin. Zu Hause waren wir gegen 19 Uhr.

Die damaligen Untersuchungen gehen heute wohl ein wenig schneller, Ultraschall wurde damals noch nicht zur Diagnostik eingesetzt. Insgesamt aber unterscheidet sich der Ablauf der Prozesse heutzutage nicht tiefgreifend vom Ablauf damals. Assistent*innen in Weiterbildung untersuchen, Oberärzt*innen überprüfen und vielleicht schauen auch Chefärzt*innen drauf, ein gelebtes Sechs-Augen-Prinzip. Vergessen werden bei dieser Betrachtung jedoch zu oft die zwei Augen der Fachärzt*innen in der Praxis, die nicht selten selbst mehrere Jahre als Oberärzt*innen gearbeitet haben. Eine engere Kooperation würde also helfen, die Prozesse zu beschleunigen. Die allermeisten Diagnosen oder therapeutischen Maßnahmen sind klar, und so könnte ein Großteil der operativen Eingriffe deutlich konkreter geplant werden, ein Vorgehen, das heute mancher- aber noch nicht vielerorts praktiziert wird. Realität ist, dass es immer wieder vorkommt, dass das Krankenhaus gegenüber der Praxis oder umgekehrt kein Interesse an einer nachhaltigen Vertrauensbildung hat oder sich beispielsweise nicht ausreichend anerkannt oder, besser ausgedrückt, wertgeschätzt fühlt. Hier schwingt nicht selten ein gewisses Misstrauen von den Kliniker*innen gegenüber den Kenntnissen der Niederlassung mit. Wir müssen auf beiden Seiten dringend mehr Vertrauen füreinander schaffen. Wie so oft in diesem Buch ist auch hierbei das Thema Eitelkeiten und Befindlichkeiten nicht zu unterschätzen.

Nach etwa zwei Wochen fuhr mein Vater meine Mutter zur Operation nach Kiel. Sie wurde vormittags aufgenommen, erneut untersucht, dieses Mal auf der Station, gleiches Vorgehen, zuerst ein Assistenzarzt, dann der Stationsarzt und die Oberarztvorstellung am Nachmittag. Im Anschluss kam der Narkosearzt und schließlich wurde der OP-Termin für den Vormittag des nächsten Tages festgelegt. Dieses Vorgehen ist in manchen Häusern heute noch so, wenngleich inzwischen zahlreiche Patient*innen erst am Morgen des Operationstags stationär aufgenommen werden dürfen.

Am nächsten Nachmittag dann der ersehnte Anruf meiner Mutter. Sie berichtete allerdings, dass die Operation auf den Folgetag verschoben werden musste, weil es eine Störung in der OP-Beleuchtung gegeben hätte. Ausfälle von Operationen sind heutzutage seltener, dennoch kommen sie an manchen Häusern immer noch zu häufig vor. Das OP-Management arbeitet inzwischen unzweifelhaft besser, doch gibt es noch immer diverse Störfaktoren im täglichen Prozessmanagement, die durch Optimierung der Abläufe und nachfolgende Digitalisierung künftig nicht nur reduziert werden können, sondern auch müssen. Die Operation meiner Mutter folgte dann planmäßig am dritten Tag ihres stationären Aufenthaltes.

Nach ein paar Tagen rief meine Mutter wieder an, ganz besorgt, weil sie aus Versehen die Tabletten der Bettnachbarin eingenommen hatte. Körperlich bemerkt hatte sie nichts. Auch heute kommen Medikamentenverwechslungen vor, insbesondere dann, wenn die Medikamente in Belastungssituationen des Personals bereitgestellt werden. In der Zwischenzeit gibt es jedoch deutlich sicherere Verfahren, wie sie zum Beispiel bereits seit vielen Jahren am Hamburger Universitätsklinikum verfügbar sind. Dazu aber später mehr.

Entlassen wurde meine Mutter nach acht oder neun Tagen. In dieser Zeit fieberten wir dem Befund der feingeweblichen Untersuchung des entnommenen Halstumors entgegen. Das Ergebnis kam zunächst mit dem Hinweis auf eingeschränkte Gültigkeit, da der mit entfernte Zungenbeinkörper, ein Knochen oberhalb des Kehlkopfes, noch nicht abschließend untersucht war. Die schlussendliche Diagnose lautete mediane Halszyste, eine angeborene Fehlentwicklung der Halsweichteile, eine gutartige Erkrankung. Unser besorgtes Warten auf den Befund zum Zungenbein war vollständig unsinnig und erzeugte nur überflüssige Ängste. Heute können in der Ultraschalldiagnostik erfahrene Ärzt*innen bereits bei Erstvorstellung in der Praxis mit allerhöchster Wahrscheinlichkeit das Vorliegen einer medianen Halszyste diagnostizieren und den Patient*innen viele Sorgen ersparen.

Dieses Beispiel einer mehr als 40 Jahre alten Patient-Journey einer einzelnen Patientin verdeutlicht, dass die bildgebende Diagnostik inzwischen um Längen besser geworden ist. Die stationäre Behandlungsdauer würde heute statt der damals acht oder neun Tage nur noch drei oder vier Tage dauern. Viele andere Faktoren wie Parkplatzsuche, unklare Wegeführung, lange Wartezeiten, OP-Verschiebungen, Medikamentenverwechslungen kommen hingegen auch nach mehr als 40 Jahren noch vor. Genau das aber sind die Erinnerungen, die sich bei Menschen einprägen, im unmittelbaren Erleben der Krankenhaussituation oder in der späteren Beurteilung gegenüber Dritten. Erinnerungen, die sich auch mir als einem Angehörigen langfristig eingeprägt haben.

Nachfolgend skizziere ich eine weitere beispielhafte, wenn auch **fiktive Patient-Journey**. Keine Geschichte aus der Vergangenheit, sondern eine, wie sie hoffentlich in wenigen Jahren an der UME erlebbar sein wird.

Ich denke an den 54-jährigen Peter S., der wegen eines dunklen Haut-flecks einen Termin in der Melanomsprechstunde der Klinik für Dermatologie wahrnimmt. Im Vorfeld hat er die Hautveränderung über sein Smartphone per Scan als krebsverdächtig erkannt, das Essener Tele-medizinzentrum kontaktiert und fernmündlich die ersten Informations- und Aufklärungsgespräche geführt, sowohl hinsichtlich der Anamnese als auch der anstehenden Abläufe. All seine Daten sind im Patient*innenportal der UME erfasst. Die telemedizinisch erfolgte OP-Aufklärung hat Peter elektronisch unterzeichnet, den Termin zur ambulanten operativen Entfernung auf seinem Tablet bestätigt, als Anreiseform seinen Pkw mit Kennzeichen vermerkt und bereits das Parkhaus zugewiesen bekommen.

Am Tag der Operation ist Peter ein wenig früher am Parkhaus, sein Kennzeichen wird automatisiert gescannt, die Schranke öffnet sich, auf seinem Handy-Display erscheint der ihm zugewiesene Stellplatz. Mit der Kennzeichenidentifikation wird der ambulante OP-Bereich informiert, dass der Patient in etwa zehn Minuten dort eintreffen dürfte. Auf Peters Smartphone erscheint nun die Wegeführung zum Zielort in der Hautklinik. Dort angekommen wird Peter in einer offenen und entspannten Atmosphäre freundlich von einer Servicekraft begrüßt und zur ärztlichen Untersuchung in das entsprechende Zimmer geführt. Es folgen die Verifizierung seiner Person und die Inaugenscheinnahme nicht nur des auffälligen Befundes, sondern der gesamten Haut seines Körpers durch einen Facharzt oder eine Fachärztin. Der Tumor und drei weitere Hautveränderungen werden gescannt. Zunächst entfernt werden sollen der bereits telemedizinisch begutachtete Fleck am Bein und eine weitere Auffälligkeit am Rücken.

Peter setzt sich in den Wartebereich und bekommt über sein Smartphone die Mitteilung, dass er sich in zehn Minuten zur Kabine vier rechts um die Ecke begeben soll. Acht Minuten später folgt die Terminerinnerung. Peter öffnet die Kabinentür, legt seine Kleidungsstücke ab, wie es ihm mitgeteilt wurde. Als sich die gegenüberliegende Tür öffnet, wird Peter freundlich von einem Mitarbeiter in Empfang genommen und legt sich auf den OP-Tisch. Die Operateurin erscheint, um eventuelle Fragen zu beantworten. Dann erfolgt die Abdeckung des rechten Beines.

Nach Entfernung des Hauttumors und einiger Lymphknoten wird Peter in den Nachbarraum gebracht, wo er sich noch 30 Minuten ausruht. Nach einer Tasse Kaffee folgen das Ankleiden, die Verabschiedung und die Information zur Wegeführung Richtung Stellplatz im Parkhaus auf dem Smartphone. Auf geht's zur Ausfahrt, das Kennzeichen wird registriert, Peter fährt anschließend heim. Um 18 Uhr geht eine Nachricht auf seinem Smartphone ein, verbunden mit der Frage nach seinem Befinden. Peter klickt sich durch den kurzen Fragenkatalog, der mit dem Hinweis endet, dass er nach Eingang des feingeweblichen Untersuchungsergebnisses erneut informiert wird. Zwei Tage später erhält Peter die Mitteilung auf dem Smartphone, dass der Befund eingetroffen ist, verbunden mit Terminangeboten für die telemedizinische Befundbesprechung.

All das wäre schon heute problemlos umsetzbar. Die wesentlichen Hürden bestehen im Datenschutz, der unzureichenden digitalen Infrastruktur und den humanen Blockadekräften, was die Bereitschaft zur Veränderung betrifft. Immer wieder stößt man auf die menschliche Attitüde des Trotzes, sei es in Hinblick auf die Digitalisierung oder auf die Impfung. Das aber darf und wird uns natürlich nicht am Fortschritt hindern, weil die Patient*innen ansonsten nicht mehr zeitgemäß versorgt werden. Wir brauchen eine Veränderung, die – ich kann es nicht oft genug betonen – unverzüglich starten muss. Und diese muss von den Patient*innen aus gedacht werden. Genau dort beginnt meine Analyse.

II. Von den Patient*innen aus gedacht

1. Patient*innenerleben

1998 nahm ich meine Tätigkeit zunächst als kommissarischer, dann als berufener Chefarzt an der Marburger Universitäts-HNO-Klinik auf. Über der Tür am Haupteingang blickte man auf den Schriftzug „Universitätsklinik für Ohren- Nasen- und Halskranke". Ist das nicht genial? Heute heißen all diese Kliniken Klinik für Augenheilkunde, Klinik für Urologie und so weiter. Aber in Marburg hieß es Klinik für Kranke. Mit dieser Bezeichnung ist das wesentliche Anliegen einer Klinik festgelegt. Die Patient*innen müssen im Mittelpunkt stehen, nicht die Heilkunde. Wichtige Schlagwörter in diesem Zusammenhang sind das Patient*innenerleben, die Patient*innensicherheit und die Patient*innenermächtigung, die man heute vielfach als Patient*innenempowerment bezeichnet. Bleiben wir zunächst beim Patient*innenerleben.

In Anlehnung an die in den USA verbreitete und professionalisierte Initiative *Patient Experience* gründeten wir an der UME im Zuge der Umwandlung zum Smart Hospital das in Deutschland erste **Institut für PatientenErleben**, von dem inzwischen mehrere ausgezeichnete Projekte ausgegangen sind. Unser Institut spielt bei der Digitalisierung der UME eine besondere Rolle, wollen wir mit dieser Initiative doch genau die Humanisierung stärken, indem die Erfahrungen und Kompetenzen, aber auch Anregungen und Wünsche unserer Patient*innen explizit für die Transformation zum Smart Hospital mit einbezogen werden.

Das Institut für PatientenErleben analysiert und optimiert neben der rein medizinischen Leistung viele andere Aspekte eines Klinik-Aufenthaltes aus Patient*innensicht. Dazu gehören etwa die Wegeführung auf dem Klinikgelände und in den Gebäuden, die Gestaltung von Räumlichkeiten, effiziente Abläufe, akzeptable Wartezeiten, patient*innenfreundliche Informationen oder eine beziehungsorientierte Kommunikation mit Ärzt*innen, Pflegekräften und weiteren Mitarbeitenden im Haus. Die Vor- und Nachbereitung eines Patient*innen-Aufenthaltes gehören zum Patient*innenerleben genauso wie eine Anbindung von Selbsthilfegruppen an die UME. Das Institut ist damit die logische Vervollkommnung einer zunehmend digitalisierten Medizin.

Zum Themenfeld Patient*innenerleben gehört natürlich auch das Ambiente, in dem die Patient*innen gesunden sollen. Grundlage ist der Ansatz, das gesamte Umfeld von Gesundheitsbauten als Variablen für den Genesungsprozess zu sehen, aber ebenso dessen Einfluss auf die Angehörigen und die dort Beschäftigten zu berücksichtigen.

Vereinzelte Ansätze dazu gibt es schon lange. Tief angetan war ich zum Beispiel von einer Kinderkrebsklinik, die ich bei einem Aufenthalt in Kolkata, der Hauptstadt des indischen Bundesstaates Westbengalen, besichtigen durfte und die sehr auf die Belange der Kinder ausgerichtet war. Beispielsweise gab es dort einen Miniaturzug, der zwischen den einzelnen Pavillons des Krebszentrums fuhr und den Kindern eine besondere Transportform bot. Ebenso fand sich ein kleiner Teich inmitten der Anlage, in dem die Kinder und Jugendlichen fischten. Das half ihnen, den Grund für ihren Aufenthalt einen Moment lang zu verdrängen.

Mittlerweile ist mit dem sogenannten **Healing Environment** ein ganzheitlicher Ansatz entstanden, der solche Aspekte systematisch berücksichtigt. Er besteht aus der **Healing Architecture** und verschiedenen weiteren Aspekten, die den Heilungsprozess der Patient*innen fördern und sich als Wohlfühlatmosphäre zusammenfassen lassen. Dazu gehören zum Beispiel Ruhe und Entspannung, aber auch Aspekte, die uns nur dann auffallen, wenn wir oder unsere Liebsten davon betroffen sind, zum Beispiel das zunehmend bedeutsame Thema Hitze-Stress.

Auf den Punkt gebracht hat Healing Environment viel mit Stressreduktion zu tun. Hierzu gehören physische, soziale und psychologische Faktoren. Physische Einflüsse resultieren zum Beispiel aus der Zimmeranordnung, der Farbgebung bei der Innengestaltung, der schlüssigen Wegeführung, den Lichtverhältnissen, der Geräuschkulisse, der Ästhetik und der Schnittstelle zur Natur, von der Fassadenbegrünung bis zur Parkanlage. Zum Healing Environment gehören auch Orte des Rückzugs oder die Möglichkeit, im Grünen zu sitzen. Wir dürfen bei diesen Themen nicht vergessen, dass wir immer wieder Patient*innen haben, die in der Klinik versterben werden. Auch und besonders in Bezug auf diese Patient*innen und ihre Angehörigen müssen wir alles dafür tun, dass die letzte Lebenszeit Momente enthält, die positive Erinnerungen ermöglichen.

Inzwischen gibt es diverse Initiativen mit solcher Zielsetzung, unter anderem die Non-Profit-Organisation European Network Architecture for Health. Und es gibt eine Reihe Beispiele für ein realisiertes Healing Environment. Schauen Sie sich doch einmal im Netz die Maggie's Cancer Caring Centres an. Diese Zentren gehen zurück auf Maggie Keswick Jencks, Ehefrau des renommierten Architektur-Kritikers Dr. Charles Jencks, die selbst unheilbar an Krebs erkrankt war. Das Ehepaar Jencks rief die Initiative der Caring Centres ins Leben, damit die unheilbaren Krebspatient*innen ihre letzten Lebenswochen in einem der Situation angemessenen Umfeld verbringen können. Das Herzstück in diesen Beratungs- und Therapiezentren ist ein gemeinsamer Raum mit einem großen Tisch, an dem Patient*innen und Mitarbeitende interagieren, wie es ansonsten nicht passiert: eingebettet in eine wohnliche Atmosphäre, in der man Beratung und Hilfe erfährt. Wenn Sie Interesse an diesem Thema gewonnen haben, schauen Sie sich im Netz auch noch das Khoo Teck Puat Hospital an, das auf **Begrünungsstrategie** setzt, beginnend auf den Dächern, über die Fassaden und Balkone bis hin zu den Innenhöfen, in denen sich sogar Gemüsebeete finden.

Ansätze des Healing Environment gibt es auch im hochtechnisierten Therapiebereich. Zu nennen ist beispielsweise ein Forschungsprojekt an der Berliner Charité, das sich mit einer Reduktion der negativen Auswirkungen durch die Geräuschkulisse, die Umtriebigkeit und weitere Faktoren im Intensivzimmer auseinandersetzt. Zur Optimierung setzt man auf Lärmreduktion über einen vorgeschalteten Kontrollraum und auf die positive Ablenkung durch eine digital bespielbare Deckeninstallation, die die Patient*innen selbst gestalten und an der sie trainieren können.

Healing Environment endet nicht an den Krankenhausmauern. Die Städteplaner*innen von heute richten ihre Vorschläge mehr und mehr daran aus, wie man in Städten gesund leben und gesund werden kann, wozu beispielsweise auch die Möglichkeit zur ausreichenden Bewegung gehört.

Neben der Umgebung, in der man gesunden soll, gibt es eine Reihe weiterer Faktoren, die das Erleben unserer Patient*innen beeinflussen. Den wohl wichtigsten Einflussfaktor auf das Patient*innenerleben bildet das medizinische Personal. Auch ich habe – schon als eher kränkelndes Kind – einige Erfahrungen damit gemacht, **wie sich das Verhalten des medizinischen Personals auf das Wohlbefinden auswirkt.**

Von Ihnen dürften sich die meisten heute kaum noch vorstellen können, wie die damaligen Wartezimmer von Hals-, Nasen-, Ohrenärzt*innen aussahen. Dort saßen regelmäßig Menschen, denen aus der Nase Metallstäbe ragten, ein- oder beidseitig. Diese waren mit in Betäubungslösung getränkter Watte umwickelt. Die sogenannten Watteträger waren zur Vorbereitung einer scharfen Kieferhöhlenspülung im unteren der drei Nasengänge positioniert.

Zu solchen Patient*innen gehörte auch ich, quasi im Abonnement. In Erwartung einer erneuten scharfen Kieferhöhlenpunktion betrat ich das Sprechzimmer. Die meisten von Ihnen wissen, wie unangenehm Manipulationen in der Nase, in der Mundhöhle oder auch im Gehörgang sein können. Mein HNO-Arzt aber strahlte vor Gesundheit und Kraft, braungebrannt, positiv und dynamisch, zugleich war er einfühlsam. Er begrüßte mich mit einem: „Schön, dich zu sehen, Jochen, was machst du denn hier? Du siehst blendend aus!" Warum ich das berichte? Weil mir genau in dem Moment klar wurde, wie wichtig ärztliche Kommunikation ist, motivierend und offen in der Gesprächsführung, fühlte ich mich doch alles andere als blendend.

Dieses Beispiel habe ich später immer wieder meinen Studierenden und Assistent*innen erzählt. Und natürlich habe ich diese positive Art der Patient*innenansprache in meiner täglichen Arbeit als Arzt beherzigt und durfte immer wieder spüren, was ich damit bewirken konnte. Zu Ihrer Beruhigung: Heute punktiert man Kieferhöhlen nur noch in Ausnahmefällen, auch ist man mit der Einbringung antibiotikahaltiger Salbenmengen in die Kieferhöhlen deutlich vorsichtiger. Die Medizin hat sich erfreulicherweise schon heute in Teilen fundamental verändert, die Notwendigkeit zur Kommunikation und Einfühlsamkeit aber ist geblieben. Wie Empathie (wieder) zentraler im Ärzt*innenberuf verankert werden kann, werde ich an späterer Stelle im Buch genauer ausführen.

Ein weiterer wichtiger Aspekt des Patient*innenerlebens betrifft den großen Bereich **Kommunikation und Service.** „Sie glauben nicht, wie lange ich gewartet habe …", „Ich hatte mich in der Klinik verlaufen …", „Was war der Mann bei der Anmeldung bloß unfreundlich … Der Arzt konnte auch nicht grüßen …", „Das Essen war kalt, als ich zurück ins Zimmer kam …", „Die Reinigungskraft hat nie den Spiegel geputzt und den Lappen hat sie auch nicht gewechselt." Diese Aufzählung an Eindrücken und Informationsdefiziten ließe sich fast unbegrenzt fortsetzen. Es mögen aus medizinischer Sicht auch Nebensächlichkeiten darunter sein. Aber genau solche Eindrücke müssen wir angehen, werden die Patient*innen derartige Unzufriedenheiten mehr und mehr durch die Wahl anderer Krankenhäuser quittieren. Oder glauben Sie vielleicht, dass Patient*innen die Qualität der OP-Technik wirklich beurteilen können? Eine mindere Qualität fällt vielfach erst auf, wenn Komplikationen eintreten und sich Behandlungszeiten deutlich verlängern.

Herzlich begrüßt werden, sich willkommen fühlen, das Gefühl von Aufmerksamkeit zu spüren, freundlich verabschiedet werden, das alles ist Teil einer dringend notwendigen Serviceorientierung. In diesem Zusammenhang möchte ich von einer Begebenheit erzählen, die mich sehr bewegt hat. Ich war auf Krankenbesuch bei einer mir bekannten Patientin, die sich einer Operation unterziehen musste. Ich saß in ihrem Patient*innenzimmer, wir erzählten von unseren Erlebnissen, als die Tür nach vorherigem Anklopfen geöffnet wurde und eine strahlende Servicekraft den Raum betrat. „Ich grüße Sie, Frau XY, wie geht es Ihnen? Sie sehen wieder einmal blendend aus. Möchten Sie einen Kaffee, einen Tee oder vielleicht einen Kakao? Heute habe ich ein Stück Apfelkuchen, ein Schokotörtchen oder einen Joghurt für Sie." Meine Bekannte äußerte ihre Wünsche. „Und was darf ich Ihnen bringen?", wandte sich die Servicekraft an mich. Mir? Einem Besucher? „Natürlich nichts", antwortete ich. Ich versichere Ihnen, ich hatte keine Chance auf Verzicht. Zum Schluss saß ich staunend über dieses Erlebnis bei Kaffee und Kuchen. Gekostet hat die Geste minimal. Plus der glaubhaften Herzlichkeit, die wiederum maßgeblich am Faktor Mensch hängt. Natürlich wirken sich Belastungssituationen entsprechend auf das Verhalten des Personals aus. Dennoch wäre es falsch, serviceorientiertes Verhalten mit dem Verweis auf die chronische Überlastung von vornherein in die Unmöglichkeit zu verbannen. In dem Kontext möchte ich deshalb dem Thema Pflegenotstand, das in diesem Buch an anderer Stelle ausführlich beleuchtet wird, ein wenig vorweggreifen.

Ein Teil der Tätigkeiten im Bereich der Pflege geht **Richtung Service und Hotellerie**. Um die Pflege zu entlasten, wurden sinnvollerweise bereits eine Zeit lang zusätzlich Servicekräfte in Krankenhäusern eingestellt. Hier machte es durchaus Sinn, professionell **ausgebildete Fachkräfte aus Hotellerie etc.** zu gewinnen. Das Problem: Da diese Tätigkeiten entsprechend dem Pflegepersonalstärkungsgesetz keine Pflege am Bett sind, müssen Servicekräfte von den Kostenträgern in der Ausgliederung Pflege nicht refinanziert werden, was wiederum unmittelbar zur Folge hatte, dass Kostenträger die Finanzierung des Servicebereichs den Kliniken selbst übertrugen. In der Reaktion darauf gab es Krankenhäuser, die umgehend Stellen für Servicekräfte abbauten, womit die Pflegekräfte wieder anfingen, Essen auszuteilen. Dieser Entscheidung folgten wir an der UME nicht in vergleichbarem Ausmaß. Die Kostenspirale geht auf diese Weise zwar wieder nach oben. Wir sollten uns aber vor Augen halten, dass wir **mit gutem Service deutlich mehr erreichen als mit mancher Werbekampagne.** Vor allem jedoch tut es den Patient*innen ganz besonders gut. Und den Mitarbeitenden der Pflege, die über Servicekräfte Entlastung erfahren.

Kürzlich berichtete mir jemand vom Erfolg einer Zahnarztgemeinschaftspraxis, die mit der Maßnahme, den Empfang mit Hotelfachkräften zu besetzen, einen enormen Sprung nach vorne gemacht habe. Es geht eben auch dort um Freundlichkeit, Service, Dienstleistung und bestmögliche Nutzung der verfügbaren Ressourcen. Schlussendlich brauchen wir Mitarbeiter*innen im Gesundheitswesen, die **richtig Lust auf Menschen** haben. Neue Berufsbilder im Krankenhaus werden sich in diese Richtung entwickeln, zum Beispiel Lots*innen, Gesprächspartner*innen, Unterstützer*innen im Ärzt*innen-Patient*innengespräch oder Kofferträger*innen. Sie alle tragen dazu bei, Patient*innen den Krankenhausaufenthalt so angenehm wie möglich zu machen und Menschlichkeit und Würde während der Behandlung stärker in den Mittelpunkt zu stellen.

Auf mittlere Sicht wäre es ideal, wenn die Mehrkosten für dieses Personal refinanzierbar wären, um so für alle Krankenhäuser die entsprechenden Anreize zu setzen. Dafür aber müssten die politischen Entscheider*innen besser begreifen und anerkennen, welche maßgebliche Rolle das

Patient*innenerleben auch für den Genesungsprozess spielt. Hier liegt noch ein sehr langer Weg vor uns.

Natürlich lässt sich der Service-Gedanke noch weiter denken: **Age-friendly Hotels** können über eine passende Infrastruktur einen Teil der Reha-Patient*innen versorgen, die froh sein werden, nach der Therapie in ein schönes Hotel zu gehen. Wie in Skandinavien oder den USA könnte man Patient*innen mit bestimmten Krankheitsbildern auch zur stationären Versorgung im Hotel unterbringen.

Wir brauchen in den Krankenhäusern also zusätzlich Beschäftigte, die sich den persönlichen Problemen und Erwartungen der Patient*innen annehmen können. Menschen, die im Gebiet der **Kommunikation** geschult sind, mit Patient*innen in einer hohen Themenbreite sprechen und deren Erwartungen gegebenenfalls an die zuständige Stelle weitergeben können. Diese so notwendige Kommunikation soll auch auf die Angehörigen abzielen, setzen sich die Probleme nach dem Krankenhaus doch oftmals in der Familie fort.

Um die Belange der Patient*innen zu berücksichtigen, sollten wir sie und ihre Angehörigen zu Wort kommen lassen. Dazu gehört neben positiven Anregungen insbesondere auch die Wahrnehmung von **Beschwerden**. Diese dürfen nicht als Beleidigung empfunden werden, sondern als willkommene Hinweise auf verbesserungsfähige Sachverhalte. Die Palette der Vorkommnisse ist breit. Sie reicht von A wie Arzneimittelverwechslungen bis zu Z wie Zahnschäden nach Beatmung. Nicht jeder Fall ist spektakulär. Zum Schluss geht es aber immer auch um Vertrauensverlust, der – wenn überhaupt – nur mit viel Mühe wettgemacht werden kann.

Vor einiger Zeit berichtete mir zum **Beispiel** eine Frau über ihr Erlebnis in einer Kinderklinik, das sehr schön organisatorische und kommunikative Mängel belegt. Die Dame wurde mit ihrem wenige Monate alten Kind, das sich einem chirurgischen Eingriff unterziehen musste, stationär aufgenommen. Nach komplikationsfreier Operation eröffnete man der Mutter, dass sie aufgrund räumlicher Knappheit in ein anderes Zimmer ziehen müsse, zu einem 14-jährigen Jungen. Ihr erschloss sich diese Maßnahme. Was sich der Mutter aber nicht erschloss, war die Zustimmung, dass der Vater des Jugendlichen neben ihr übernachten sollte, was ihr erst offensichtlich wurde, als sich der Herr fürs Schlafen fertig machte. Die hinzugezogene Pflegekraft war ebenso wenig in der Lage, das Problem zu lösen, wie der Stationsarzt, der der Mutter als Ausweg anbot, mit ihrem Säugling im Fernsehzimmer oder auf dem Flur zu nächtigen. Sie entschied sich notgedrungen für die Flurlösung. Als die Mutter am nächsten Tag auf eine Verlegung in ein anderes Krankenhaus bestand, habe ihr ein Oberarzt gesagt, dass man Jugendamt und Polizei informieren würde, wenn sie die Kliniktür durchschritte. Die Mutter hat sich nicht beirren lassen und die Verlegung in ein Nachbarkrankenhaus telefonisch selbst geregelt.

Dieser Vorfall ist ein Beleg dafür, was fehlende Handlungsanweisungen, kombiniert mit mangelhaftem Krisenmanagement und unzureichender Kommunikation für absolut überflüssige Belastungen von Patient*innen und deren Angehörigen zur Folge haben. Aufregung und Unzufriedenheit in allen Bereichen. Seien Sie versichert, mich machen manche dieser Ereignisse zutiefst wütend. Es tut mir leid, manchmal kann man sich nur schämen. Natürlich ist auch einiges übertrieben oder unwahr, in vielen Fällen aber ist es so wie geschildert. Hier muss man hinterfragen, warum es zu dieser speziellen Situation eigentlich kommen konnte.

Wichtig ist, dass Beschwerden uns überhaupt – rechtzeitig – erreichen. Was ich immer wieder beobachte, sind schimpfende und drohende Angehörige auf Station. Aus lauter Furcht vor weiteren Eskalationen wird den zu diesen Beschwerdeführer*innen gehörigen Patient*innen mehr Aufmerksamkeit beigemessen. Die alleinstehende, sich über nichts beschwerende ältere Dame in Zimmer 23 erhält demgegenüber weniger Zuwendung und beklagt sich nicht einmal, wenn sie an das Essen nicht herankommt.

So kontaktierte mich zum **Beispiel** eine mir bekannte Person, die wegen einer Komplikation bei einer Chemotherapie an einem Winterwochenende stationär aufgenommen werden musste. Auf der Station fiel bei der Aufnahmedokumentation im Sonntagsbetrieb auf, dass sie noch einen Corona-Test benötigte. Es folgte der Transport im Rollstuhl über die Außenanlage bei etwa 2 °C zur Teststation. Dort angekommen stellte die Patientin mit Blick auf die wartenden Menschen die Frage, ob sie wegen ihrer durch die Chemotherapie geschwächten Immunsituation vielleicht etwas früher drankommen könne. Diese Bitte sei auf unfreundliche Art abgelehnt worden, berichtete sie mir. Sie müsse warten wie alle anderen auch. Aus Furcht vor einer Corona-Infektion begab sich die Patientin nach draußen und wurde glücklicherweise nach einer Stunde von einer vorbeigehenden Ärztin angesprochen, was sie eigentlich vor dem Eingang mache. Während der Testung wies die Patientin das Personal darauf hin, dass man diese Situation doch hätte vermeiden können, und bekam als Antwort: „Weil Sie jetzt Krebs haben, da kann ich doch auch nichts für."

Sie verstehen, was ich meine? Diese Beschwerde hätte mich nicht erreicht, wenn ich die Person nicht gekannt hätte. **In einem Hotel würde ein solches Verhalten des Personals zu Recht zur Abmahnung führen.** Und im Krankenhaus darf es schon gar nicht folgenlos bleiben, denn hier geht es um Kranke, um Menschen in Not.

Beschwerdebriefkästen haben hier eine relevante Bedeutung. Auch bei den Ärztlichen Direktor*innen eines großen Universitätsklinikums laufen immer wieder Beschwerden von Patient*innen ein, häufig allerdings über den Umweg einer darauf spezialisierten Beschwerdestelle oder über die Abteilung für Qualitätsmanagement. Oftmals jedoch kommt die Beschwerde zu spät. Wenn sie wahrgenommen wird, haben die Patient*innen das Krankenhaus meist schon verlassen. Eine ganze Reihe aus Sicht der Patient*innen und Angehörigen zumindest unbefriedigender oder ärgerlicher Vorgänge kommt uns also leider gar nicht oder viel zu spät zu Ohren. Wir müssen viel mehr dafür tun, dass Patient*innen ihre Unzufriedenheit gar nicht erst durch die Tür mit nach draußen tragen, sondern wir noch während des Krankenhausaufenthaltes ein ernsthaftes Bemühen um die Beseitigung des Missstandes wahrnehmen können.

Das wirksamste Gegenmittel für solche Situationen wäre auch hier, dass wir auf den Stationen mehr Personal haben, das ganz dicht an den Patient*innen arbeitet und deren Bedürfnisse aufgreift. Das brauchen – siehe oben – sicherlich keine Pflegefachpersonen zu sein. Viele andere Berufsgruppen und natürlich auch die sogenannten Grünen Damen können hierbei unterstützen. Ein angemessener Umgang mit Beschwerden muss sich aber durch alle Berufsgruppen ziehen. Aus Situationen wie den oben geschilderten arbeitsrechtliche Folgen abzuleiten, ist nicht selten aussichtslos. Aber darum geht es auch nicht im größeren Umfang. Wir wollen die Mitarbeiter*innen ja halten. Allerdings müssen wir sie entsprechend schulen. Da wir von solchen Situationen oft jedoch nicht oder nur zufällig erfahren, müssen wir prophylaktisch auf Schulungsmaßnahmen für alle setzen.

Zum **Umgang mit Beschwerden** gibt es **Verfahrensanweisungen**. Hierzu gehören die möglichst zeitnahe schriftliche Eingangsbestätigung der Beschwerde, die Einbindung der zuständigen Fachabteilungen, das Einholen der verschiedenen Stellungnahmen, die Beantwortung der Beschwerde und gegebenenfalls das Angebot eines persönlichen Gesprächs, teilweise unter Anwesenheit des oder der Ärztlichen Direktor*in. Diese Abfolge hat sich für den Regelfall an der UME bewährt.

Auch der **unmittelbare Umgang mit Beschwerden** will gelernt sein. Angehende Ärzt*innen müssen verstärkt unterrichtet werden, wie man in Konfliktsituationen reagiert. Zunächst einmal gilt es, Ruhe zu bewahren, die Situation einzuschätzen und im Gespräch zu analysieren, so sachlich wie möglich. Ein nicht unerheblicher Teil der Probleme lässt sich rasch aufklären und deeskalieren. Dann gibt es aber auch aufgebrachte Personen, die in Drohgebärden verfallen. Hier erlebt man die Medienandroher*innen: „Ich melde das bei RTL!" oder „Ich schreibe der BILD!" Wenn kein Weg der Deeskalation mehr in Sicht ist, sei erfahrenen Ärzt*innen gestattet, solche Gespräche freundlich zu beenden. Mit dem Verweis, dass der Weg zu RTL oder zur BILD natürlich eingeschlagen werden könne, die Einbeziehung der Beschwerdestelle der Landesärztekammer aber vielleicht zielführender wäre. Selbst wenn es den Beschwerdeführer*innen gelingt, Massenmedien für ihre Geschichte zu interessieren, bleibt mitunter immer noch Gelegenheit für eine Stellungnahme.

Wie wichtig es für den Genesungsprozess und das Wohlbefinden der Patient*innen ist, über den Tellerrand zu blicken, möchte ich an einem weiteren Modul der UME als Smart Hospital erläutern. In einem Universitätsklinikum liegen viele schwerkranke Patient*innen, quer durch alle Altersgruppen. Sie brauchen in dieser schwierigen Phase ganz besondere Zuwendung. Der Bogen reicht von meist aussichtslos Erkrankten auf der Palliativstation bis hin zu schwerkranken Kindern, die Abwechslung von den Klinik-Clowns erhalten. Durch diese große Spanne zieht sich ein roter Faden, vielfach zu unbeachtet und zu wenig gefördert: das so notwendige Gebiet der sogenannten künstlerischen Therapien.

2021 gründeten wir an der UME ein **Zentrum für Künstlerische Therapien**. Unterstützt wurde dieser Schritt durch eine Anschubfinanzierung
der Stiftung Universitätsmedizin in Höhe von 400.000 €. Maßgebliches
Ziel der Initiative ist es, dafür Sorge zu tragen, den Patient*innen Zeit und
Raum in einem geschützten Rahmen zu geben. Wenn die Therapeut*innen
über ihre Erlebnisse mit Patient*innen und Angehörigen berichten, begreift
man schnell, wie unglaublich wichtig deren Aufgabe ist.

Um die Bedeutung der Kunsttherapie an einem **Beispiel** darzulegen, will
ich von einem siebenjährigen Patienten unseres Protonentherapiezentrums
berichten. Wenn ein Kind wegen eines Hirntumors bestrahlt werden muss,
passt man zunächst eine sogenannte thermoplastische Maske an. Stellen Sie
sich vor, Sie liegen auf einem Behandlungstisch und jemand zieht Ihnen
einen Gitterstrumpf über den Kopf. Dieses Gitter härtet aus und fixiert Sie
nach Anlegen der Maske über 30 Bestrahlungssitzungen am Tisch, damit
Sie während der Bestrahlung absolut ruhig liegen und die Strahlpräzision
nicht beeinträchtigt wird. Vor so einer Situation haben schon Erwachsene
Angst. Und nun soll ein Siebenjähriger dieses Prozedere durchlaufen.
Genau jetzt kommt die Kunsttherapeutin zur Hilfe. Das Kind bemalt mit
deren Unterstützung die frisch angefertigte Maske. In die Maske werden
Unsterblichkeitskräfte und alle guten Wünsche für die Zukunft gelegt, in
einer Situation, die eben nicht veränderbar, aber gestaltbar ist. Mit einem
solchen Ansatz steigt die Bereitschaft zur Mitarbeit bei den Kleinen. Dazu
passt, dass den Kindern gegenüber nicht vom Bestrahlungsgerät gesprochen
wird, sondern vom Space-Shuttle. Schließlich dürfen die Kinder ihre Masken mit nach Hause nehmen, als Zeichen der überstandenen Protonen-
bestrahlung.

Patient*innen brauchen Menschlichkeit, aber nicht nur von den im
Krankenhaus Beschäftigten. Relevant ist auch die **Interaktion mit anderen
Patient*innen**. Wie oft rücken Bettnachbar*innen in dieser Zwangsgemein-
schaft aufeinander zu, erzählen sich die privatesten Dinge. Nach der Entlassung kommuniziert man vielleicht noch ein- oder zweimal, und das war
es dann auch. Wie bei so manchen Urlaubsbekanntschaften. In dem Film
„Das Beste kommt zum Schluss" wurde dieses Thema aufgegriffen, die
Begegnung zweier grundsätzlich verschiedener Patienten, die über den Verlauf ihres Krankenhausaufenthaltes zusammenwuchsen. Der eine, gespielt

von Jack Nicholson, weißer Multimillionär und Krankenhausbesitzer, der andere, dargestellt von Morgan Freeman, farbiger KFZ-Mechaniker. Die beiden entwickeln eine über den Entlasstermin hinausgehende Freundschaft und planen die letzte Zeit ihres Lebens miteinander. Wenn Sie den Film nicht gesehen haben sollten, holen Sie es nach, es lohnt sich.

In diesem Momentum, in der Bereitschaft zu einer umfassenden Öffnung zu fremden Menschen, manchmal an der Grenze des eigenen Befindens, sehe ich eine weitere, bisher ungenutzte Chance, das Krankenhaus nachhaltig menschlicher zu machen. Solche Patient*innenbegegnungen könnten gefördert, unterstützt und nach erfolgter Entlassung durch aktive Begleitung verstetigt werden. Man hätte auch die Möglichkeit, sich die Erfahrungen dieser Patient*innen zu Nutze machen. Ein Themenfeld, dem sich bisher kaum jemand widmete. **Was können die nächsten Generationen von den Entlassenen lernen?** Vielleicht bieten sich genau hierfür die sozialen Medien an. Man könnte **virtuelle Räume der Begegnung** schaffen. Im Avatarkrankenhaus, auf das ich noch eingehe, in jedem Fall. Ein weiterer Weg zur optimierten Kommunikation auch einander vollkommen unbekannter Patient*innen wäre die Konzeption einer Art Tinder-Plattform, auf der die Patient*innen erfahren würden, welche Menschen mit ähnlichen Interessen und/oder Diagnosen im Krankenhaus liegen, wie es ihnen geht, was sie für Erfahrungen machen.

Aspekte, die das Patient*innenerleben positiv beeinflussen, ließen sich viel mehr benennen. Hervorheben möchte ich noch zwei **besondere Beispiele**, die unter Mitwirkung von Dr. Oliver Basu realisiert wurden. Dr. Basu ist ein engagierter und nicht minder innovativer Oberarzt der Kinderklinik der UME, dessen Herz schon viele Jahre vor meinem Amtsantritt für die Digitalisierung schlug. Gemeinsam mit der Universität Duisburg-Essen entwickelte er den Pingunauten-Trainer, eine Virtual-Reality-App, um Kinder auf MRT-Untersuchungen vorzubereiten. Zum besseren Verständnis des Prinzips: Das Kind trainiert zu Hause den Vorgang der MRT-Untersuchung mit Hilfe der VR-Brille. Wenn die Untersuchung dann stattfindet, haben die Kinder viel weniger Angst davor und bewältigen die Herausforderung, ohne narkotisiert werden zu müssen.

Zudem gestaltete Dr. Basu maßgeblich das LOUISA-Projekt an der Kinderklinik. LOUISA ist ebenfalls eine Krankenhaus-App für Kinder. Das

Akronym steht für Lernen, Orientieren, Unterhalten, Informieren, Simulieren und Austauschen. Dieses Projekt hat sich beeindruckend entwickelt. Hierzu gehört u. a. die Indoor-Navigation, für die es galt, die Wege durch die Kinderklinik und auf dem Campusgelände für Kinder und deren Angehörige detailliert auszuarbeiten, aber auch eine Lern-App für Kinder und Jugendliche während ihres stationären Krankenhausaufenthaltes. Weiterhin gelang im Rahmen von LOUISA eine Kooperation mit der Stadtbibliothek Essen über den Aufbau einer Online-Plattform mit einer Vielzahl von Zeitschriften und Büchern, die den Patient*innen samt Begleitung zur Verfügung gestellt werden. Dies ist nur ein Ausschnitt des Leistungspakets von LOUISA, es zeigt Ihnen aber die eingeschlagene Entwicklung.

Lassen Sie mich zum Ende des Kapitels mit der Idee des **Avatarkrankenhauses** ein wenig in die Zukunft des Patient*innenerlebens blicken. Erschrecken Sie bitte nicht bei diesem gedanklichen Ausflug. Es macht keinen Sinn, dass Sie Ihre Augen davor verschließen. Wir stehen vor einem großen Umbruch. **Unsere analoge Welt wird mit der digitalen Welt immer weiter verschmelzen.** Vielleicht Ihre Kinder, sicher aber Ihre Enkel*innen werden einen Teil ihres Lebens nicht nur *mit* der digitalen Welt, sondern auch *darin* verbringen. So führe ich Sie mit dem folgenden Absatz ein in das nächste große Thema, das **Metaversum**, mit einer Reihe neuer Begriffe, die Sie nicht irritieren sollen. Lesen Sie sie, sie werden Ihnen schon bald immer wieder begegnen. Das Metaversum wird auch Krankenhauserleben und Gesundheitswesen aufgreifen, das Erleben in einer anderen Welt des Netzes, im Web 3.0.

Das Web 1.0 steht für die erste Phase des Internets. Das Web 2.0 wird oftmals mit den Anfängen der sozialen Netzwerke gleichgesetzt. Es wurde durch Web-Entwickler*innen konstruiert. Die nächste Entwicklungsstufe, das Web 3.0, wird durch Spiele-Designer*innen entwickelt. Sie haben vielleicht schon von den Begriffen „Cloud", „Blockchain" und „Near Field Communication – Die NFC-Technologie" gehört. Diese Technologien werden nun kombiniert mit den neuen Echtzeitplattformen, den XR-Plattformen. Dadurch wird unsere reale Welt ergänzt und teilweise auch ersetzt. Ja, Sie haben richtig gelesen, teilweise auch ersetzt. Das Ergebnis ist eine Zwischenwelt, das Metaversum.

In der Spielewelt erlebt man schon heute, wie die Generation C in diese Zwischenwelt eingezogen ist. Als Generation C bezeichnet man Menschen, die mit den sozialen Medien aufgewachsen sind und an ihnen als Content Creators, also als Gestalter*innen von Inhalten aktiv teilnehmen. Für die Computing-Plattformen brauchen wir unser **digitales Ich**. Hierfür kommen fotorealistische Avatare samt digitaler Mode zur Anwendung. Ein simples Foto reicht nicht mehr. Im Moment sind die Avatare noch auf Plattformen wie dem Spiel Fortnite gefangen. Das wird sich jetzt ändern. Avatare können, ermöglicht durch die vorerwähnte NFC-Technologie, auf andere Plattformen mitgenommen werden. Das Metaversum wird nicht aus einem einzigen Metaversum bestehen, es werden viele Metaversen sein, zwischen denen man als Nutzer*in ohne Barrieren hin- und herspringen kann. Gamification wird auch Antriebslose zu Erlebnissen führen, die ihnen ansonsten schlichtweg niemals erreichbar wären. Wir sind also an einem Punkt angekommen, an dem ein Teil der realen Welt in eine virtuelle Realität übertritt. Ob unsere Werte und Tugenden darin noch längerfristig Bestand haben, daran habe ich großen Zweifel.

Die Generation C hat keine Lust auf Fake News, sie will authentischer werden. Sie will Dinge kreieren, sie will kreativ sein, anders sozial agieren oder auch Mal nur miteinander abhängen. Während des ersten COVID-19-Lockdowns, in dem private Treffen persönlich nicht möglich waren, haben Mitglieder der Generation C das Open-World-Computerspiel „Grand Theft Auto V" genommen, einen speziellen Server aufgesetzt und sich dann im Spiel getroffen. Spielehersteller*innen wie Fortnite und Roblox haben das Potential erkannt. Diese Spiele sind 30 Milliarden US-Dollar wert. Wir müssen uns vergegenwärtigen, dass sie einen höheren Wert haben als die allermeisten deutschen Unternehmen.

Das Metaversum ist unzweifelhaft das nächste große Thema, ob wir das nun wollen oder nicht. Im Metaversum wird es Kinos geben, Konzerte, Theater, Kaufhäuser und Bars, aber auch große Gesundheitseinrichtungen, Präventionszentren und Krankenhäuser, an denen wir mitgestalten können. Und dies werden wir tun.

An der UME haben wir inzwischen das Erleben im avatarisierten Umfeld eingeleitet. Wir stellen Mitarbeitende aus den unterschiedlichen Berufsgruppen mittels Scanprogramm als personalisierte Avatare dar, die wiederum zur Kommunikation im virtuellen Raum befähigt werden. Unsere digitalen Ichs werden zu Akteur*innen der Zukunft, zu virtual beings. Damit werden wir in nicht allzu ferner Zukunft einem Teil unserer Patient*innen lange Anfahrten, belastende Wartezeiten und stressige Kurzberatungen ersparen sowie Spezialist*innen auch aus der Entfernung einbinden. Zudem vermitteln wir den Patient*innen einen ersten Eindruck, wie die Abläufe im Krankenhaus funktionieren. Es wird möglich sein, sich Behandlungsräume oder Beratungszimmer vorab anzuschauen, in der virtuellen Welt an Konferenzen teilzunehmen oder sich als Mitarbeiter*in weiterzubilden. Für alle diese Projekte gilt: Sie sind kein Selbstzweck, sondern haben das Ziel, das Krankenhaus, die Medizin, besser und vor allem menschlicher zu machen. **Das Avatarkrankenhaus soll** neben Service und mehr Patient*innensicherheit auch **die ökologische Bilanz** unserer Arbeit **positiv beeinflussen.**

Nach diesem gedanklichen Ausflug zum Avatarkrankenhaus im Metaversum nehme ich Sie wieder mit zurück in die Realität des analogen Krankenhausbetriebs, in dem wir alles tun müssen, um den Patient*innen und ihren Angehörigen ein gutes Erleben zu ermöglichen. Wir setzen dafür auf **Transparenz**, was aber **nicht gleichzusetzen ist mit ungehindertem Zugang in jeden Bereich des Krankenhauses**, geht es hier wiederum um Diskretion und Schutz der Privatsphäre – auch von Mitarbeiter*innen, die in ihrem Arbeitsalltag möglichst wenig gestört werden sollten.

Dafür, dass zu tiefe Einblicke ins Arbeitsumfeld nicht immer gut sind, habe ich ein anschauliches **Beispiel aus der Luftfahrt**. So erzählte mir ein Freund über seine Bewältigungsstrategien zur Flugangst. Kürzlich musste er berufsbedingt einen langen Überseeflug antreten, wieder mit einem mulmigen Gefühl. Mein Freund hatte bereits diverse Kurse zum Abbau der Flugangst hinter sich, ohne Erfolg. Ein nächster Schritt war die Einladung, einen Flug im Cockpit miterleben zu dürfen, auch zur Vertrauensbildung gegenüber dem Piloten und den Abläufen in der Flugkanzel. Leider mit gegenteiligem Effekt. Als mein Freund wahrnahm, wie viel Mechanik es immer noch in einem Cockpit gibt, wuchs seine Sorge. Als ihm der Flugkapitän dann auch noch sagte, dass er total kaputt sei und im Grunde seit Wochen nicht mehr richtig schlafen könne, steigerte sich die Angst meines Freundes fast ins Unermessliche. Gefragt, ob der Pilot nicht psychologische

Hilfe wahrnehmen könne, hätte ihm dieser geantwortet, dass er noch ein wenig warten wolle, weil es ansonsten bei seiner Airline eine Reihe von Maßnahmen zur Folge hätte, zu denen ihm die Zeit fehle. Damit war mein Freund vollends geerdet, in der Wahrnehmung, dass beim Fliegen ein Idealismus suggeriert würde, der nicht in dem angenommenen Maße vorhanden sei.

Wehe dem, der Ähnlichkeiten zum Krankenhausbetrieb vermuten würde. Dem geschilderten Ereignis im Cockpit vergleichbar wäre, wenn Patient*innen oder deren Angehörige zum Beispiel im Operationssaal verweilen und einem Eingriffsgeschehen beiwohnen würden. Manche von Ihnen mögen sich vielleicht das eine oder andere Mal gefragt haben, ob es nicht möglich wäre, bei der Operation enger **Angehöriger im OP-Saal** anwesend zu sein. Den Wunsch kann ich gut nachvollziehen, sage Ihnen aber mit aller Entschiedenheit, dass ich dieses nicht befürworte.

Lassen Sie mich meine Haltung mit einem **Beispiel** erklären, dass sich eines Mittags zutrug. Ich selbst war im OP zugegen, als aus der Ambulanz ein etwa einjähriges Kind mit schwerer Atemnot angekündigt wurde, der Anamnese nach durch einen Fremdkörper verursacht. In solch einer Situation geht es ohne Verzögerung in den OP, die Mutter, selbst Kinderärztin, begleitete ihr Kind und schilderte, dass die Atemnot akut beim Spielen mit dem Geschwisterkind aufgetreten sei. Alles war vorbereitet zur Endoskopie von Mundhöhle, Rachen, Kehlkopf und Bronchien. So bat ich die Mutter, zur Seite zu treten, in der Ecke des Raumes Platz zu nehmen oder, besser noch, den Saal zu verlassen. Die Mutter entschied sich für die Raumecke. Die Untersuchung begann und damit das erprobte Zusammenspiel zwischen Anästhesist*in und Operateur*in. Nun müssen Sie wissen, dass sich dieses Zusammenspiel auch akustisch, nämlich am Signal zur Herzfrequenz, orientiert. Ist die Sauerstoffkonzentration im Blut hoch, ist auch die Herzfrequenz hoch. Sinkt der Sauerstoffgehalt, werden die Herzschläge langsamer, das Signal für den oder die Operateur*in, den Endoskopievorgang zu unterbrechen und den Sauerstoffgehalt wieder aufsättigen zu lassen. Zurück zum kleinen Patienten. Bei der Endoskopie wurde schnell offensichtlich, dass sich in der Luftröhre Stanniolpapier befand, das es nun zu entfernen galt. Plötzlich stand die Mutter hinter mir. Die Herzfrequenz des Kindes sank, die Mutter griff in das Untersuchungsgeschehen ein und beeinträchtigte den Ablauf. Nur mit viel Überzeugungsarbeit brachten wir die Mutter auf ihren Sitzplatz zurück, um den Fremdkörper sicher zu entfernen. Für mich war das Beispiel prägend. Wie menschlich ein Krankenhaus auch immer sein will, im Einleitungsraum hört die Patient*innenbegleitung durch Angehörige auf.

2. Exkurs: zur Würde und zum Tode

Im Kontext des Patient*innenerlebens will ich auf zwei für Krankenhäuser oftmals zu wenig thematisierte Aspekte zu sprechen kommen, auf die **Würde** und den Umgang mit dem Tod. Artikel 1 unseres Grundgesetzes lautet: *„Die Würde des Menschen ist unantastbar. Sie zu achten und zu schützen ist Verpflichtung aller staatlichen Gewalt.“* Damit gemeint ist, dass die Menschen ipso facto Würde hätten. So geht man davon aus, dass schon die Zygote des Menschen (warum eigentlich nur des Menschen?) Würde hat. Genau deshalb dürfte man in Deutschland ja keine umfänglichere Stammzellenforschung betreiben. Daneben bedeutet *„Die Würde des Menschen ist unantastbar“* auch, dass sie ihm nicht genommen werden kann, nicht einmal durch schwerste Misshandlung oder Missachtung.

Der Themenkreis um die Würde des Menschen beschäftigt mich seit vielen Jahren. Dabei kommt mir eine Patientin in den Sinn, die wir zum Ende ihres Leidensweges in der Klinik gepflegt haben. Vorausgegangen waren zahlreiche Operationen aufgrund einer Krebserkrankung in Rachen und Kehlkopf. Die Patientin war bestrahlt und hatte sich mehreren Zyklen einer Chemotherapie unterzogen. Trotzdem kam der Krebs wieder. Es folgte ein letzter chirurgischer Versuch, alles tumorös verändertе Gewebe bis an die Grenze des Machbaren zu entfernen, mit der Folge, dass ein großer Gewebedefekt entstand. Dieser wiederum wurde mit aufwendigen Haut-Muskel-Lappen gedeckt, was besonders kompliziert ist, wenn das Gewebe schon bis an dessen Toleranzgrenze bestrahlt wurde. Bei unserer Patientin kam es zu einer schweren Wundheilungsstörung, der Speichel lief über eine durchgehende Verbindung aus dem Rachen direkt nach außen und über die Halshaut. Die Wundverhältnisse waren demzufolge sehr feucht, der Speichel blutig tingiert. Die Raumtemperatur war sehr hoch, eine Klimaanlage gab es in dem alten Klinikgebäude nicht.

Eines Tages wechselte ich den Verband, entfernte Schicht für Schicht die durchfeuchteten Halskompressen. Es stank erbärmlich, wie nicht selten bei solchen Wunden im Halsbereich. Und ich werde nicht vergessen, wie ich plötzlich entdeckte, dass der Wundgrund von kleinen Maden besiedelt war. Mir schoss durch den Kopf, dass die Patientin im Grunde bei lebendigem Leibe von den Maden aufgefressen wird. Es dauerte noch Wochen, bis die Frau verstarb. Fragen zur Sterbehilfe waren zu der Zeit aus verschiedenen Gründen nicht thematisierbar, womit ich wieder bei der vermeintlich unantastbaren Würde des Menschen angelangt bin. Solche Erlebnisse prägen einen nachhaltig.

Vor einer Reihe von Jahren wollte ich den Tod als großes Thema des Klinikums platzieren. Diese Idee wurde schneller beigesetzt, als ich erwartet hatte. Die Fokussierung auf den Sterbeprozess könne dem ganzen Unternehmen schaden, war die große Sorge des damaligen Trägers. Welches Krankenhaus will schon gerne mit **Sterben und Tod** in Verbindung gebracht werden? Um Heilung soll es gehen, um Erfolge. Diese lassen sich auf den ersten Blick auch deutlich besser vermarkten. Aber eben nur auf den ersten Blick. Würden nicht auch Sie sich in einem Krankenhaus besser versorgt fühlen, in dem man Sie, sofern nötig, mit großer Menschlichkeit in den Tod begleiten würde?

Dazu, das wird oft vergessen, gehört ein hohes Maß an Einfühlungsvermögen und Professionalität, die gelernt werden müssen. Nicht selten allerdings werden diese Erwartungen nicht erfüllt. **Würdevolle Sterbebegleitung** darf nicht dem Zufall überlassen werden und davon abhängen, welche Pflegefachperson, welche Ärztin oder welcher Arzt gerade Dienst hat. Hierzu passend sagte mir eine Patientin: „Warum merken Ärzte und Schwestern nicht, dass wir sie am dringendsten brauchen, wenn sie nichts mehr für uns tun können." Meine Antwort darauf ist, dass sie es schon oftmals merken, ihre eigene Unsicherheit oder Hilflosigkeit aber ein angemessenes Handeln verhindert. Dies gilt es zu ändern. Entsprechend geschultes und sensibilisiertes Personal ist in der Lage, in jeder Situation so zu handeln, dass die Würde der Patient*innen und ihrer Angehörigen, auch und nicht zuletzt im Sterbeprozess, so gut wie eben möglich bewahrt wird.

Ärzt*innen müssen sich intensiver ihrer wesentlichen Aufgabe widmen können, die **Menschen tiefgreifend zu verstehen.** Hierzu passend sagte mir ein Patient: „Bitte vermitteln Sie Ihren Ärzten, dass sie nicht nur Krankheiten behandeln, sie behandeln Menschen." Natürlich sollen sie mit den Patient*innen empathisch umgehen und diese nicht in ihrer Menschlichkeit aus den Augen verlieren.

Dies bezieht sich keineswegs nur auf organische Erkrankungen. Auch die **frühzeitige Erkennung von Beeinträchtigungen der Psyche** wird immer bedeutsamer. Insbesondere die adäquate Reaktion auf Menschen mit sehr diffusen Erlebnis- und Verhaltensbildern, beispielsweise eher Folge-zuständen aus Einsamkeit und Angst, gewinnt – nicht nur vor dem Hintergrund der COVID-19-Pandemie – an Bedeutung. Psychische Krankheiten belegen Platz 1 bei der Krankschreibung. Schon deshalb brauchen Psycholog*innen mehr vom ärztlichen Blick und Ärzt*innen mehr vom psychologischen Blick.

Die Kompetenz, empathisch mit Patient*innen umzugehen, fällt aber nicht vom Himmel. Sie muss erlernt werden, nicht nur durch vertiefte psychologische Studien. Das Gebiet der Hermeneutik, der Wissenschaft des Verstehens, muss in den Unterricht von Studierenden der Medizin Einzug halten. Ins Zentrum rückt neben der fachlichen die **emotional-ethische Weiterbildung** des Personals. Die große Gemeinschaftsaufgabe, beginnend bei der Ausbildung, beinhaltet, die Menschen für den empathischen, würdevollen Umgang mit Patient*innen zu qualifizieren und zu ertüchtigen, damit das Smart Hospital keine neuen Probleme schafft, sondern bestehende löst.

Exzellente Ärzt*innen zeichnen sich neben ihrem hervorragenden Fachwissen aus durch ihre **Fähigkeit zu guter, empathischer Kommunikation**, die den Patient*innen bei der Bewältigung der Erkrankung hilft. Gute Kommunikation muss man lernen. Ein Irrtum ist es anzunehmen, reden könne doch jeder. Zur ansprechenden Ärzt*innen-Patient*innen-Kommunikation gibt es einfache Regeln. Die erste Grundregel, das erläuterte der von mir extrem geschätzte Prof. Dr. Matthias Volkenandt aus München in unserem Podcast Zukunftsvisite (Folge 17), besteht zunächst einmal im aktiven Zuhören, im Stellen guter Fragen wie „Was meinen Sie damit?", „Was geht Ihnen durch den Kopf?", „Was sind Ihre größten Sorgen?" Das zweite Standbein ist die empathische Resonanz auf die Antworten der Patient*innen, es ist das Zurückspiegeln, das Wiederholen: „Ja, ich glaube, das ist jetzt eine sehr schwere Zeit für Sie", „Da haben Sie große Sorgen." Fragen, zurückspiegeln, fragen, zurückspiegeln – das nennt man auch den empathischen Tanz. Auf einmal werden Patient*innen offen, auch für Ratschläge, die Ärzt*innen dann langsam fragend vorstellen. „Würde es Ihnen denn helfen, wenn …?" So und noch differenzierter lässt sich die Ärzt*innen-Patient*innen-Kommunikation strukturieren.

In der Kommunikation geschulte Ärzt*innen bewältigen besonders anspruchsvolle Situationen zum Themenkreis Würde und Umgang mit dem Tod immer sicherer. Aber natürlich ist das kein Aufgabenfeld nur für Ärzt*innen, es geht über alle medizinischen Berufsgruppen hinweg. Ich erinnere aus meinem Pflegepraktikum **Begegnungen mit Patient*innen und ihren ganz besonderen Schicksalen**, die schon sehr früh meine Sicht auf diese Themen geprägt haben, vor allem auch durch das Verhalten der Pflegekräfte. Beispielsweise lernte ich bei Patient*innen mit fortgeschrittener Krebserkrankung und Anlage eines Anus praeter, eines künstlichen Darmausgangs, den Stomabeutel zu wechseln und damit den Umgang auch mit meinem Schamgefühl. Ich habe die Gelegenheit genutzt, mit den Betroffenen über ihr Empfinden mir gegenüber zu sprechen. Ich erlebte, wie ein an Lungenkrebs erkrankter Patient über Tage starb, wie er zum Rauchen seiner letzten Zigaretten auf den Balkon geschoben wurde, und eben auch den Moment seines Todes. Ich erlebte, was das Jesuskreuz an der Wand für eine Bedeutung haben kann, als mir eine ältere Patientin in ihrem Sterbeprozess zuflüsterte, dass sie gar keine Angst vor dem Tod habe, und zeitgleich auf das Kreuz zeigte. Solche und viele andere Erlebnisse waren nicht Bestandteil des Medizinstudiums. Sie müssten es aber in irgendeiner Form sein.

Studierende der Medizin werden mit dem Tod erstmals in der Anatomie konfrontiert. Auch deshalb kommt den anatomischen Präparierkursen eine ganz besondere Bedeutung zu. Natürlich lernen die Studierenden dabei, bestimmte Strukturen zu präparieren und die makroskopische Anatomie besser zu verstehen. Sie fassen zum ersten Mal Organe an, differenzieren die Gewebearten mit den Fingern. Besonders wichtig ist es, den **Respekt im Umgang mit den Verstorbenen als Körperspender*innen**, aber auch einfach in ihrer Menschlichkeit zu lernen. Dieser so wichtige Ansatz geht bei einer rein digital vermittelten anatomischen Lehre am Tablet oder am virtuellen Sektionstisch verloren. Genau deshalb müssen wir an analogen Präparierkursen festhalten, nicht als Fokus der Ausbildung, aber als wichtiger Bestandteil der Arztwerdung.

Im Kontext der **COVID-19-Pandemie** bekam das Thema **Sterben im Krankenhaus** eine neue Brisanz. Am 18. April 2021 initiierte Bundespräsident Dr. Frank-Walter Steinmeier eine Trauerfeier anlässlich der damals 80.000 COVID-19-Verstorbenen. Aber hatten alle die Botschaften und Bekenntnisse zum Umgang mit Sterbenden verstanden und verinnerlicht? Natürlich nicht. So erfuhr ich bald darauf von einem Geschäftsführer, der einer 80-jährigen Frau untersagte, ihren 86 Jahre alten Mann zu besuchen, der wegen eines lebensbedrohlichen Herzinfarktes in einem Krankenhaus behandelt wurde. Und das, obgleich beide doppelt geimpft waren. 60 Jahre miteinander verheiratet, und nun durften sie sich in der Sterbephase des Mannes nicht sehen. Wo bleibt hier die Menschlichkeit? Wo bleibt der Mut des Geschäftsführers, sich über Regeln hinwegzusetzen? Was haben diese Menschen ertragen müssen. Ob der Geschäftsführer dies realisiert hat? Ich weiß es nicht, aber ich bin skeptisch.

In Deutschland ist der Umgang mit dem Tod immer noch ein **Tabuthema**. Um Ihnen eine Dimension zu geben: Jährlich versterben in Deutschland um die eine Million Bürger*innen. Geht es um den Tod, werden wir von der uns eigenen Art geleitet, von unserer Gründlichkeit, von unserem Ordnungsgedanken. Die Konzentration auf Verordnungen und Regularien kommt aber vielfach einer Verleugnung der eigentlich relevanten Aspekte des Sterbens gleich. Verleugnen heißt, das Sterben einerseits vordergründig zu akzeptieren, es andererseits aber zu tabuisieren, weil darüber nicht gesprochen werden darf. Verleugnung ist bei uns allgemein ein häufig anzutreffendes Phänomen. Die Deutschen neigen nicht unbedingt dazu, solche Dinge anzuerkennen, auch wenn man weiß, dass es sie gibt. So fehlt es in unserer Gesellschaft – und auch in unseren Krankenhäusern – an einer Sterbekultur.

Auch in diesem Kontext spielt der demografische Wandel eine große Rolle. Der Soziologe Prof. Dr. Thomas Druyen weist seit vielen Jahren darauf hin, dass wir als kommende Altersgesellschaft lernen müssen, Tabus zu überwinden: „In einer Gesellschaft mit überwiegend älteren Mitgliedern brauchen wir eine radikale Ehrlichkeit im Umgang mit Tod und Sterben. Scheinheiliges Verdrängen ist nicht nur feige, sondern eine unterlassene Hilfeleistung." Diesen Rat sollten wir ernst nehmen.

Es steht also vollkommen außer Frage, dass das Thema Tod mehr Beachtung finden muss, und zwar tunlichst, bevor er einzutreten droht. Der Umgang mit dem Tod ist von Land zu Land unterschiedlich. Auch solchen **interkulturellen Differenzen** messen wir bislang zu wenig Aufmerksamkeit bei. Aus diesem Grund habe ich mich dazu entschieden, das Thema Tod in den Fokus der UME zu rücken, mit all den verschiedenen Facetten. Hierzu gehört auch die Auseinandersetzung damit, wie wir in Deutschland und in allen anderen Ländern, aus denen unsere Patient*innen und Mitarbeitenden kommen, mit dem Tod umgehen.

Wie also geht man mit todkranken Menschen um? Und: Was verbirgt sich hinter den Themen **Sterbehilfe und Sterbebegleitung**? Am 26. Februar 2020 erklärte das Bundesverfassungsgericht den Paragrafen 217 des Strafgesetzbuches – also das Verbot der geschäftsmäßigen Förderung der Sterbehilfe – für verfassungswidrig. Eine Entscheidung zum Freitod, so sagte der damalige Gerichtspräsident Prof. Dr. Andreas Voßkuhle zur Begründung, sei in letzter Konsequenz zu akzeptieren, unabhängig von einer unheilbaren Krankheit. Das Verbot zum selbstbestimmten Sterben mache es faktisch unmöglich, Suizidhilfe zu erhalten. Für die Ärzt*innen und die schwerstkranken Menschen, die in Karlsruhe geklagt hatten, war die Entscheidung des Bundesverfassungsgerichts ein großer Erfolg. Ärzt*innen müssen nicht mehr fürchten, sich mit der Hilfe zum Freitod als Teil ihrer ärztlichen Tätigkeiten strafbar zu machen. In diesem Kontext tauchen allerdings unglaublich viele Fragen auf, ethischer, philosophischer und politischer Natur. Auch auf die mit der Sterbehilfe anstehenden Themen und Aufgaben müssen Ärzt*innen professionell vorbereitet werden, kommt damit doch eine immense Verantwortung auf sie zu.

Wie auch immer man zum Thema Sterbehilfe stehen mag, eines ist klar: Wir brauchen an unseren Krankenhäusern deutlich mehr **exzellente Palliativstationen**, die den Schwerstkranken vielfach jenseits der Sterbehilfe helfen und quälende Schmerzen lindern können. Der deutliche Ausbau und das Betreiben von Palliativstationen gehen wiederum nicht ohne Investitionen, die hoffentlich sehr bald möglich sein werden. Darüber hinaus muss der Palliativmedizin auch im Studium und in der Weiterbildung mehr Raum gegeben werden. Wir müssen alles dafür tun, Patient*innen, die aufgrund ihrer medizinisch ausweglosen Situation den Suizid wünschen, bestmöglich nicht nur versorgen, sondern auch beraten zu können. Die oberste Pflicht für Ärzt*innen ist, dass sie eine Garantenstellung für ihre Patient*innen wahrnehmen, auch de jure und in jeder Situation.

In einem großen Universitätsklinikum wie der UME hat man sich nicht nur mit dem Tod der Patient*innen auseinanderzusetzen. Bei über 10.000 Mitarbeitenden sind immer wieder **Todesfälle im eigenen Team** zu beklagen. Auch damit müssen wir in einem Krankenhaus offen umgehen. Zum einen besteht an der UME die Möglichkeit, von den verstorbenen Kolleg*innen in einer Kapelle Abschied zu nehmen, zum anderen nutzen wir die Videotechnologie, um möglichst vielen die zumindest virtuelle Teilnahme an der Trauerfeier zu ermöglichen. Darüber hinaus kann man über unseren digitalen UME-Sternenhimmel mit einem persönlichen Stern am digitalen Firmament die Anteilnahme am Tod eines Verstorbenen aussprechen. Gedanken, Gefühle und Tröstliches können in einem virtuellen Kondolenzbuch aus der Ferne ausgedrückt werden.

Spätestens in den Momenten des Sterbens wird klar, welch enorme, oftmals viel zu wenig wahrgenommene Bedeutung der **Krankenhausseelsorge** zukommt. Dies gilt aber natürlich nicht nur beim Thema Sterben, sondern auch für den Genesungsprozess unserer Patient*innen. Die Krankenhausseelsorge füllt zudem so manche Lücke bei der Ratsuche verzweifelter Mitarbeiter*innen. Dabei sollte nicht die Frage sein, ob die Seelsorge evangelisch oder katholisch ausgerichtet ist, vielmehr differenziert sie sich eher in christlich und andere Glaubensrichtungen. Der so zum Ausdruck gebrachte ökumenische Ansatz bietet eine große Chance, unabhängig von den Kirchenhäuptern das zu vermitteln, worum es wirklich geht: **Nächstenliebe und Hilfestellung**. Beides bleibt unvermindert eine Aufgabe unserer Gesellschaft.

Bei den sich abzeichnenden Zunahmen an Ratsuchenden und Verzweifelten – verstärkt durch die Pandemie – dürfen wir auch die **Telefonseelsorge** keinesfalls außer Acht lassen. Telefonseelsorger*innen beruhigen Menschen, halten sie fern von Therapien und Besserwisserei. Im Grunde kann man nicht früh genug damit beginnen, diesen Weg zu intensivieren.

Wie? Bei der Telefonseelsorge sind viele Ehrenamtliche tätig, die in Kursen vorbereitet werden. Vielleicht ist Telefonseelsorge ein guter Ansatz zur Bewältigung eines Teils der sich aktuell abzeichnenden Schwierigkeiten. Wir brauchen schon sehr bald deutlich mehr derartige Hilfs- und Beratungsangebote.

Auch die **Angehörigen der Sterbenden** müssen unterstützt werden. Ein eindrückliches **Beispiel** war der Tod einer 30-jährigen Krebspatientin, die drei Kinder und ihren voll berufstätigen Ehemann zurückließ. Wer in der Klinik spricht frühzeitig mit diesem Mann? Fragt ihn, wie es nach dem unausweichlichen Tod seiner Frau weitergeht? Das zu berücksichtigen und frühzeitig Hilfe zu organisieren, auch das zeichnet ein Smart Hospital aus. Verweisen möchte ich an dieser Stelle auf den mich sehr beeindruckenden Verein MenschenMögliches mit seinem Leitspruch „Schwere Last von kleinen Schultern nehmen." Der in Essen ansässige Verein begleitet und betreut Familien mit Minderjährigen, in denen ein Elternteil onkologisch schwer oder unheilbar erkrankt ist oder war. Die Kinder erfahren in dieser schwierigen Situation, dass Menschen, die ihnen bisher Halt, Schutz und Sicherheit gaben, von schweren Sorgen bedrückt sind und im Alltag, der aus den Fugen zu geraten droht, nicht wie gewohnt zur Seite stehen.

Damit Organisationen wie MenschenMögliches rechtzeitig eingebunden werden können, braucht es wiederum einen intensiven Informationsaustausch mit den Pflegefachpersonen, Ärzt*innen und dem Sozialdienst. Ein gutes Beispiel dafür, wie – symbolisch gedacht – die einzelnen Zahnräder des Smart Hospitals ineinandergreifen müssen. Die Zusammenarbeit von MenschenMögliches und der UME bedeutet einen weiteren wichtigen Baustein auf dem Weg zu mehr Menschlichkeit im Umgang mit Patient*innen und deren Angehörigen.

3. Patient*innensicherheit

Immer wieder wurde ich gefragt, wie wir unsere bisherige Transformation zum Smart Hospital so erfolgreich hinbekommen haben. Meine Standardantwort ist: „Weil mir die richtigen Menschen mit den richtigen Qualifikationen zur Seite standen." So war und ist es auch ein Glücksfall, dass wir

Dr. Ruth Hecker, Vorsitzende des Aktionsbündnisses Patientensicherheit, in unserem Team haben. Dr. Hecker hat selbst lange Zeit als Anästhesistin gearbeitet. Sie kennt den Klinikbetrieb in- und auswendig. Sie hat ebenfalls lange unser **Qualitätsmanagement und klinisches Risikomanagement** geleitet und sich intensiv für Patient*innensicherheit engagiert, honoriert mit ihrer Wahl zur Vorsitzenden des gleichnamigen Aktionsbündnisses. Inzwischen bekleidet sie an der UME die Position als **Chief Patient Safety Officer**. Auch mit dieser Besetzung haben wir in Deutschland ein Zeichen gesetzt.

In Vorträgen weist Ruth Hecker immer wieder darauf hin, dass Ärzt*innen Menschen sind, die wie alle Menschen Fehler machen, und dass diese Fehler eben auch zu Patient*innenschäden führen können. Grund genug, Patient*innensicherheit zu einem der großen Themen des Smart Hospitals zu machen.

Die unglaublich facettenreiche Patient*innensicherheit ist das Resultat aller Maßnahmen in Arztpraxen, Kliniken und anderen Einrichtungen des Gesundheitswesens, die darauf gerichtet sind, **Patient*innen vor vermeidbaren Schäden im Zusammenhang mit der Heilbehandlung zu bewahren**.

Sie werden nur zu gut nachvollziehen können, dass wir im Gesundheitswesen die Sicherheit der sich uns anvertrauenden Menschen als eines der obersten Ziele verfolgen müssen. Dies gilt im besonderen Maße im Krankenhaus, sind die dort befindlichen Menschen in einer empfundenen Notlage, fernab vom gewohnten häuslichen und familiären Umfeld. Daher die Feststellung an alle Betreiber*innen von Krankenhäusern: **Der Fokus auf Patient*innensicherheit drückt eine Haltung des Unternehmens aus**. Er ist nicht bloß eine Maßnahme von vielen.

Diagnostik, Therapie, Vorsorge und Nachsorge müssen im Kontext einer maximal möglichen Sicherheit für die Patient*innen ablaufen. Bevor ich ins Detail gehe, will ich als Überleitung vom vorausgegangenen Abschnitt auf ein konkretes **Beispiel** aus meiner Tätigkeit an der Universitätsklinikum Gießen und Marburg GmbH eingehen, das die Themen Tod und Ursachenaufklärung in dieser so schweren Situation zusammenführt.

Als Ärztlicher Geschäftsführer in Marburg erlebte ich 2014, wie ein frühgeborener Zwilling verstarb, bei dem eine Infektion mit dem Darmbakterium Klebsiella oxytoca festgestellt worden war. Das Geschwisterkind war ebenfalls mit diesem Keim infiziert und wurde umgehend mit einem Antibiotikum behandelt. Sobald ein solches Vorkommnis bekannt wird, müssen die sofortige Bildung einer Task-Force und die unmittelbare Information des Gesundheitsamtes erfolgen. Umfangreiche Untersuchungen wurden eingeleitet, mögliche Fehler und deren Ursachen analysiert. So wurden 86 Mitarbeiter*innen aus Pflege, Ärzt*innenschaft und Reinigungsdienst auf eine Besiedlung mit dem genannten Keim untersucht. 149 Umgebungsproben auf der Intensivstation für Früh- und Neugeborene und 33 weitere Proben im Kreißsaal wurden entnommen. Hierzu gehörten u. a. Abstriche von Arbeitsflächen, Matratzen, Inkubatoren, Waschbeckensiphons, Spendern für Desinfektionsmittel, Computer-Tastaturen, Salbentuben und medizinischen Geräte. Diese Untersuchungen ergaben fünf Keimnachweise, von denen, das zeigten Spezialanalysen, keiner mit dem Keim übereinstimmte, der bei den frühgeborenen Zwillingen nachgewiesen wurde. Soweit der sachliche, damals auch in der örtlichen Presse gedruckte Bericht zu einem hochemotionalen Ereignis – für die Mitarbeitenden auf der betroffenen Station, für das Uniklinikum und den Träger, den eine mögliche Krankenhausinfektion mit Todesfolge auf einer Frühgeborenenstation in allerhöchsten Alarmzustand versetzte. Zuallererst aber natürlich ein verheerendes Ereignis für die Eltern, mit denen ich gemeinsam mit dem damaligen Chefarzt der Marburger Kinderklinik wiederholt Gespräche führte. Dies sind die schwersten Momente einer Tätigkeit im Krankenhaus.

Die Themen **Krankenhauskeime** und damit verbundene, sogenannte nosokomiale Infektionen, dürften künftig an Bedeutung zunehmen. Schon heute fürchten sich fast 70 % der Patient*innen im Krankenhaus davor. Etwa 60 % treibt die Sorge um, dass ein **Behandlungsfehler** gemacht wird, der ihren Zustand verschlechtern und im schlimmsten Fall zum Tod führen kann. Diesen Sorgen müssen wir ein **Konzept von Sicherheit** entgegensetzen. Die Patient*innen sollen sich gut versorgt und sicher fühlen. Sie müssen sich darauf verlassen können, dass alles Menschenmögliche getan wird, um vermeidbare Fehler tatsächlich auszuschließen. Dies ist kein passiver Vorgang. Wir müssen uns aktiv und ganzheitlich um die Sicherheit unserer Patient*innen kümmern. Dafür ist es notwendig, dass wir immer wieder selbstkritisch, ehrlich und transparent hinterfragen, was in Krankenhäusern funktioniert und was nicht. Schon die Entscheidungen des Vorstandes sind unter dem Kriterium zu betrachten, ob sie die Patient*innensicherheit fördern oder eher hemmen.

Von zentraler Bedeutung ist dabei die **Krankenhaushygiene** als ein Baustein der Patient*innensicherheit. Das war schon lange vor der COVID-19-Pandemie so. Die Krankenhaushygiene ist ein medizinisches Fachgebiet zur Erforschung und Umsetzung spezieller Hygienemaßnahmen in Krankenhäusern, Kliniken und Arztpraxen. Sie dient sowohl dem Patient*innenschutz als auch dem Schutz des Personals vor ansteckenden Erkrankungen. Wir wissen von bundesweit etwa 400.000 Patient*innen, die sich jährlich eine sogenannte Krankenhausinfektion zuziehen, 30.000 davon mit multiresistenten Keimen, also solchen Keimen, die gegen viele Antibiotika resistent sind. Mit diesen Ausführungen will ich Sie nicht ängstigen. Die allermeisten Maßnahmen im Krankenhaus laufen absolut korrekt ab. Hygiene ist längst zur Routine geworden. Routine ist unerlässlich, führt gelegentlich allerdings zu einer gewissen individuellen Leichtsinnigkeit. Und genau dort wird es wieder gefährlich.

Aus meiner Sicht brauchen wir gut ausgestattete **Lehrstühle für Krankenhaushygiene**, sicherlich nicht alle mit großen und eigenständigen Labors, sehr wohl aber in einem ausgefeilten digitalen Setting arbeitend. Wir brauchen ein komplettes krankenhaushygienisches Abbild unserer einzelnen Kliniken und Institutionen, letztlich unseres gesamten Gesundheitsunternehmens.

In vielen Krankenhäusern bewertet man die ausgeübte Händehygiene anhand der Verbrauchsmenge an **Desinfektionsmitteln**. Überspitzt ausgedrückt bedeutet dies, dass Einrichtungen, die hohe Mengen an Desinfektionsmitteln bestellen, als in der Händehygiene besonders ausgewiesen betrachtet werden. Was wir hingegen nicht messen, ist der tatsächlich erfolgte Verbrauch. Ebenfalls nicht berücksichtigt wird die Frage, ob ein Desinfektionsmittelspender an der installierten Position optimal positioniert ist. Um hier einen Schritt nach vorne zu gehen, haben wir an der UME die Digitalisierung genutzt. So statteten wir die Desinfektionsmittelspender auf einer Pilotstation mit einer bestimmten Sensorik der Firma NosoEx aus, um festzustellen, an welchem Spender wie viele Milliliter Desinfektionsmittel entnommen und welche Spender überhaupt nicht oder nur unzureichend genutzt werden. Weiterhin bekommen wir Warnsignale zum Füllstand, um höherfrequentierte Spender schneller befüllen zu können. Werden Spender zu wenig genutzt, kann man sie besser positionieren. Ebenso könnte man mit Hilfe einer Zusatzsensorik das Nutzungsverhalten der verschiedenen Berufsgruppen analysieren, um über positive Motivation Verbesserungen herbeizuführen.

Um die hygienischen Zustände in den Krankenhäusern über die Nutzung von Desinfektionsmitteln hinaus zu beurteilen, gibt es angekündigte und nicht angekündigte **Begehungen durch das Gesundheitsamt**. Das ist ein wenig wie beim angekündigten Besuch und beim Überraschungsbesuch. Mal ist die Wohnung aufgeräumt, mal steht vielleicht noch die benutzte Kaffeetasse in der Spüle. Alle Hinweise auf Unzulänglichkeiten gehören identifiziert und korrigiert.

Zum Schluss aber geht es auch und ganz besonders bei der Krankenhaushygiene um die Frage, wie Mitarbeitende deren Grundsätze auf Denken und Handeln übertragen. Nötig dafür ist die **aktive Einbindung der Krankenhaushygiene** in die Prozesse. Kommt es etwa zur Infektion eines peripheren Venenkatheters, müssen die Hygienebeauftragten klären, ob es weitere Fälle gibt, um dann idealerweise die Hygieniker*innen einzubeziehen und direkt zum Punktions- und Verbandsvorgang hinzuzubitten. Diese Form von Schulung ist am effektivsten. Bloß fehlt es dafür an Personal. Immer weniger Krankenhäuser verfügen über eigene Hygieniker*innen, weshalb die notwendigen Leistungen über externe Anbieter eingekauft werden. Die Wirkung der Krankenhaushygiene auf die einzelnen Mitarbeitenden wird damit tendenziell abnehmen.

Tritt nun doch eine Infektion auf, womöglich tatsächlich durch sogenannte Krankenhauskeime, muss schnell und effektiv gehandelt werden. Leider erweisen sich immer mehr Bakterienstämme als resistent gegen zahlreiche Antibiotika. Ein besonderes Problem stellen dabei oben genannte multiresistente Keime dar, die nicht zuletzt dort entstehen, wo Antibiotika häufig – und mitunter vorschnell – verabreicht werden. Um dem vorzubeugen, greift die Methode des **Antibiotic Stewardship** – an der Schnittstelle von Mikrobiologie und Infektiologie.

Unter Antibiotic Stewardship versteht man den rationalen und verantwortungsvollen Einsatz von Antibiotika mit dem Ziel der Identifikation des am besten geeigneten Präparates, der sinnvollsten Dosierung, Therapie-dauer und Form. Dafür ist es immens wichtig, so schnell wie möglich den Erreger zu bestimmen, um zu entscheiden, mit welchem Antibiotikum die Patient*innen behandelt werden sollen – oder ob es sich gar um multi-resistente Keime handelt, die wiederum umgehend der Krankenhaus-hygiene gemeldet werden müssen. Ein solches Vorgehen sollte fester Bestandteil auf Intensivstationen sein, ist aber auch auf den Normal-stationen erstrebenswert, beginnt die erste Antibiotikaverordnung doch meistens dort.

Dafür braucht man Expert*innen, sogenannte Antibiotic Stewards. Das sind zum Beispiel Mikrobiolog*innen, Krankenhaushygieniker*innen oder weitergebildete Fachärzt*innen. Eine nächste Entwicklungsstufe, die ohne Digitalisierung nicht denkbar ist, wird das **Diagnostic Stewardship**, also das Monitoring der medizinischen und letztlich auch ökonomisch besten diagnostischen Strategie im Individualfall. Bei der Unmenge an ver-schiedenen Keimen, Antibiotika und Resistenzen wird die datenbasierte Medizin helfen, das Vorgehen deutlich schneller und besser zu machen. Davon sind wir heutzutage an vielen Stellen leider immer noch entfernt.

Datenbasierte Medizin ist auch das richtige Stichwort, wenn wir über einen besonders gefährlichen Infektionsverlauf sprechen: die **Sepsis**. Unter Sepsis verstehen wir einen lebensbedrohlichen Zustand, der entsteht, wenn die gegen eine Infektion ausgerichteten Abwehrmechanismen des Körpers die eigenen Gewebe und Organe schädigen. Die Sepsis ist eine der schwers-ten Komplikationen bei Infektionen mit Bakterien, Viren, Pilzen oder Parasiten. Die häufigsten Infektionsquellen befinden sich in der Lunge, dem Magendarmtrakt und dem Urogenitaltrakt. Eine besondere Bedeutung kommt den katheterassoziierten Infektionen zu, also Entzündungen, die mit in den Körper geführten Schläuchen zusammenhängen.

Die Sepsis gilt als dritthäufigste Todesursache in Deutschland. Aktu-ell dürfte es in Deutschland über eine Million Sepsisfälle jährlich geben, mit um knapp 5 % steigender Tendenz und einer Sterblichkeit zwischen 10 und 45 %. Weltweit rechnet man mit etwa 27 Millionen Erkrankungs-fällen und ungefähr 8 Millionen Sterbefällen jährlich.

Inzwischen gibt es eine Reihe von Belegen, dass Mikrobiomanalysen und Künstliche Intelligenz bei der Frühdiagnostik der Sepsis Relevanz erlangen dürften. Aktuell ist die Blutkultur der Goldstandard, allerdings fehlerbehaftet und immer noch zu langsam. Das Next Generation Sequenzing hingegen, eine Mikrobiomanalyse, die nach Spuren des Erregers sucht, liefert eine Befundung schon innerhalb von 4 bis 6 Stunden und ist deutlich weniger fehlerbehaftet. Waren früher nur 11 % der untersuchten Blutkulturen positiv, sind es mit der NGS-Untersuchung um die 70 %.

Google wiederum bietet eine KI-Technologie an, bei der 70 verschiedene Indikatoren, diverse Vital- und Laborwerte, laufend analysiert werden, um eine Vorhersage zur Wahrscheinlichkeit einer Sepsis zu machen. Laut Dr. Stefan Ebener, Manager Customer Engeneering für Google Cloud, identifiziert diese Technologie eine Sepsis-Entwicklung sechs Stunden früher als die meisten Ärzt*innen. Das wiederum stellt einen entscheidenden Zeitgewinn dar.

Dem Beispiel Sepsis will ich im Kontext der Patient*innensicherheit die Erklärung zu einem anderen Krankheitszustand folgen lassen, dessen Entstehung und Verhinderung immer noch zu wenig Aufmerksamkeit in den Krankenhäusern beigemessen wird. Es geht um das **Delir**, ein **akuter Verwirrungszustand**, der ein der Ursache nach unspezifisches hirnorganisches Psychosyndrom bezeichnet, das einen lebensbedrohlichen Zustand darstellt. Wie bedeutend das Delir ist, wird deutlich, wenn man sich vor Augen führt, dass mehr als 50 % aller intensivmedizinisch behandelten Patient*innen einen solchen Verwirrungszustand erleben. Trotzdem hat dieses Krankheitsbild eine in der medizinischen Versorgungsstruktur nachgeordnete Bedeutung, vielleicht auch, weil es keinem einzelnen Fachgebiet zuzuordnen ist.

In Bezug auf Delir gibt es für die Patient*innensicherheit relevante Präventionen, zum Beispiel die Vermeidung von Schmerzen, die als einer der hauptauslösenden Faktoren bekannt sind. Auch – aber natürlich bei Weitem nicht nur – deshalb müssen wir den Fokus auf die Schmerzmedizin erhöhen, manche Krankenhäuser haben sich mittlerweile auf den Weg zum **schmerzfreien Krankenhaus** gemacht.

So, wie ich Ihnen auf den letzten Seiten beispielhaft einige Aspekte rund um Infektionen und andere Krankheitsbilder im Krankenhaus nähergebracht habe, könnte ich fortfahren und unzählige weitere Fehlermöglichkeiten im Krankenhaus schildern, die die Sicherheit unserer Patient*innen gefährden. Das allein sollte aber nicht der Ansatz sein, wenn man das Risiko nachhaltig minimieren will. Hier geht es um Einsicht, **Umgang mit Fehlern** und vielem mehr, weswegen ich Ihren Blick im Folgenden auf diese Faktoren richten möchte.

Uns Menschen in unserer **Fehlbarkeit** anzunehmen und gleichzeitig alles dafür zu tun, diese Fehlbarkeit professionell zu managen, ist der zentrale Grundgedanke von Patient*innensicherheit an der UME: nicht als Drohkulisse oder als ein über den Beschäftigten schwebendes Damoklesschwert, sondern als Angebot und Hilfestellung, im Interesse der Patient*innen aber auch des Personals. Fehler und Unzulänglichkeiten schädigen ja nicht nur unsere Patient*innen, sondern belasten und traumatisieren in der Folge unsere Beschäftigten. **Patient*innenschutz**, dieser Punkt wird in der Diskussion leider zu häufig vergessen, **ist auch Mitarbeiter*innenschutz**.

Hierzu brauchen wir eine **Risiko- und Sicherheitskultur**, die überhaupt erst die Voraussetzungen schafft, um eine erfolgreiche Patient*innensicherheit zu gewährleisten. Eine funktionierende Sicherheitskultur kann nicht übergestülpt werden. Sie wirkt nur als integraler Bestandteil einer modernen, auf Vertrauen und Transparenz basierenden Unternehmenskultur und umfasst weit mehr als das Befolgen von Vorschriften und Verhaltensregeln.

Nicht permanenter Druck und Kontrolle sind die **Schlüsselelemente**. Eine offene, selbstkritische Kommunikation über alle Funktionsgruppen und Hierarchieebenen hinweg, der offensive Umgang mit Fehlern, die Bereitschaft, hierarchieübergreifend und angstfrei Prozesse zu analysieren, zu kritisieren und in der Konsequenz zu optimieren – das sind die unverzichtbaren Erfolgstreiber. Dazu gehört auch ein gehöriges Maß an Transparenz, die für manch einen eine Art Ur-Bedrohung darstellt, tritt sie doch eine Angst los, von der sich niemand vollkommen freisprechen kann.

Die Medizin hat in Bezug auf vertrauensbasierte Unternehmenskultur sicherlich Nachholbedarf, zumal wir es in einer universitären Einrichtung mit einer zumindest in Teilbereichen spitzhierarchischen Struktur zu tun haben, in der das Selbstverständnis der medizinischen Führungskräfte nicht selten immer noch egozentriert ist und keinen Widerspruch duldet. Was also ist zu tun?

Zunächst einmal müssen wir Strukturen und Prozesse, also die Arbeitsumgebung und Abläufe so gestalten, dass möglichst viele **Fehlerquellen**

minimiert werden. Übrig bleibt dann immer noch das Individualverhalten, der sogenannte Human Factor.

In diesen ganzen Kontext gehört u. a. das **Qualitäts- und Prozessmanagement**, fokussiert auf Patient*innenbelange. Klar muss sein: Qualitätsmanagement ist kein Selbstzweck und darf nicht mit der primären Zielsetzung betrieben werden, sich Zertifikate an die Wand zu hängen oder Qualitätssiegel im Briefbogen zu platzieren. Was mir teilweise aufstößt, ist die Vielzahl inzwischen kostspieliger Zertifizierungen mit bereits nach einem Jahr folgender Re-Zertifizierung. Natürlich, das mehrfache Wiederholen des Zertifizierungsprozesses trägt dazu bei, die Inhalte besser im Verhalten der Mitarbeitenden zu festigen. Dennoch bleibt sorgfältig abzuwägen, welche Zertifizierungen man durchführen möchte. Arbeitsaufwand und finanzielle Belastung sind dem positiven Effekt gegenüberzustellen und zu bewerten. Ein automatisches „immer weiter" mit einer Zertifizierung nach der anderen kann und wird nicht der Lösungsweg sein. Eine Zertifizitis hilft allein den zertifizierenden Einrichtungen.

Digitalisierung wird die Patient*innensicherheit ohne jeden Zweifel steigern, was im Umkehrschluss ebenso bedeutet, dass in diesem Kontext der Verzicht auf einen Digitalisierungsschub die bewusste Inkaufnahme von Patient*innenschädigung bedeutet. In den nächsten Jahren werden wir in Deutschland erleben, dass wir die Sicherheit nicht nur im Krankenhaus, sondern auch in den übrigen Bereichen des Gesundheitswesens mit digitaler Technologie deutlich steigern und damit Patient*innenschäden vermeiden werden.

Um Gefährdungen für Patient*innen während des Krankenhausaufenthaltes rechtzeitig zu erkennen und abzuwenden, ist ein **geschultes Situationsbewusstsein** der Mitarbeitenden wichtig. Dr. Ruth Hecker und ihr Team nutzen zur Verbesserung der Patient*innensicherheit an der UME das Instrument des interaktiven Lernens im sogenannten **Room of Horror**, zum Beispiel in einem realistisch dargestellten Patient*innenzimmer nach einem ausgewählten Szenario. Beim Room of Horror handelt es sich um eine mit „simpler" technischer Ausstattung durchgeführte Simulation, in der alltagsbezogene Beobachtungsfähigkeiten, kritisches Denken und Situationsbewusstsein hinsichtlich Patient*innengefährdungen erfahrungsbezogen trainiert werden.

Nicht alle Fehler und Komplikationen lassen sich vermeiden. Daher brauchen wir eine gute **Fehlerkultur** an Krankenhäusern und an den übrigen Patient*innen behandelnden Einrichtungen. Fehler müssen von den Mitarbeiter*innen gemeldet werden, an der UME an Chefärzt*innen und ans Qualitätsmanagement. Alle als möglicherweise hoch relevant einzustufenden Fehler werden dem oder der Ärztlichen Direktor*in, dem Chief Patient Safety Officer und der Stabsstelle Recht gemeldet. Mit Befolgung dieser Meldevorgabe befinden sich die Mitarbeiter*innen in einer geschützten und unterstützten Position, auch was personalrechtliche Konsequenzen betrifft. Nun werden Fehler vielfach nicht sofort bemerkt. Für diesen Fall gilt, dass die Mitarbeitenden, wenn sie, von wem auch immer, über den Fehler informiert werden, diesen unverzüglich, wie vorgeschrieben, selbst melden. Geschieht das nicht innerhalb einer definierten Zeitspanne, entfällt die initiale Strategie zur Vermeidung personalrechtlicher Konsequenzen.

Zur Fehlerkultur gehört auch, **das Wort zu erheben**, wenn man sieht, dass andere im Begriff sind, fehlerhaft zu handeln. Zur Verdeutlichung möchte ich ein **Beispiel** aus meiner eigenen Biografie heranziehen. Fasziniert von den Möglichkeiten der Mikrochirurgie entschloss ich mich während meines Studiums zur zweimonatigen Famulatur an der Wiener Universitätsklinik für Neurochirurgie, am dortigen Allgemeinen Krankenhaus, dem berühmten AKH Wien. Die ersten Tage waren u. a. mit der Einweisung zum Verhalten im Operationsbereich belegt. Hier erinnere ich mich sehr gut daran, wie ein Professor, stehend bei einer Hirnoperation, plötzlich umfiel und sich auf dem Boden wiederfand. Alle Anwesenden waren erschrocken. Der Professor stand auf und operierte weiter am Gehirn, als wäre nichts geschehen. Jeder wusste, dass dies schon aus hygienischer Sicht absolut inakzeptabel war, aber niemand wagte es, darauf hinzuweisen.

Heute würde man in einer solchen Situation zum **Speak up** aufrufen. „Speak up" heißt auch die vom Aktionsbündnis Patientensicherheit vertretene Kampagne, die wir an der UME praktizieren. Ich selbst bin aus Furcht oder Respekt oder wie immer ich es nennen soll der Devise Speak up nicht immer gefolgt, wo ich es hätte tun sollen. Ein weiteres gutes **Beispiel** hierfür war meine konsiliarische Einbeziehung als HNO-Arzt bei einem interdisziplinären Eingriff an der Schädelbasis. Über weite Strecken waren wir drei Fachdisziplinen, neben mir ein anderer Oberarzt und der Chefarzt einer Nachbardisziplin, ein C4-Professor. Wenn drei Fachvertreter gemeinsam operieren, sollte man denken, dass jeder den Teil der Operation durchführt, für den er besonders qualifiziert ist. Nun gibt es aber Situationen, in denen jemand meint, alles zu können und die anderen eher als Alibibegleitung, auch für den OP-Bericht mit dann zuständiger Verantwortung, zu nutzen. In meinem konkreten Beispiel glaubte der C4-Professor offensichtlich genau das und operierte und operierte, quer durch alle drei Fachdisziplinen hindurch. Es wäre an mir gewesen, zu sagen: „Herr Professor, hier übernehme ich oder ich gehe genau in diesem Moment." Ich habe es nicht getan, beobachtete, wie er einen relevanten Hirnnerv durchtrennte, der hätte erhalten werden können. Das einzig Positive an diesem Ereignis war, dass ich in ähnlichen nachfolgenden Situationen nicht mehr geschwiegen habe.

Begebenheiten des angstgetriebenen Schweigens sind im Krankenhaus bis heute keine Seltenheit. Über die letzten 20 Jahre hat sich daher ein Berichtssystem kritischer Vorkommnisse entwickelt, das aus der Luftfahrt stammt: das **Critical Incident Reporting System (CIRS)**. Gemeint ist die Möglichkeit zur Meldung von beobachteten kritischen Ereignissen und Beinahe-Schäden. Mitarbeiter*innen melden diese in anonymisierter Form und geben der Institutsleitung so die Möglichkeit, Prozesse zu analysieren und zu optimieren. Es geht dabei nicht darum, die Schuldigen zu finden, sondern aus Fehlern zu lernen.

Die Patient*innen allerdings sind noch nicht in ein solches CIRS eingebunden. Das sollten wir ändern, unterscheidet sich doch genau hier das Krankenhaussystem von der Luftfahrt. Im Cockpit eines Flugzeuges findet nur eine sehr indirekte Interaktion mit den Passagier*innen statt, bei der diese kritischen Ereignisse nur im Extremfall zu spüren bekommen, etwa bei einem Absturz. Im Krankenhaus hingegen wird direkt mit Patient*innen agiert, weshalb ihnen ein spezielles Meldesystem zugänglich gemacht werden sollte. Hier sind wir wieder beim Thema Beschwerden angelangt, könnten uns Beschwerden der Patient*innen auf diesem Wege noch unmittelbarer erreichen. Damit auch die alleinstehende, sich über nichts beschwerende ältere Dame in Zimmer 23 über ein solches System

Beschwerden absetzen kann, muss es möglichst barrierefrei konzipiert werden. Ansonsten kämen manche Ältere und schwer Erkrankte zu kurz.

Mit dem reinen Akt der Fehlermeldung ist es jedoch auch nicht getan. In der Folge geht es wesentlich auch um die **Einsicht für das fehlerhafte Verhalten**. Die allermeisten Mitarbeitenden, denen ein schwerer Fehler unterlaufen ist, sind zutiefst bestürzt, belastet, können mitunter nicht schlafen. Sie zweifeln nicht selten daran, ihre Tätigkeit überhaupt angemessen fortsetzen zu können. In dieser Situation angekommen sind sie **das zweite Opfer** neben der geschädigten Person selbst. Fehlt allerdings die Einsicht, ganz nach dem Motto, dass solch ein Fehler bei all der Arbeit doch mal passieren könne, steigt das Risiko für einen Wiederholungsfall, den man unbedingt vermeiden muss. Es folgen gezielte Schulungsmaßnahmen. Greifen diese nicht und ist der Fehler im Mehraugenprinzip bestätigt, muss man die Fortsetzung der Tätigkeit mit aller Konsequenz in Frage stellen.

Tritt ein Behandlungsfehler auf, spielt auch das **Verhalten gegenüber den geschädigten Patient*innen und deren Angehörigen** eine große Rolle. Wahrhaftigkeit ist hier von essenzieller Bedeutung. Wie oft habe ich erlebt, dass Patient*innen erst nach der Krankenhausentlassung von Hausärzt*innen auf den eingetretenen Schaden hingewiesen wurden. Wie soll in solchen Situationen Vertrauen entstehen? Unterstützung anzubieten, etwa um jemanden für eine Zweitmeinung zu finden, kann helfen. Und natürlich ist eine Entschuldigung für einen begangenen Fehler zulässig. Dies ist kein Schuldeingeständnis. Im Schadenfall müssen außerdem Personen aus dem Diagnostik- oder Behandlungsteam festgelegt werden, an die sich Patient*innen im weiteren Verlauf wenden können. Den Patient*innen ist der Kontakt zur Gutachter- und Schlichtungsstelle der Landesärztekammer auszuhändigen, bei der Rat eingeholt werden kann. Wichtig ist auch die Einbeziehung der Angehörigen. Würde man diese Vorgehensweise konsequent einhalten, käme es zu deutlich weniger schwerwiegenden Konflikten. Eine Reihe von Gerichtsverfahren wäre zu vermeiden.

Patient*innensicherheit endet natürlich nicht an der Krankenhaustür, sondern erfordert auch, dass wir die Patient*innen im Anschluss an ihre Behandlung nicht alleine lassen. Innerhalb des Krankenhauses ist deren Pfad relativ stringent geplant. Mit der Entlassung können die ersten Probleme auftreten, wenn es kein vernünftiges **Entlassmanagement** gibt. Wir brauchen einen ungestörten **Informationsfluss** von den Hausärzt*innen zum Krankenhaus und von dort weiter zur Rehabilitationseinrichtung, zur Apotheke, zur Krankenkasse, zur Physiotherapie oder Logopädie und schließlich zurück zu den Hausärzt*innen. Alle Sektoren der medizinischen Leistungserbringung müssen und werden sich deutlich stärker annähern, dies gilt insbesondere für die Zusammenarbeit zwischen im Krankenhaus tätigen und niedergelassenen Ärzt*innen. Vorsorge, Behandlung und Rehabilitation nach erfolgtem Eingriff müssen Hand in Hand gehen. In Bezug auf dieses Schnittstellenmanagement spielt die elektronische Patientenakte, wie sie in den nachfolgenden Kapiteln noch weiter beleuchtet wird, eine bedeutende Rolle.

Bleiben wir einen Moment bei der Phase, die unmittelbar nach der Entlassung aus dem Krankenhaus einsetzt, die **nachstationäre Genesung**. Zur Vermeidung der damit einhergehenden Risiken gibt es verschiedene Ansätze. So dürften künftig mehr und mehr Nachsorgen über telemedizinische Dienste durch fachlich qualifiziertes, erfahrenes und speziell geschultes Pflegepersonal erfolgen. Dabei könnte sich ein neues Berufsbild entwickeln, die **Digital Nurse**. Sie übernimmt die zumindest in den ersten Tagen nach der Entlassung aus dem Krankenhaus erfolgende digitale Pflegevisite, um untypische Verläufe, Risiken und Gefahren rechtzeitig erkennen zu können. Der Bedarf an einer solchen Vorgehensweise wird aus verschiedenen Gründen zunehmen. Der demografische Wandel ist bereits ein gewichtiger Grund für solche Schritte, daneben eine sich abzeichnende weitere Verkürzung der Liegezeiten sowie die steigende Anzahl ambulanter Operationen, die immer wieder bestimmte Kontrollen und Nachsorgen bieten. Wir müssen darüber hinaus realisieren, dass die zur Verfügung stehende Zeit und Kompetenz zur Patient*innenversorgung durch Angehörige ebenfalls abnimmt. Schließlich haben wir uns in bestimmten Regionen mit einem Ärzt*innenmangel in einigen Disziplinen auseinanderzusetzen.

Beim Streben um Patient*innensicherheit muss man den Blick natürlich auch auf die Situation, auf den **Zustand der Therapeut*innen** richten. Hier stellt sich beispielsweise die Frage danach, wie Ärzt*innen und Pflegefachkräfte entlastet werden können. Ein Punkt, der im Kapitel „Smartes Personal" weiter ausgeführt wird. Verweisen möchte ich an dieser Stelle aber schon auf das „Schwarzbuch Krankenhaus", eine Sammlung an Erfahrungsberichten von Beschäftigten der sechs Unikliniken in Nordrhein-Westfalen, die im Juli 2022 der Öffentlichkeit zugänglich gemacht wurde. Den Berichten wurde entgegengehalten, dass sie anonymisiert verfasst sind. So einfach aber kann man es sich nicht machen. Wir müssen all diese Hinweise sehr ernst nehmen und subtil analysieren. Die Beschäftigten berichten in dem Schwarzbuch Krankenhaus, wie die Patient*innensicherheit durch Personalmangel einerseits und eine dadurch entstehende Überlastung des vorhandenen Personals andererseits eingeschränkt wird. Wir werden mit aller Macht daran arbeiten, dieser Überlastung des Personals entgegenzuwirken. Die verschiedenen Wege einschließlich der als zentraler Transformationsstrang fungierenden Digitalisierung zeige ich im Verlauf des Buchs weiter auf.

In Bezug auf den Zustand der Therapeut*innen frage ich mich aber auch, ob und welche Gründe es gibt, dass einige Ärzt*innen bis ins höchste Alter operieren, wohingegen andere Berufe wie zum Beispiel Pilot*in altersmäßig limitiert sind. In diesem Zusammenhang fällt mir eine Begebenheit ein, die ich als junger Facharzt erlebte. Es kam immer wieder vor, dass sich niedergelassene Ärzt*innen an die Klinik wandten, weil sie eine Praxisvertretung, zum Beispiel in Urlaubszeiten suchten. Über diesen Weg wurde ich von einem Kollegen kontaktiert. Einzelpraxis, der Arzt war Ende siebzig. Im Rahmen dieser Vertretung stand für mich die Rachenmandelabtragung bei einem vierjährigen Kind auf dem Plan. Im Vorfeld der Operation informierte mich die Helferin, dass für den festgelegten Termin noch zwei weitere Eingriffe geplant seien und ich dann ja auch die Narkose machen würde. Wie, Narkose? „Na klar", antwortete sie, „der Doktor macht die Narkose immer selbst, aber nur, wenn die Patienten privat versichert sind." Richtig, diese Generation von HNO-Ärzt*innen hatte noch gelernt, Narkosen durchzuführen. Aber mit zahlreichen verfügbaren Anästhesist*innen und als fast 80-Jähriger zusätzlich zum operativen Eingriff noch narkotisieren? Bei einem Kind? Verständnislos für ein solches Verhalten beendete ich meine Vertretungszeit in dieser Praxis.

Schließen will ich diesen Abschnitt mit dem Hinweis, dass die Patient*innen den im Gesundheitswesen Beschäftigten natürlich nicht schutzlos ausgeliefert sind. Patient*innen haben eine ganze Palette an Rechten, ein Sachverhalt, der auch Ihnen vielleicht gar nicht ausreichend gegenwärtig ist. Deshalb ein kurzer gedanklicher Ausflug hierzu. Unter **Patient*innenrechten** werden die Rechte von Bürger*innen verstanden, die ihnen in einem Behandlungsverhältnis zustehen. Sie gelten also nicht nur gegenüber Ärzt*innen, sondern z. B. auch gegenüber Heilpraktiker*innen oder Psychotherapeut*innen. Zu den Rechten gehören u. a. das Einsichtsrecht in ihre Behandlungsunterlagen, das Recht auf Information und Aufklärung sowie das Recht auf Selbstbestimmung, was bedeutet, dass eine medizinische Maßnahme nur nach Einwilligung erfolgen darf. Dazu brauchen wir gut informierte Patient*innen. Ein Aspekt, der in Kapitel 5 näher betrachtet wird.

4. Exkurs II: Geburtshilfe

Patient*innen haben also ein Recht auf **Selbstbestimmung**. Selbstbestimmung wiederum spielt in der Geburtshilfe eine große Rolle. Gut informierte Gebärende – Stichwort: Empowerment – bestimmen die Geburtsposition, die Menge an Interventionen und den Geburtsort selbst. Dabei bewegt sich die Geburtshilfe immer im Spannungsfeld zwischen Patient*innenerleben und Patient*innensicherheit. Soll die Geburt für Mutter und Kind doch zu einem schönen und möglichst schmerzarmen Erlebnis werden, ohne dass die Sicherheit darunter leidet.

Für ein hohes Maß an Sicherheit und Wohlbefinden ist eine gelebte Interprofessionalität, also ein **konstruktives Miteinander verschiedener Berufsgruppen** nötig. Erleben wir im Kreißsaal tagtäglich das Miteinander von Hebammen bzw. Entbindungspflegern und Ärzt*innen. Eine Geburt ohne Ärzt*innen ist erlaubt, eine Geburt ohne Hebamme/Entbindungspfleger jedoch nicht. Letztere werden gemäß einer EU-Richtlinie von 2005 zunehmend in akademisierten Einrichtungen ausgebildet. Zu ihrem Tätigkeitsspektrum wird immer stärker auch die Ultraschalldiagnostik gehören. Wir unterscheiden freiberufliche Hebammen/Entbindungspfleger von solchen, die in Kliniken angestellt sind.

Wir müssen daran arbeiten, dass Hebammen/Entbindungspfleger in einem Umfeld tätig sein können, das ihren Erwartungen – und denen der Patient*innen – individuell entspricht. Nicht alle Hebammen/Entbindungspfleger wollen im Umfeld eines Level-1-Perinatalzentrums arbeiten, also einer Geburtsklinik, die einen Schwerpunkt auf Schwangere mit Komplikationen legt. Nicht jede Schwangere möchte dort entbinden. Verstärkt werden Kreißsäle eingerichtet, die von Hebammen/Entbindungspflegern geführt werden, als Ergänzung zu von Ärzt*innen geführten Kreißsälen. Auf diesen Weg haben auch wir an der UME uns begeben. Die Hebammen/Entbindungspfleger verdienen über dieses Modell besser und treten aus dem reinen Empfängerstatus raus. Mit einem von Ärzt*innen geführten Kreißsaal wiederum kann man den Hebammen/Entbindungspflegern als Krankenhausbetreiber entlastend zur Seite stehen. Grundsätzlich stellt sich aber auch die Frage: Ist es der zukunftsweisende Weg, die Geburten mit allem Nachdruck in den Kreißsälen der Krankenhäuser stattfinden zu lassen, also dort, wo wir bereits heute immer wieder an eine Personaluntergrenze von Hebammen/Entbindungspflegern kommen, die Gefahrenmomente nach sich zieht?

Während Schwangere bei uns ja selbstverständlich zur Vorsorge zu Ärzt*innen gehen und fast immer im Krankenhaus entbinden, also im Grunde als „krank" behandelt werden, ist der **Ansatz** zum Beispiel **in den Niederlanden**, dass sie zur Vorsorge ausschließlich zu Hebammen gehen, sofern es keine Indikation gibt, für die ausdrücklich ein Arzt oder eine Ärztin herangezogen werden müsste. Das ist natürlich ein sehr interessanter Gedanke, wirft er doch ein ganz anderes Licht auf Schwangerschaft.

Passend in diesem Kontext berichtete mir kürzlich eine Frau aus Süddeutschland, ohne jede Komplikation bei ihrer Hebamme entbunden zu haben. Anders als bei den beiden vorausgegangenen Geburten verspürte die Mutter nach der Entbindung einen leichten Schwindel, woraufhin ihr geraten wurde, sich kurz im angrenzenden Krankenhaus in Augenschein nehmen zu lassen. Dort angekommen folgte eine orientierende Untersuchung, Blutdruckmessung und Blutentnahme, letztendlich alles ohne Besonderheiten. Verwundert war die Dame allerdings beim Blick auf die Rechnung darüber, dass die Geburt stationär geführt war. Natürlich war dies ein Fehler, aber es unterstreicht die Denkweise und dass die Grenze zur Hausgeburt immer wieder diskutiert wird.

Über dieses Thema und über die notwendige Umgebung für ein sicheres und zugleich das Wohlbefinden der Schwangeren berücksichtigendes Entbinden habe ich mich wiederholt mit meinem Freund Prof. Dr. Stephan Schmidt, dem ehemaligen Direktor der Marburger Universitätsklinik für Geburtshilfe, ausgetauscht. Die Quintessenz unserer Gespräche lässt sich wie folgt zusammenfassen: Es ist die Besonderheit dieser medizinischen Disziplin, dass mehrheitlich Gesunde, Schwangere und Gebärende, begleitet, also gar nicht therapiert werden. Zugleich ist das Kind im Bereich der Perinatalmedizin in der Regel gesund und wird lediglich überwacht und auch nach der Geburt begleitet.

Die jetzt publizierte Leitlinie der Deutschen Fachgesellschaft (S-3/ DGGG 015–083) betont diesen Aspekt und zeigt darüber hinaus, dass eine Reihe der klinischen Maßnahmen, die zu eine Vielzahl von Interventionen und zu einer Medikalisierung der klinischen Geburtshilfe geführt haben, einer wissenschaftlichen Überprüfung durch Evidenzanalyse nicht standhalten. Dies betrifft sowohl z. B. die althergebrachten Geburtspositionen, die Blaseneröffnung als auch die Vergabe von wehensteigernden Medikamenten in der klinischen Routine.

Die Selbstbestimmung schließt bei fehlendem Risiko die **Wahl des Geburtsortes** ein. Die Schwangere kann somit in der Regel frei wählen, ein Perinatalzentrum oder eine kleinere, oft ortsnahe, grundversorgende Klinik aufzusuchen. Sie kann sich alternativ für eine Hausgeburt oder die Geburt in einem Geburtshaus entscheiden. Lediglich für die Risikogeburt, etwa bei Frühgeburt, ist die Versorgung in einem adäquaten Zentrum obligat – durch Richtlinie festgelegt.

Traditionell bestehen in Hinsicht auf den Geburtsort zu unseren **Nachbarländern Unterschiede**. Während in den Niederlanden ein großer Anteil von Geburten zu Hause stattfindet, ist insbesondere in Skandinavien und England (UK) die Geburt in großen Zentren mit mehr als 3000 Geburten die Regel. Beides ist im deutschsprachigen Raum (einschließlich Schweiz und Österreich) die Ausnahme (unter 2 % respektive 1 %). Hier werden von Frauen kleine Geburtskliniken bevorzugt. In Deutschland finden Geburten zu über 98 % in Kliniken statt – Ziel ist es dabei, auf den seltenen, aber jederzeit möglichen Notfall vorbereitet zu sein. Dies erfordert erhebliche Vorhaltungen und somit einen hohen Finanzaufwand. Hierin liegt potentiell die Problematik der Versorgung von Entbindungen in kleinen Geburtskliniken: Es wurde errechnet, dass geburtshilfliche Abteilungen erst ab 1500 Geburten pro Jahr gegen-finanziert sind.

Länder mit **traditionell hohem Anteil außerklinischer Geburtshilfe**, wie die Niederlande, zeigen im Vergleich ungünstigere Ergebnisse der perinatalen Mortalität. Die deutschen Zahlen liegen im unteren Mittelfeld, aber ungünstig im Vergleich zu den Zahlen aus Skandinavien. Bei der außerklinischen Geburtshilfe in Geburtshäusern sowie im Falle der Hausgeburt stellt die Notfallversorgung eine Herausforderung dar. Gerade in den Niederlanden steht die Logistik von außerklinischen Geburten mit sekundären Verlegungen in kritischer Evaluation. Ist diese Notfallversorgung nicht gewährleistet, drohen gegebenenfalls Folgeschäden für Mutter und Kind mit gravierenden Spätfolgen.

Die zivilrechtlichen Auseinandersetzungen belasten die Kliniken und ihre Mitarbeiter*innen nicht nur finanziell zunehmend. Zudem haben sich die Versicherungsprämien in den letzten Jahren verzehnfacht. Ein **mütterlicher Todesfall** sowie das **perinatale Versterben** eines ansonsten gesunden Kindes aufgrund der Umstände einer Geburt ist eine geburtshilfliche Tragödie und Anlass der individuellen Evaluation durch Institutionen der externen Qualitätssicherung.

Zum besseren Verständnis: Verstirbt ein Kind vor, während oder in den ersten sieben Tagen nach der Geburt und war aufgrund der Reife eigentlich lebensfähig, wird es als perinatal verstorben registriert. Gab es in Deutschland 1960 noch 35 perinatal verstorbene Kinder pro 1000 Geburten, sank der Wert bis 1980 bereits auf 15 Kinder. Seit 2010 liegen die Werte bei 5 Fällen pro 1000 Geburten. Ein im internationalen Vergleich gutes Ergebnis. Solche Werte stehen zugleich als Kennzahl für den Status der jeweiligen Gesundheitsversorgung eines Landes. Die mütterliche Sterblichkeit, die in Deutschland in der Nachkriegszeit sehr hoch war, betrug für die BRD im Jahr 1980 noch 20 auf 100.000 Geburten und konnte seit 2010 konstant unter 5 pro 100.000 Geburten gesenkt werden. Diese Zahl ist im europäischen Vergleich niedrig und um 50 % geringer als in den USA.

Zum Schluss dieses Abschnitts über die Geburtsmedizin in Deutschland will ich einen weiteren Aspekt in unser aller Bewusstsein rücken. An verschiedenen Stellen dieses Buches fordere ich mit Vehemenz die Schließung oder Umstrukturierung eines relevanten Teils der Krankenhäuser in

Deutschland. Auch in diesem Kontext kommt man immer wieder auf die Geburtshilfe zu sprechen. Warum? Weil der Schließung eines Krankenhauses nicht selten Jahre oder Monate die **Schließung der Geburtshilfe** vorangeht. Das ist jedes Mal ein hochemotionales Ereignis mit vielen Verwerfungen und hohem öffentlichen Interesse. Die vorausgegangenen Informationen zur Geburtshilfe sollen betonen, dass es natürlich verschiedene Sichtweisen gibt. Die Thematik Krankenhausschließung aber auf Geburten zu reduzieren, meist in niedriger Zahl, vermengt Themen, die deutlich komplexer sind und von dem eigentlichen Ziel einer den heutigen Ansprüchen genügenden qualitätsorientierten medizinischen Versorgung in Krankenhäusern zuallererst einmal ablenken.

5. Patient*innenermächtigung: smarte Patient*innen durch digital gestütztes Empowerment

Beim Thema smartes Gesundheitswesen dürfen wir nicht vergessen, dass wir das darin verborgene Potential nur dann vollumfänglich abrufen können, wenn wir auch smarte Patient*innen versorgen. **Smarte Patient*innen sind vor allem informierte Patient*innen.**

Die Menschen sind zunehmend daran interessiert, ihre Gesundheitskompetenz zu erweitern, ihre **Health Literacy**. Sie informieren sich aus verschiedenen Quellen und bilden sich so ihre Meinung. Dadurch werden sie kompetentere Gesprächspartner*innen für Ärzt*innen. **Empowerment**, also Ermächtigung, lautet die Devise. Mit dem Empowerment kommt sehr viel Selbstverantwortung auf die Patient*innen zu. Dieser Schritt ist zwingend erforderlich. Wir müssen und werden Patient*innen ertüchtigen und ermächtigen.

Über die letzten Jahre können wir erfreulicherweise beobachten, wie das **Gesundheitsbewusstsein** bei manchen Menschen wächst. Dies betrifft etwa die immer genauere Auswahl von Lebensmitteln und die Vermeidung schädlicher Substanzen in Pflegemitteln etc. Dieses Prinzip des **Detoxing** wird ausgeweitet auf mentale oder digitale Bereiche, physische und psychische Gesundheit. „Besser statt mehr" tritt in den Vordergrund: besser Freizeit als mehr Gehalt, besser den 300 Jahre alten Baum erhalten, als eine

Erweiterung der Straße unterstützen, besser weniger, aber gutes Fleisch essen. Genuss und Lebensqualität werden zum Treiber des neuen Gesundheitsbewusstseins, was man als **Health Hedonism** bezeichnet.

Die Menschen hinterfragen zunehmend kritisch auch den oftmals alleinigen Anspruch der Schulmedizin und tendieren nicht selten zur **Komplementär- und Alternativmedizin.** Dies ist mitunter gut so, erfordert aber eine entsprechende Informationsbasis, um Entscheidungen mit ausreichender Sorgfalt und Eigenverantwortung treffen zu können.

Patient*innen müssen also besser informiert werden, ganz besonders auch vor Aufklärungsgesprächen über Erkrankungen oder vor Gesprächen, in denen für sie relevante Entscheidungen getroffen werden. In solchen mitunter auch zeitintensiven Unterredungen müssen die Ärzt*innen den zu erklärenden Sachverhalt in leicht verständlicher Sprache vermitteln. Das aber gelingt nicht allen. Warum sollten Patient*innen das Gespräch nicht am Handy aufnehmen, damit sie es daheim nochmals anhören oder Verwandten und Freund*innen vorspielen können. Und dann kommen sie zum nächsten Besuch bei der/dem Ärztin/Arzt mit einem schriftlich niedergelegten Fragenkatalog. Ein solches Vorgehen gehört aber ärztlich unterstützt.

Ehe ich ausführlicher darauf eingehe, wie die Digitalisierung Patient*innenempowerment unterstützen kann, will ich kurz auf gegenwärtige **Grenzen der Selbstverantwortung** eingehen. Und die sind relevant.

Ein Grundproblem der medizinischen Versorgung in Deutschland ist es, dass das Gesundheitswesen nicht von Aufgaben, sondern von Partikularinteressen bestimmt ist. Der **Gemeinsame Bundesausschuss (G-BA)** bestimmt in Form von Richtlinien, welche Leistungen die rund 73 Millionen gesetzlich Versicherten (und damit rund 90 % aller Versicherten) erhalten, und beschließt Maßnahmen der Qualitätssicherung für Praxen und Krankenhäuser. Was sich zunächst harmlos anhört, bedeutet in der Konsequenz, dass der G-BA weitgehend Struktur, Schwerpunktsetzung, Strategie und Zukunftsperspektive der Gesundheitsversorgung in Deutschland festlegt. Herzstück des G-BA sind die vier großen Selbstverwaltungsorganisationen im Gesundheitssystem, nämlich die Kassenärztliche Bundesvereinigung, die Kassenzahnärztliche Bundesvereinigung, die Deutsche Krankenhausgesellschaft und der Spitzenverband Bund der Krankenkassen. Die Patient*innen als eigentliches Zentrum aller Anstrengungen kommen in dieser Konstruktion überhaupt nicht vor. Patient*innen- und Selbsthilfegruppen haben zwar Beratungs-, aber keine Stimmrechte.

Welch ein Gegensatz zur Industrie! Hier wird alles darangesetzt, die Kund*innen zu verstehen, ihre Einstellungen und Vorlieben zu antizipieren, sie in die Produktentwicklung einzubinden, ihnen maßgeschneiderte Angebote zu unterbreiten (wie wir es selbst jeden Tag über die Werbeeinblendungen bei Facebook und anderen sozialen Netzwerken erleben) und sie dauerhaft als Kund*innen und idealerweise noch als Botschafter*innen und Multiplikator*innen zu binden. **Im Gesundheitssystem hingegen wird in alter Tradition über die „Kund*innen" bestimmt**, so wie früher die Ärzt*innen, ohne Widerspruch zu dulden, festgelegt haben, welche Therapie erfolgen soll. Das alles ist altes Denken, das die Erneuerung des Gesundheitssystems erschwert.

Damit wir uns nicht falsch verstehen: Der G-BA erfüllt im hochkomplexen Gesundheitssystem eine wichtige Rolle, indem durch die vorhandene Expertise eine Steuerungsfunktion ausgeübt wird. Und sicherlich ist es sinnvoll, Verhandlungsmacht zu bündeln, wenn es etwa um Preisverhandlungen für Medikamente mit der pharmazeutischen Industrie geht. Aber, und das muss man eben wissen und berücksichtigen, der G-BA ist ein Zusammenschluss von Zusammenschlüssen von Standesvertreter*innen und berücksichtigt zunächst einmal also deren Interessen. Das macht die Aufgabe nicht leichter. Aber es ist umso mehr Ansporn, mit dem Kerngedanken des Smart Hospitals die häufig schutzbedürftigen Menschen und nicht die Interessensvertreter*innen in den Mittelpunkt der Arbeit zu stellen.

Weitere Grenzen des Empowerments finden sich dort, wo es darum geht, Entscheidungen zu treffen, die nicht unmittelbar zum eigenen Wohlbefinden beitragen, sondern zunächst die **Solidargemeinschaft** betreffen.

Ein **Beispiel** ist das Thema **Organspenden**. So scheiterte etwa die Bemühung des ehemaligen Bundesgesundheitsministers Jens Spahn, über die sogenannte doppelte Widerspruchslösung mehr Bürger*innen für Organspenden zu gewinnen. Grundidee war es, dass zunächst einmal alle Bürger*innen als potentielle Spender*innen gelten, sofern sie dem nicht ausdrücklich widersprechen. Dabei sollte die Option bestehen bleiben, die einmal getroffene Entscheidung wieder ändern zu können. Die Souveränität über diese Entscheidung wäre also ganz klar bei den Patient*innen geblieben, nur wären eben alle Bürger*innen gezwungen gewesen, sich wenigstens mit der Frage auseinanderzusetzen, ob sie Organe spenden möchten oder nicht. Aber es geht natürlich bei diesem Entscheidungsprozess auch darum, sich mit der Situation des eigenen Todes auseinanderzusetzen. Wer kann und will sich schon in todkranke Menschen hineinversetzen, deren Überleben von einer Organspende abhängt?

Bitte stellen Sie sich aber einmal vor, Ihr Kind oder ein anderer Ihnen sehr nahestehender Mensch wäre auf ein Spenderorgan angewiesen und würde ansonsten Tag um Tag schwächer werden und langsam sterben. Wenn Sie dies zum Nachdenken bewegt und Sie keinen Spenderausweis haben, fordern Sie ihn genau jetzt an, nicht morgen und nicht übermorgen! Ich will hierzu gerne noch ein paar Informationen ergänzen. Zunächst rufe ich in Erinnerung, dass es in Deutschland jedes Jahr etwa eine Million Tote gibt. Davon kommen nur 5000–8000 als Organspender*innen in Betracht. 35 % der Deutschen haben einen Spenderausweis. Von einer Million Verstorbener bleiben somit unter 1 % als Organspender*innen. Im Jahr 2019 gab es bundesweit 932 Organspender*innen, das entspricht 11,2 Organspenden je eine Million Einwohner*innen. Damit ist **Deutschland Schlusslicht im Eurotransplantverbund**. Ein weiterer letzter Platz für unser so angepriesenes bestes Gesundheitssystem der Welt. Auch weltweit rangiert Deutschland auf den letzten Plätzen. Dagegen steht die Zahl von 9500 Schwerstkranken in Deutschland, die dringend auf ein Organ warten. Die meisten von ihnen auf eine Spenderniere. Die Wartezeit darauf beträgt nicht selten acht bis zehn Jahre. Wie man es auch analysiert, es besteht eine hohe Diskrepanz zwischen Organangebot und Organbedarf. Etwa 1000 Patient*innen werden jedes Jahr von der Warteliste gestrichen, weil sie inzwischen zu krank sind, um eine Transplantation zu überleben, oder weil sie bereits gestorben sind. Diese Situation ist und bleibt für mich unerträglich.

Mangelnde Verantwortungsbereitschaft in Bezug auf die Solidargemeinschaft zeigte sich auch in der **Impfbereitschaft** während der COVID-19-Pandemie. Ein großer Schritt in die richtige Richtung wäre eine deutlich stärkere Durchimpfung der deutschen Bevölkerung gewesen. Mit Omikron

verlor die notwendige Diskussion zur Impfpflicht und zur Impfverweigerung an Bedeutung. Wie in verschiedenen westlichen Ländern
erlebten und erleben wir in Deutschland, dass eine Gruppe von Bürger*innen die Corona-Problematik verleugnet oder Verschwörungen thematisiert. Hier wie auch in Bezug auf die Impfverweigerung sind die Gründe
zumindest teilweise in einer unzureichenden oder falschen Informiertheit
der Bürger*innen zu finden. Obwohl die Medien viele Monate lang über
nichts anderes als COVID-19 zu berichten schienen.

Noch niemals in der Geschichte der Medizin war die Menschheit mit
einer derart massiven, weltweiten Pandemie konfrontiert, die hinsichtlich
jedweder Maßnahmen von den Medien im Live-Modus, also in Echtzeit
beobachtet, kommentiert und kritisiert wurde. Dies erfolgte unter medien-
wirksamer Einbeziehung einander widersprechender Wissenschaftler*innen.
Man hat sich der Wissenschaft bedient, um Informationen zu erhalten.
Wenn dann aber Journalist*innen beginnen, solche Informationen zu
interpretieren und zu analysieren, ist der Grat zur Fehlinformation und
damit natürlich auch zur Verunsicherung sehr schmal. Die Bedeutung der
Medien für das Pandemiemanagement wurde noch nicht tiefgreifend auf-
gearbeitet. Analysiert werden dürfte auch der über Talk-Shows ausgeübte
Einfluss der Politik, oftmals mit widersprüchlichen Aussagen und nicht
selten begleitet mit einem lauten Hump-ta-ta aus bestimmter politischer
Richtung. Souveräne Staatsführung sieht definitiv anders aus.

Gesundheit entscheidet sich im Kopf. Primär geht es um ein neues Mindset der Gesundheit gegenüber. Ob bei Fragen zur Organspende, zur Sinnhaftigkeit einer Impfung oder auch nur zur gesunden Ernährung. Immer
wieder dreht es sich um die **Patient*innenqualifikation**. Diese erreicht
man in erster Linie durch adäquate Informationen und **gesundheitliche
Bildung**. Und damit können wir nicht früh genug beginnen.

Gesundheit gehört als **Pflichtfach in die Schule**. Dies hätte nicht nur
Auswirkungen auf das Individuum, sondern auch ein enormes volkswirt-
schaftliches Potential. Viele gesundheitliche Informationen werden
bereits und noch mehr in Zukunft digital vermittelt. Relevant für das
Empowerment ist daher auch die **digitale Bildung**. Sind die Kinder von
heute auf den digitalen Sprung vorbereitet? Kinder lernen schnell.
Bedienen wir dieses Potential? Gabor Steingart formulierte einmal in sei-

nem Morning Briefing sehr treffend zur prekären Situation in den Schulen: „Wir gehen mit unseren Kindern nicht verantwortungsbewusst um. In ihren Köpfen wohnt der größte natürliche Rohstoff, den dieses Land zu bieten hat. Und wir tun nicht genug, um diesen wertvollen Rohstoff zu entwickeln und dann gewinnbringend zu explorieren. In den Kinderzimmern und in den Vorschulen findet die größte Talentverschwendung aller Zeiten statt. Vorschulkinder könnten eine neue Sprache in 100-facher Geschwindigkeit lernen. Stattdessen wird gepuzzelt. In den weiterführenden Schulen derselbe trostlose Befund: Die Liebe der Jugendlichen zum Neuartigen und auch zum Digitalen wird nicht erwidert. Der Staat traktiert den Nachwuchs mit seiner Gestrigkeit. Überall riecht es nach Bohnerwachs und man hat das Gefühl, gleich schreitet Heinz Rühmann um die Ecke.“

Die Notwendigkeit gesundheitlicher Bildung gilt natürlich nicht nur für Kinder und Jugendliche. Die zusätzliche **gesundheitliche Erwachsenenbildung** ist daher eine Conditio sine qua non für ein zukunftsfähiges Gesundheitssystem. Anders werden wir weder Volkskrankheiten noch bedenkliche Auswüchse Richtung Quertreibertum bekämpfen können. Wir brauchen regelmäßige, im Zweifel staatlich verordnete Bildungsmodule über die diversen Medien.

Die grundsätzliche Frage ist dabei natürlich, ob eine nachhaltige Bildungsinitiative im Gesundheitswesen übergeordnet wirklich erwünscht ist. Nehmen wir ein ganz einfaches Beispiel. Wo ist die großangelegte Initiative zur Raucher*innenentwöhnung? Nein, ich meine damit nicht die auf Zigarettenpackungen gedruckten Fotos von eröffneten Brustkörben. Ich denke an ein verändertes Mindset auch in diesem Zusammenhang, wichtiger als noch 2019. Warum? In der Pandemie wurde wieder mehr geraucht. Über die daraus resultierenden gesundheitlichen Folgen erspare ich mir jedes Wort. Mehr Rauchen bedeutet aber auch mehr staatliche Einnahmen. Mit dem Rauchen verbundene Steuereinnahmen machen 5 % des Bundeshaushaltes aus. Auch das will ich nicht weiter kommentieren, wohl aber, dass wir als Arbeitgeber in der Verantwortung sind, Zeichen zu setzen und unseren Mitarbeiter*innen ein Angebot zur Raucher*innenentwöhnung im Rahmen des betrieblichen Gesundheitsmanagements zu machen. Hierzu gehören Informationsveranstaltungen, wie sie bei uns an der Lungenfachklinik Ruhrlandklinik angeboten werden. Dabei geht es dann auch um die Frage nach Zigarettenpausen, die oftmals mit dem Verweis auf Rauchen als Sucht als selbstverständlich verstanden werden. Inzwischen gibt es Krankenhausbetreiber, die den nichtrauchenden Mitarbeitenden als Kompensation für die nicht in Anspruch genommenen Raucherpausen einen zusätzlichen Urlaubstag geben.

Patient*innen haben heute bereits durch die digitalen Medien diverse Zugänge, um sich über Krankheitsbilder und Behandlungskonzepte zu informieren. Aber natürlich reicht dies nicht aus, ganz besonders dann nicht, wenn Patient*innen lebensbedrohlich erkrankt sind. Hier brauchen sie weiterhin Ärzt*innen, die ihre Anliegen, Sorgen und Ängste wahrnehmen und verstehen, ihnen empathisch begegnen und komplexe Sachverhalte verständlich erklären. Wieder bietet die Digitalisierung smarte Lösungsansätze.

Im Jahr 2020 veröffentlichte die Unternehmensberatung Roland Berger eine Studie zum Krankenhauswesen der Zukunft. Relevanter Dreh- und Angelpunkt war dabei die Bedeutung von Plattformen. **Digitale Plattformen** wie soziale Netzwerke im Internet, Vergleichs- und Bewertungsportale, Suchmaschinen, App-Stores, Online-Shopping und Vermittlungsdienste haben Einzug in unseren beruflichen und privaten Alltag gehalten. Sie bringen Kund*innengruppen mit ähnlichen Interessen zusammen, nutzen Netzwerktechnologien und Datenpools, um bestimmte Onlinedienste zur Verfügung zu stellen, und streben danach, möglichst viele Kund*innen zu erreichen. Digitale Plattformen drängen zunehmend auch in den Gesundheitssektor und werden diesen maßgeblich verändern.

Schon jetzt kann man spekulieren, dass diejenigen Plattformen am erfolgreichsten sein werden, die einen direkten Kontakt mit den Patient*innen aufnehmen. Akteur*innen des Gesundheitswesens, die über eine solche Patient*innenschnittstelle verfügen, haben einen deutlichen Wettbewerbsvorteil. Den direktesten Zugang zu Patient*innen haben niedergelassene Ärzt*innen und Anbieter*innen von ambulanten Leistungen. Umgekehrt gilt aber auch: Springen ambulante Anbieter*innen nicht auf den Zug der Digitalisierung auf, ist ihr Geschäftsmodell in Gefahr.

Da Patient*innen zukünftig noch ausgeprägter als bisher Herr oder Herrin ihrer Daten sein werden, ist es für Gesundheitsunternehmen von entscheidender Bedeutung, den Einstieg in die Plattformen einfach zu gestalten, um auf diese Weise so viele Daten wie möglich zu akquirieren. Erstaunlicherweise steht für den Erfolg einer digitalen Plattform auch im Gesundheitswesen nach der Roland-Berger-Studie das Kund*innenerlebnis an erster Stelle. Die Benutzer*innenfreundlichkeit spielt eine größere Rolle bei der Auswahl einer Plattform als Vertrauen oder gesundheitlicher Nutzen. Umfragen haben gezeigt, dass Plattformen, über die Termine vereinbart werden können, ebenso wie indikationsspezifische Plattformen zunehmen werden. Darüber hinaus ist zu erwarten, dass Plattformen Online- und Offline-Welten integrieren und sowohl virtuelle als auch reale Dienste anbieten werden.

Im Rahmen des Patient*innenempowerments spielen Plattformen eine relevante Rolle. Sie könnten zum Beispiel eine verbesserte **Kommunikation zwischen Ärzt*innen und Patient*innen** ermöglichen, indem sie Patient*innen besser auf die Ärzt*innengespräche vorbereiten. In nicht wenigen Fällen ist auch eine Nachbereitung sinnvoll. Wir müssen alles daransetzen, dass die Gedanken der Patient*innen vor dem Klinik- oder Praxisbesuch strukturiert werden. In der Schweiz beispielsweise wird dies von einer Krankenkasse finanziert. So wäre es sehr wünschenswert, eine **elektronische Patient*innenakte** zu führen, in der die Patient*innen ihre konkreten Fragen für den nächsten Termin formulieren können, sodass die Ärzt*innen zielgerichtet auf deren Bedürfnisse eingehen können.

Eine weitere Möglichkeit der Kommunikation zwischen Patient*innen und Ärzt*innen sind **Videosprechstunden**. Während im Januar 2020 in Deutschland nur etwa 1500 Ärzt*innen eine Videokonsultation angeboten haben, steigerte sich dies unter Corona auf über 100.000 Ärzt*innen. Das Wichtige an dieser Erfahrung war, dass die Patient*innen erleben und realisieren konnten, dass eine ganze Reihe von Maßnahmen nicht an den Praxisbesuch gebunden sein müssen, sondern bestens per Telefon- oder Videokonsultation erledigt werden können. Paradebeispiele hierfür sind Themen im Zusammenhang mit der Verschreibung von Medikamenten, einfache Rückfragen sowie Krankschreibungen. Das Spektrum reichte durch die COVID-19-Pandemie endlich bis hin zum Home-Monitoring, zur telemedizinischen Überwachung von Patient*innen, denen damit belastende Wege zu Ärzt*innen erspart blieben.

Auch die **Patientenaufnahme@home**, 2021 ausgezeichnet von der Entscheiderfabrik, unterstützt das Patient*innenempowerment. Hier kooperieren wir als UME mit den Industriepartnern m.doc GmbH Köln und Thieme Compliance. Ziel ist es, Teile des Aufnahmeprozesses im Krankenhaus zeitlich und räumlich nach Hause zu verlagern. Sowohl die administrative Aufnahme (Behandlungsvertrag, Wahlleistungsvereinbarung etc.) als auch die medizinische Aufnahme (Anamnese, Aufklärung über Prozeduren) können über Video- und Chatfunktion vorbereitet und zumindest in Teilen digital realisiert werden. Vorbefunde, medizinische Fragestellungen, Informationen zum Aufenthalt, zur Diagnostik und Therapie oder Aufklärungserfordernisse der Patient*innen durch behandelnde Ärzt*innen sind auf diese Weise effizient, transparent und sicher zu realisieren. Die Patient*innen können angstfrei und im eigenen Tempo Informationen lesen, gegebenenfalls patient*innengerechte Videos ansehen und mehrsprachige multimediale Aufklärung nutzen. So wird eine informierte Entscheidung möglich. Video, Chat und digitale Signatur (im Rahmen der Aufklärung und Verträge) sind Bausteine der Gesamtlösung. Eine solche Vorgehensweise entlastet auch das Klinikpersonal und natürlich ersetzt es dies nicht.

Entstanden sind außerdem **Zweitmeinungsportale**, die ebenfalls dabei helfen, Patient*innen smarter zu machen. Ärztliche Zweitmeinung ist ein wichtiges Instrument, um Indikationen und Behandlungsformen zu hinterfragen. Die Einholung einer Zweitmeinung ist absolut unterstützenswert. Sie gibt Patient*innen mehr Sicherheit und sichert auch die Ärzt*innen ab. Niemand ist in seiner Entscheidungsfindung fehlerfrei, wobei eine andere Einschätzung über die Zweitmeinung natürlich nicht gleichzeitig bedeuten muss, dass die Erstmeinung fehlerbehaftet ist. Die Zweitmeinung selbst kann falsch sein oder es kann zwei richtige Meinungen geben, mit unterschiedlicher Abwägung der Konstellation. Sie sehen, eine Zweitmeinung kann beruhigen, was sie in den meisten Fällen auch tun dürfte, sie kann aber auch verunsichern.

In meinen Augen sollten Patient*innen dann eine Zweitmeinung einholen, wenn ihnen oder ihren Angehörigen Zweifel am empfohlenen Vorgehen kommen oder es sich um Behandlungsmaßnahmen umfänglicher Komplexität handelt. Mögliche Grenzen bestehen darin, dass rein nach

Aktenlage erfolgte Zweitmeinungen, vielleicht sogar nur auf Basis eines einzelnen Befundes wie beispielsweise einer Bildgebung, unzureichend sein können. Es gibt viele Entscheidungsparameter, die noch nicht mittels digitaler Technologie abprüfbar sind. Deshalb gehören persönliches Gespräch und persönliche Untersuchung weiterhin zur Entscheidungsfindung. Das vom NRW-Gesundheitsminister Karl-Josef Laumann angestoßene Projekt Virtuelles Krankenhaus sieht unter anderem **Arzt-Patient-Arzt-Gespräche** vor, also die Expert*innendiskussion in Gegenwart der Patient*innen, ein Ansatz, der Vertrauen und Aufklärung schafft.

Smarte Patient*innen brauchen Informationen nicht nur vom ärztlichen Dienst und vom Pflegedienst, sondern auch von anderen Patient*innen. Zu diesem Zweck sind die so wertvollen **Selbsthilfegruppen** entstanden, von denen sich immer mehr auch die Digitalisierung zu Nutze machen. Hier entstehen ganze Plattformen für Patient*innen und deren Angehörige, eine allzu logische Entwicklung, die doch erstaunlich lange auf sich warten ließ.

So hat etwa Jörg A. Hoppe eine App für Patient*innen mit ähnlichem Ansinnen oder Informationsbedarf entwickelt. Der erfolgreiche TV-Produzent, Manager, Musikverleger und -journalist initiierte 2018 die Plattform yeswecan-cer.org, die zum offensiven Umgang mit Krebs animiert. Er war 2016 selbst an Leukämie erkrankt, hatte sofort mehrere Chemotherapien erhalten und 2017 die Stammzelltransplantation. In dieser Zeit mit all den Höhen und Tiefen standen ihm seine Frau Simone, die Familie und Freund*innen zur Seite. Ein solches Glück haben jedoch viele Krebspatient*innen nicht. Nicht wenige sind oder fühlen sich zumindest alleingelassen. #DUBISTNICHTALLEIN ist eine starke Aussage der Internetplattform yeswecan-cer.org. Weil eben solch eine Informationsplattform fehlte, fing Jörg an, **yeswecan!cer** zu planen und umzusetzen. Über die YES!APP geben er und sein Team Krebspatient*innen die Möglichkeit, miteinander in Kontakt zu treten, Erfahrungen auszutauschen und sich gegenseitig Mut zu machen. Gleichzeitig werden Informationsmaterial und Kontaktdaten von Beratungsstellen und Ärzt*innen bereitgestellt. Damit ist die Plattform eine zentrale Anlaufstelle für alle von Krebs Betroffenen.

Die YES!APP erfährt immer stärkere Verbreitung, auch ein Ausdruck des enormen Bedarfs an Information, Nähe und Unterstützung. Nicht nur für die Patient*innen, auch für deren Angehörige. Jedes Jahr erkranken in Deutschland etwa eine halbe Million Menschen an Krebs. In diese Situation eingebunden sind unzählige Angehörige und Freund*innen, die ihr normales Leben weiterführen müssen, aber nicht selten mit diversen zusätzlichen organisatorischen Aufgaben konfrontiert sind, deren Erfüllbarkeit sie vor enorme Herausforderungen stellt.

Ich habe mich sehr gefreut, als mich Jörg A. Hoppe fragte, ob ich im Beirat von yeswecan!cer mitarbeiten möchte. Meine Antwort war klar: Natürlich! 2020 wurde eine **erste digitale Krebs-Convention** durchgeführt, mit dem Untertitel „Ein Wochenende unter Mutmacher*innen" und dem #DUBISTNICHTALLEIN. Ich habe unter all den Workshops, Symposien, Kongressen etc., an denen ich teilnahm, niemals eine so bewegende Veranstaltung erlebt wie die YES!CON (yescon.org) in Berlin. Ich erinnere mich gut an die Beiträge von Betroffenen und Angehörigen, aber auch an die Gespräche mit all den anderen. Die ganze Veranstaltung war von tiefen Gefühlen geprägt. Der Erfolg der zweiten YES!CON im Jahr 2021 war kein geringerer. Hier wurden über 200.000 Zuschauer*innen verzeichnet. Ein wichtiger Aspekt dieser Initiativen ist die erlebte Selbstwirksamkeit: sich verstanden zu wissen und das Bewusstsein, Erfahrungen zu teilen und sich gegenseitig zu stärken.

Dieses Beispiel, das sich auf eine ganze Reihe von Krankheitsbildern übertragen ließe und auch übertragen wird, sollte uns allen den Nutzen der digitalen Vernetzung vor Augen führen. Ja, die Fragen um den Datenschutz wurden und werden bei der YES!APP berücksichtigt, und ja, wenn jemand mit aller krimineller Energie in digitale Plattformen eindringen möchte, dann wird niemand eine hundertprozentige Sicherheit für irgendein Datensystem aussprechen wollen und können, nicht im Gesundheitswesen, nicht im Wasserwerk und auch nicht im Bundestag. Den Betroffenen aber geht es primär um Hilfestellungen in einer Ausnahmesituation. Wie überall müssen wir auch bei digitalen Plattformen zwischen Nutzen und Risiken abwägen.

Wenn wir über Digitalisierung im Krankenhaus im Allgemeinen und über Empowerment der Patient*innen durch Digitalisierung im Speziellen sprechen, kommen wir unweigerlich zum **Thema Künstliche Intelligenz** (engl. Artificial Intelligence), das keineswegs so neu ist, wie es aktuell erscheinen mag. Die frühen Beispiele der Künstlichen Intelligenz sind auf die 1940er-Jahre zurückzuführen, als der britische Mathematiker Dr. Alan Turing (1912–1954) eine lernende Maschine entwickelte, über die die deutsche Rotor-Chiffriermaschine Enigma entschlüsselt werden konnte, um Funksprüche der deutschen Wehrmacht auszulesen.

Es gibt eine Reihe von **Definitionen** zur Künstlichen Intelligenz, wenige einfach, viele schwer verständlich. Ich erkläre es gerne so, wie es Prof. Dr. Martin Hirsch, Professor für Künstliche Intelligenz in Marburg, in unserem Digi Health Talk tat. Er beschreibt Intelligenz zunächst einmal als eigene Entität an sich, ob künstlich oder menschlich ist primär nicht relevant. Intelligenz meint die Fähigkeit, in einer Situation, in der man sich noch nicht befand, eine sinnhafte, zielführende Handlungsentscheidung zu treffen. Wenn es sich um eine Situation handelt, die komplex ist, in der man zuvor aber schon war, ruft man sein Wissen ab. Hier spricht man vom wissensbasierten Handeln. Wenn nun aber das Wissen nicht mehr ausreicht, um das Problem zu lösen, muss man anfangen zu denken, d. h. man versucht, vorhandene mentale Inhalte so zusammenzusetzen, dass man das neue Problem damit lösen kann. Dieser Algorithmus, der die mentalen Inhalte neu zusammensetzt, steckt hinter Intelligenz.

Auch Künstliche Intelligenz setzt vorhandenes Wissen neu zusammen. Deshalb können wir uns mit ihr intelligent unterhalten und uns von ihr beraten lassen. Wir können einen Dialog führen, sogar einen Disput austragen. Für Martin Hirsch ist essenziell, dass solche Systeme argumentfähig sind. Sie sagen nicht nur, was ihre Meinung ist, sondern können beantworten, warum sie dies oder jenes glauben.

Genau so ein System hat Martin Hirsch, der aus der Hirnforschung kommt, entwickelt. Er hat Humanbiologie in Marburg studiert, weil er verstehen wollte, wie Gehirne arbeiten, wie technische Systeme funktionieren und wie man beides zusammenführen kann, um Entscheidungsunterstützungssysteme zu konzipieren. Darauf basierend gründete er **Ada Health** und nutzt damit eine Künstliche Intelligenz, die, wie Martin sagt, auf einem Server im Internet wohnt.

Zu diesem Server gibt es zwei Zugangswege. Der eine erfolgt über eine chatähnliche Patient*innen-App, die man auf dem Smartphone nutzen kann. Wie man es vom Ärzt*innengespräch kennt, schildert man seine Beschwerden. Die App beginnt nun, im Sinne einer medizinischen Anamnese Fragen zu stellen, um sich ein Krankheitsbild zu machen. Sie nutzt dabei keinen simplen Entscheidungsbaum, sondern wahrscheinlichkeitsbasierte Algorithmen, basierend auf einer immer wieder ergänzten Datenbank. Anders ausgedrückt: Ada nimmt gemeldete Symptome auf, vergleicht sie mit Symptomen von Patient*innen ähnlichen Alters und Geschlechts und meldet die statistische Wahrscheinlichkeit, dass der Nutzer oder die Nutzerin eine bestimmte Erkrankung hat. Was wir bei Ada Health beobachten können, ist ein weiterer Aspekt Künstlicher Intelligenz: **Wir werden Algorithmen haben, die lebenslang lernen.**

Auf einem zweiten Weg können Ärzt*innen auf denselben Server zugreifen, um Ada zur Unterstützung bei Diagnosen zu nutzen. Dafür können sie zusätzlich klinische Befunde ergänzen. Ada Health wurde zu einem großen Erfolg. Ich hätte ein solches Unterstützungssystem als junger Assistenzarzt in so manchem Notdienst gerne in meiner Kitteltasche bei mir gehabt.

Was bei derartigen Apps jedoch meist fehlt, so auch bei Ada Health, ist die Möglichkeit, die Nutzung vergütet zu bekommen. Das wäre möglich mit einer **App auf Rezept.** Genau, „auf Rezept" ist der entscheidende Fortschritt. Aktuelle Voraussetzung zur Abrechenbarkeit mit Krankenkassen ist, dass man eine App als Medizinprodukt anerkennt, zusammengefasst als **Digitale Gesundheitsanwendung (DiGA).** Ausgewählte Apps sollen in den breiten Markt der 73 Millionen gesetzlich Versicherten gebracht werden. Normalerweise ist eine solche Zulassung an umfängliche Überprüfungen gebunden, zeitintensiv und kompliziert.

Im Falle von „App auf Rezept" entschied das Bundesgesundheitsministerium, dass nicht der Nutzen der App nachgewiesen werden müsse, sondern dass es ausreicht, eine nachvollziehbare Nutzenhypothese zu haben. Zur Überprüfung einer solchen Hypothese wurden dem Bundesinstitut für Arzneimittelprodukte von Jens Spahn und seinem Team drei Monate Zeit eingeräumt, passend zur damaligen digitalen Innovationsgeschwindigkeit. Bei positivem Prüfbescheid dürfen Ärzt*innen ihren Patient*innen die App verschreiben. Als Patient*in bekommt man dann einen QR-Code und kann mit der App arbeiten.

So kamen in den letzten Monaten eine Reihe von Apps aus den unterschiedlichsten Bereichen der Medizin auf den Markt. Ärzt*innen werden dadurch in die Lage versetzt, Krankheitsepisoden besser nachzuvollziehen. Digitale Diabetes- und Migränetagebuchaufzeichnungen werden zur Normalität wie auch bestimmte Übungsanleitungen zur Logopädie oder Physiotherapie. Als erstes wurden 2020 die App kalmeda bei chronischer Tinnitusbelastung und die App velibra für Indikationen wie Panikstörungen, soziale Phobien und generalisierte Angststörung zugelassen. Deutschland war damit das erste Land, in dem es Apps auf Rezept gab.

Apropos Rezept: Ein weiterer digitaler Entwicklungsschritt wurde mit der Entwicklung des **elektronischen Rezepts** als Alternative zum klassischen Papierrezept erreicht. Ab voraussichtlich 2023 wird das Papierrezept durch einen QR-Code ersetzt, den wir auf unser Smartphone bekommen und von dort an eine Apotheke weiterleiten können. Wenn diese Neuerung mit einer digitalen Plausibilitätskontrolle zu möglichen unerwünschten Wechselwirkungen mit anderen einzunehmenden Medikamenten einhergeht, könnten auf diese Weise sogar unerwünschte Effekte einer solchen Medikamentenkombination vermieden werden.

Bei aller Begeisterung für die digitalen Apps dürfen wir unsere großen digitalen Zielsetzungen nicht aus den Augen verlieren. **Die Apps sind nur die Streusel auf dem Kuchen.** Zu schnell kann verloren gehen, dass wir uns wieder stärker auf den Kern, auf die Wissensbasis, konzentrieren müssen, um die es geht. Man könnte die DiGAs etwas böswillig als ein weiteres Deckmäntelchen unseres Digitalisierungszustands sehen.

Trotz Anerkennung des digitalen Fortschritts durch das letzte Bundesgesundheitsministerium kommt auch die Frage auf, ob man DiGAs zur Verfügung stellen kann, ohne valide Daten darüber zu haben, was sie bewirken, wo sie ansetzen und wie der Preis, der ein Mehrfaches von dem ist, was ein Arzt oder eine Ärztin pro Quartal für einen Patienten oder eine Patientin bekommt, sich tatsächlich herleiten lässt. Auch die Regresssicherheit ist noch nicht gegeben, die Haftungsthemen sind nicht umfänglich geklärt. Ein wirklicher Durchbruch von DiGAs wird in absehbarer Zeit wohl kaum gelingen, wenn der wahre Nutzen nicht besser herausgestellt wird. Dazu gehören auch exzellente Gebrauchsanweisungen.

DiGAs sind zudem meist nicht auf Prävention ausgerichtet, sondern primär auf Therapie, was schade ist, könnten gerade Präventionsprogramme nachhaltig gesundheitsstärkend fungieren. Der therapeutische Nutzen einer App wiederum ist bei einem präventiven Ansatz umso schwieriger nachzuweisen, weil Gesundheit multifaktoriell ist.

6. Datenschatz: elektronische Patientenakte und Co.

Digitale Gesundheitsanwendungen, elektronische Patientenakte, Künstliche Intelligenz, all das sind Themen, die zwingend an die Erhebung von Daten gebunden sind. Und eines ist klar: Ohne eine intensivierte Datennutzung kann und wird das kranke Krankenhaus nicht mehr gesunden. **Digitalisierung wird so selbst zur Medizin für unser Krankenhauswesen.** Wir müssen uns alle dafür einsetzen, dass sie ihr volles Wirkpotential entfaltet und nicht jeder digitalbasierte Lösungsansatz mit dem Denklöscher Datenschutz gleich gestoppt wird. Dafür aber müssen wir dieses Thema erst einmal in Gänze verstehen. Ich werde Sie daher in den folgenden beiden Abschnitten dieses Buches über einige Sachverhalte zum Datenschatz und Datenschutz informieren.

Nach Angaben des Informationsdienstes der deutschen Wirtschaft hat das geschätzte **weltweite Datenvolumen** 2020 die schwer vorstellbare Menge von über 50 Zetabyte erreicht. Das entspricht über 50 Billionen Gigabyte. Vor nur rund einem Jahrzehnt, nämlich 2010, lag dieser Wert noch bei zwei Zetabyte. 2025 wird er schätzungsweise bei 175 Zetabyte liegen. Die größten jährlichen Zuwachsraten für den Zeitraum bis 2025 werden mit 36 % dem Gesundheitssektor zugerechnet, insbesondere durch Anwendungen im E-Health-Bereich wie digitale Gesundheitsportale oder Telemedizin. Die Digitalisierung der Welt und gerade auch der Medizin wird also begleitet von einer geradezu unvorstellbaren, inflationären Explosion des Datenvolumens.

Damit stellen sich vier entscheidende Fragen. Wie schaffen wir es, die immense Fülle an Daten zu sammeln und nutzbar zu machen? Wie können Bürger*innen von diesem Nutzen überzeugt werden? Und wie verhält es sich mit der Gefahr der Internetkriminalität? Was bedeutet die damit verbundene Servernutzung für die Umwelt? Der Umgang mit diesen Themen ist eine Herkulesaufgabe.

Die Welt befindet sich in einem dramatischen, von Daten und Algorithmen getriebenen Wandel. Daten gelten als **Rohstoff der Zukunft**, wie es Öl immer noch in unserer Gegenwart ist. Um im Sinnbild zu bleiben: Wir müssen in Anbetracht des erheblichen Potentials entscheiden, baldmöglichst eine Raffinerie zu bauen, um das Rohöl zu veredeln. Übersetzt heißt dies, wir müssen die **Daten kuratieren**. Kuratieren steht hier für einen komplexen Prozess, bei dem Spezialist*innen die Daten auswählen, einordnen, anreichern, zusammenfassen und geordnet verfügbar machen. Dies ist die Voraussetzung dafür, erfolgreich mit Daten zu arbeiten.

Wichtig: Nicht allein die Menge an Daten, sondern die Eignung zur Verarbeitung ist die Grundlage einer gelungenen Digitalisierung. Eine entscheidende Rolle spielt die **Qualität der Daten**, ganz besonders, wenn sie – hierzu später mehr – zur Anwendung Künstlicher Intelligenz genutzt werden sollen.

Es ist schon erstaunlich und mehr als besorgniserregend, dass bekannte Wissenschaftler*innen sagen, über die Hälfte der bisher publizierten Daten seien falsch. Und nicht nur Daten aus der Literatur sind oft falsch, auch so manche Daten aus lizenzierten Datenbanken. Wenn man das alles hinnimmt, schafft man eine falsche **Ground Truth**. Darunter versteht man die präzise, aktuelle und vollständige Datenbasis, die als Fundament für solide Datenanalysen dient, quasi als Referenz, an der etwa die Künstliche Intelligenz trainiert wird, um dann wiederum Diagnosen anhand neuer Daten zu stellen. Das Problem ist offensichtlich: Lernt die KI anhand falsch erhobener Daten, aus bestimmten Symptomen ein bestimmtes Krankheitsbild abzuleiten, werden auch künftige Rückschlüsse von Symptomen auf Krankheitsbilder falsch sein. Je unsauberer die Ground Truth, desto mehr Fehler gibt es.

Damit steht fest: Eine ausgezeichnete Datenbasis ist die Voraussetzung für fehlerfreie oder zumindest fehlerarme Wissenschaft. Dass diese in der Vergangenheit oftmals nicht glückte, auch bei klinischen Studien, wurde schon lange vermutet. So wusste man von methodischen Mängeln in einer Reihe von Studien, das Versuchsdesign, die Vollständigkeit von Daten, das einseitige Replizieren nur positiver Ergebnisse oder andere Faktoren betreffend.

Auf den Punkt gebracht bedeutet dies, dass viele Studien überhaupt nicht dazu geeignet sind, konkrete Fragestellungen zu beantworten. Dazu passend erlangte Prof. Dr. John Ioannidis, ein bekannter griechisch-/US-amerikanischer Gesundheitswissenschaftler und Statistiker an der Stanford University School of Medicine, große Aufmerksamkeit mit seinem 2005 als Methodenkritik publizierten Artikel „Why most published research findings are false". Diese Analyse zeigte auf, dass viele Ergebnisse nicht reproduzierbar sind.

Die mangelnde Qualität der Daten beginnt schon bei den einfachsten Parametern. So wissen wir inzwischen, dass Körperparameter wie Größe und Gewicht der Patient*innen viel zu selten nachgemessen werden. Oftmals werden Werte von früheren Vorstellungen übernommen oder es wird auf die Schätzung der Patient*innen vertraut. Im Rahmen des Monitorings, etwa bei einer Chemotherapie oder bei der Verlaufskontrolle, sind solche einfachen Parameter aber von Bedeutung. So sagte mir ein Informatiker, dass er zunächst einmal die Angaben zu Gewicht, Körpertemperatur und wenigen weiteren Parametern benötige, um in der longitudinalen Analyse auf das Befinden der Patient*innen zurückzublicken und daraus Schlüsse zu ziehen.

Welche Daten können und sollen wie erfasst werden? Unterscheiden will ich zunächst zwischen den **Daten von Gesunden** und von Kranken. Vielleicht sammeln auch Sie Ihre **Life-Style-Daten**, zum Beispiel Fitnessdaten. Bei Daten der Gesunden denke ich aber auch an genetische Daten. Wenn bei manchem schon der Begriff Daten Ängste auslöst, kann man sicher sein, dass diese Reaktion durch den Begriff Genetik noch übertroffen wird.

Genetische Daten von Gesunden sind ein Thema, das uns mehr und mehr begegnen wird. Zumal die Möglichkeiten, sie zu erheben, immer besser werden. Als Beispiel nenne ich MinION von Oxford Nanopore Technologies, ein Echtzeitgerät für die DNA- und RNA-Sequenzierung. Das Starterpaket kostet 1000 US-Dollar. Das Gerät ist nicht viel größer als ein USB-Stick und schafft es, mit Hilfe von Nanoporen, Proteinporen, die nur etwa eineinhalb Nanometer groß sind, DNA-Stränge auszulesen. Die Basen werden beim Durchwandern dieser Poren identifiziert. Es sollen bis zu einer Million Basenpaare lesbar werden. Mobiles Sequenzieren im täglichen Leben wie am Krankenbett rückt damit in den Bereich des Möglichen. Eine Analyse für jeden kleinen DNA-Abschnitt würde ohne Verzögerung verfügbar sein, das könnte bis in die mikrobiologische Diagnostik gehen.

Es geht dabei im Übrigen nicht nur um Nachweise von Erregern oder Gendefekten. Die Vorstellungen gehen so weit, dass gerade Digital Natives ihre genetischen Daten für Funktionen bis hin zur Partner*innensuche über Facebook mitteilen. Es gibt heute schon speziell entwickelte Dating-Apps, über die sich Nutzer*innen aufgrund ihrer DNA miteinander verkuppeln können. Was das für eine ethische Brisanz haben dürfte, auch im Kontext der Eugenik, also der Anwendung von Erkenntnissen der Humangenetik auf die Bevölkerungs- und Gesundheitspolitik, sollte auf der Hand liegen. Das Beispiel zeigt aber auch, welche Bedeutung der sorgsamen Datenverwaltung zukommt.

Wechseln wir von den Daten Gesunder zu den **Daten Kranker.** Gemeint sind damit alle patient*innenbezogenen Daten, die jeden Tag im Gesundheitswesen anfallen. In Abgrenzung zu gezielt nur für Studien erhobenen Daten werden sie auch als Real World Data bezeichnet. **Real World Data** reichen von einem Befund über ein dokumentiertes Ereignis bis hin zum kompletten molekularen und radiologischen Profil. Die wertvollsten Real World Data sind die mit einer sogenannten longitudinalen Komponente, bei denen also Patient*innen-Daten langfristig erhoben und in eine Datenbank eingespeist werden.

Ein zentrales Element und wichtiger Baustein im Smart Hospital ist die an allen Arbeitsplätzen verfügbare **elektronische Patientenakte (ePA)**, die die Funktion erfüllt, Daten strukturiert zu sammeln und informationsoffen allen zugriffsberechtigten Akteur*innen zur Verfügung zu stellen. Der Einführung der ePA ging voraus die 2016 erfolgte Neuaufstellung der Zentralen Informationstechnologie (ZIT). Ich entschied mich für eine Doppelspitze der ZIT, einem Medizinischen Direktor, Prof. Dr. Michael Forsting, Lehrstuhlinhaber für Radiologie und einem Technischen Direktor, Diplom-Physiker Arnim de Greiff. Auch dies war ein wichtiger Schritt auf dem Weg zum Smart Hospital. An der UME haben wir die Krankenpapierakte bereits zwischen 2018 und 2020 unternehmensweit gegen die EPA ausgetauscht. Zur möglichst raschen Umsetzung wurden Mitarbeitende der Pflege zu sogenannten EPA-Trainer*innen ausgebildet. Dies war ein relevanter Erfolgsfaktor für das Gelingen des Transformationsprozesses vom Papyrus zur Elektronifizierung. Es ist dabei mehr als nur ein Nebeneffekt, dass damit gleichzeitig vor allem die Beschäftigten in der Pflege spürbar und nachhaltig von patient*innenfernen Aufgaben entlastet werden und wieder mehr Zeit für die Menschen in ihrem Verantwortungsbereich haben.

Das, was uns alle wirklich nach vorne bringen würde, wäre eine vom einzelnen Krankenhaus unabhängige **elektronische Akte**, in der alle medizinischen Daten, und dies ständig aktualisiert, enthalten sind. Dazu gehören die Daten aus der Praxis, aus dem Krankenhaus und von weiteren Dienstleister*innen im Gesundheitswesen. Wünschenswert wäre es darüber hinaus, Schnittstellen zu schaffen, die es ermöglichen, Fitnessdaten etc. – siehe weiter oben die Ausführungen zu den Daten Gesunder – in die Akte einzuspeisen. Das Ziel ist eine manipulationssichere elektronische Patientenakte, auf deren Inhalt Ärzt*innen ihre umfängliche Analyse stützen können. Hierzu müssten möglichst alle die Patient*innen betreffenden Daten in einen analysierbaren Zustand gebracht werden.

Wir haben eine diese Anforderungen erfüllende elektronische Akte noch nicht in Deutschland, sind aber auf dem Weg dahin. So gibt es inzwischen die 2021 eingeführte **elektronische Patientenakte des Bundes (ePA)**, eine Datensammlung, die den gleichen Namen trägt wie die ePA im Krankenhaus, weswegen ich die Ergänzung „des Bundes" hinzugefügt habe.

In der ePA des Bundes, die den Bürger*innen von den Krankenkassen kostenlos zur Verfügung gestellt wird, können medizinisch relevante Unterlagen einer Person zusammengeführt werden. Neben eigenen Dokumenten der Bürger*innen können auch Dokumente von den sie behandelnden Ärzt*innen eingestellt werden, ebenso Dokumente der Krankenkasse. Diese Cloud-basierte Infrastruktur verfolgt das Ziel, dass die Versicherten überall auf der Welt Zugriff auf ihre Daten haben. Die Kassenärztliche Bundesvereinigung sorgt dafür, dass die Daten miteinander kommunizieren können, die Gematik, eine Bundes-GmbH, gewährleistet die Sicherheit für die als Datenautobahn fungierende Telematik-Infrastruktur mit Einhaltung der Datenschutzvorgaben.

Aktuell entscheiden die Versicherten selbst, ob sie die ePA des Bundes haben möchten und wer Zugriff auf die Daten haben darf. Aber wie sollen sie über etwas entscheiden, von dem die allermeisten Bürger*innen überhaupt keine Ahnung haben? Tatsächlich ist die Bevölkerung bisher vollkommen unzureichend informiert, wie die ePA des Bundes genutzt, geschweige denn für Prävention, Diagnostik und Therapie vorteilhaft angewendet werden kann. Nur mit besserer Informiertheit werden wir es schaffen, eine breite gesellschaftliche Basis und Akzeptanz für die Nutzung medizinischer Daten aufzubauen.

Die sogenannte Opt-out-Regelung wird zur entscheidenden Zukunftsfrage für die elektronische Patientenakte des Bundes. Opt-out würde bedeuten, dass sich die Bürger*innen aktiv gegen die ePA entscheiden müssen. Diesen Ansatz favorisiere ich ohne Wenn und Aber, wird man den Bürger*innen diese Selbstverantwortung zuweisen dürfen. Zum besseren Verständnis: Opt-in würde bedeuten, dass sich der Mensch ausdrücklich für etwas entscheiden muss, wie es aktuell noch bei der ePA des Bundes der Fall ist.

Worin aber besteht nun der Patient*innennutzen durch eine solche ePA des Bundes? Oder, anders gefragt: Worin besteht der Nutzen des potentiellen Gesundheitsdatenschatzes aus Patient*innensicht? Zunächst einmal in einer **reibungslosen Übergabe der Daten** an den verschiedenen Schnittstellen des Gesundheitssektors. Um Patient*innen bestmöglich behandeln zu können, brauchen Ärzt*innen einen sicheren und schnellen Zugriff auf deren Krankengeschichten einschließlich aller Befunde. Dazu gehören Informationen, die von eingenommenen Medikamenten und vorliegenden Erkrankungen wie Herzerkrankung, Diabetes mellitus, Osteoporose, Nierenstein oder Psychose bis hin zu einem vielleicht schwierigen sozialen Status mit all den resultierenden Implikationen reichen. Auch Therapien und viele weitere Gesundheitsbelange können in der ePA eingefügt werden.

Sind all die genannten Daten erfasst, leistet die ePA einen wichtigen Beitrag zu mehr Patient*innensicherheit, weil händische Übertragungsfehler vermieden und beispielsweise Wechselwirkungen oder Medikamenten-unverträglichkeiten leichter erkannt werden. Zudem hört die wiederholte Fragerei nach der Familienanamnese, Allergien und weiteren Gesundheitsdaten endlich auf. In dieses Dilemma gehören auch die unzähligen Doppel- und Mehrfachuntersuchungen, die unnötig und für Patient*innen genauso wie für den Kostenträger enorm belastend sind. Von einer somit anzustrebenden vollständigen **Bündelung der Daten zu Behandlungszwecken** sind wir in Deutschland aber noch weit entfernt.

Aktuell muss das ganze Paket an Informationen nicht selten immer noch von Arzt zu Arzt weitergereicht werden, von der Hausärztin zur diensthabenden Ärztin im Notdienst der Kassenärztlichen Vereinigung, zum Krankenhaus und zur Nachsorgeeinrichtung, gefaxt, ausgedruckt, weiter gefaxt und dann in die elektronische Akte eingescannt, all das hoffentlich ohne Informationsverlust. Damit muss Schluss sein, wollen wir das kranke Gesundheitssystem endlich gesunden sehen.

Erforderlich ist also eine leistungsfähige IT-Infrastruktur mit einer epA, die wiederum über ihre Schnittstellen eine angemessene Kommunikation mit allen kooperierenden Partner*innen bietet. Damit dies auch tatsächlich gelingt, muss sich im Gesundheitswesen, im ersten Schritt auf jeden Fall an den Krankenhäusern, ein neuer **Datenaustauschstandard** durchsetzen, der FHIR (ausgesprochen wie engl. fire) heißt. FHIR steht für Fast Healthcare Interoperability Resources. Dieser von einer HL7 genannten Organisation erarbeitete Standard unterstützt den Datenaustausch zwischen Software-Systemen im Gesundheitswesen. Der Informationsverlust zwischen den Diagnostik- und Behandlungseinheiten wird auf diese Weise so gering wie möglich gehalten. Letztlich werden alle Daten im Gesundheitswesen und darüber hinaus im breiten Kontext auswertbar sein. Damit wird sich die jetzt schon exponentiell ausbreitende FHIR-Welle auch in Deutschland nicht mehr aufhalten lassen und die gesamte Gesundheitswelt zur positiven Entwicklung unterstützen können. FHIR wird zum **Game-Changer des Gesundheitswesens**. Dieser Hinweis auf FHIR mag Ihnen vielleicht zu speziell erscheinen, er ist aber wichtig, um auszudrücken, dass nichts neu erfunden werden muss, dass auch dieser Datenaustauschstandard bereits verfügbar ist. Auch wenn bei Weitem nicht alle Krankenhäuser über die notwendigen Schnittstellen zum Datenaustausch verfügen.

Wir müssen den **barrierefreien Datenfluss** vom Krankenhausinformationssystem in die verschiedenen anderen Systeme im und um das Krankenhaus herum sicherstellen. Alles andere lässt uns in Datensilos austrocknen. Die verschlossenen Schnittstellen gehören geöffnet. Alles andere ist nicht mehr zeitgemäß. Vielleicht sollte man das überstrapazierte Wort Schnittstelle ersetzen durch Datenschleuse, da fließt wenigstens in manchen Köpfen etwas. Der Datenfluss soll ja gerade nicht abgeschnitten werden, sondern fließen.

Aus der digitalen Bündelung der Daten, die dann über Datenaustausch weitergegeben werden können, ergeben sich erhebliche **Vorteile für die**

Therapie von Patient*innen. So können wir beispielsweise diverse kardiologische Daten, einschließlich solcher, die über Implantate wie Schrittmacher erhoben werden, in die ePA des Bundes oder zumindest in die elektronische Patientenakte des jeweiligen Krankenhauses überspielen. Dies wird eine fundmentale Bereicherung für die optimale telekardiologische Patient*innenversorgung sein. Gleiches gilt zum Beispiel für das Überwachen von Patient*innen mit einer chronisch obstruktiven Lungenerkrankung (COPD) oder anderen Krankheitsbildern. Somit lassen sich Entscheidungen zum Krankheits- und Therapieverlauf fast in Echtzeit analysieren. Damit bringen die Real World Data eine Real-Time-Erkenntnis.

An dieser Stelle will ich Sie gedanklich nochmals ins Smart Hospital der UME mitnehmen. Hier haben wir für unser Unternehmen eine solche Datenerfassung bereits umgesetzt, wie man sie sich irgendwann einmal insgesamt für Deutschland wünschen kann. Konzipiert und umgesetzt hat dieses für uns extrem bedeutsame Projekt Dr. Felix Nensa, Professor für Künstliche Intelligenz und für Radiologie, über die Smart Hospital Information Plattform (SHIP). Dieser Entwicklungsschritt war ein Befreiungsschlag, hatten wir zuvor, wie viele andere Krankenhäuser unseres Landes, mehrere Hundert Primärdaten führende Systeme, die teilweise kaum miteinander kommunizierten. Mit SHIP ist es inzwischen zur Realität geworden, dass wir tatsächlich Real World Data auswerten können.

Ein weiterer großer Nutzen des auf diese Weise erzeugten Datenschatzes ergibt sich aus der Auswertung der Daten für **Forschungszwecke**. Der Medizin muss es erlaubt sein, aus medizinischen Daten zu lernen und personenbezogene Daten zielgerichtet zu erheben. Nur so können Menschen erfolgreich individuell und lebenslang präventiv begleitet werden, nur so können frühzeitig Diagnosen gestellt, Medikamente in optimaler Zusammenstellung verabreicht oder Behandlungsverfahren identifiziert werden, die zur genetischen Disposition passen.

Stellen wir uns nur einmal vor, das Smart Hospital könnte im Rahmen einer an den Bedürfnissen der Menschen orientierten Forschung aus kranken und gesunden Lebensphasen Daten auswertbar machen, die aktuell immer noch ungenutzt an verschiedensten Stellen des Gesundheitssystems vertrocknen. Umfassend und fundiert könnte man zur Prävention, Krankheitsvermeidung, Krankheitsentstehung, Rehabilitation, Alterung und zum Sterbeprozess forschen. In einem weiteren Schritt müssen deshalb die Daten aus dem Alltag, auch aus gesunden Lebensphasen, in die medizinische Forschung einfließen, womit wir die heute noch überwiegende thematische Fokussierung vieler Forschungsprojekte einer Universitätsklinik um prä- und posthospitale Informationen erweitern würden.

Nun hoffe ich wirklich, Sie mit meinen Ausführungen zu Zetabyte, Ground Truth, ePA, FHIR und SHIP nicht überstrapaziert oder gar zum Weiterlesen demotiviert zu haben, die Begriffe aber sind eben doch Eckpfeiler für den anstehenden Veränderungsprozess, den wir nur dann erfolgreich gestalten können, wenn wir die Grundzüge des künftigen Gesundheitssystems verstehen. Jetzt aber verlasse ich die eher trockene Datenthematik und wende mich Anwendungen und Entwicklungen aus dem Alltag zu, die diese Daten nutzen.

In diesem Zusammenhang erinnere ich mich an das **Marburger Zentrum für Unerkannte und Seltene Erkrankungen (ZUSE)**. Verbunden ist dieses Projekt untrennbar mit dem Kardiologen Prof. Dr. Jürgen Schäfer, einem Experten nicht nur für Herzerkrankungen. Er hat diese unstillbare Neugier, die man braucht, um Krankheiten zu identifizieren, die davor niemand erkannte. Viele der Patient*innen leiden seit Jahren, suchen einen Arzt nach dem anderen auf, werden nicht selten als Simulant*innen abgestempelt. Für die notwendige diagnostische Detailarbeit braucht man aber auch die notwendige Zeit, das Herauslösen aus der stressigen täglichen Routine. Diese Zeit bekam Prof. Dr. Jürgen Schäfer über eine von Prof. Dr. Reinfried Pohl, Gründer der Deutschen Vermögensberatung AG, eingerichtete Stiftungsprofessur.

So konnte Prof. Dr. Jürgen Schäfer seit 2005 im Rahmen der bundesweit ersten Professur für Präventive Kardiologie einige spektakuläre Aufklärungen von lange unerkannten Krankheitsbildern verzeichnen, was ihm den Ruf als deutscher Dr. House und die Auszeichnung „Deutscher Arzt des Jahres" einbrachte. Letztere gab meinem damaligen kaufmännischen Kollegen Dr. Holger Thiemann und mir den Anstoß, die Gründung des ZUSE zu initiieren und finanziell zu unterstützen. Bald darauf erreichten das Zentrum unglaublich viele Anfragen. Neben den unerkannten Erkrankungen, die auf häufige, eben nur unerkannte Leiden zurückgingen, befassten sich Prof. Dr. Schäfer und sein Team auch sehr intensiv mit seltenen Erkrankungen. In Deutschland geht man davon aus, dass es etwa 8000 seltene Erkrankungen gibt, die zusammen 6 bis 8 % der Bevölkerung betreffen, also eine ganz beachtliche Anzahl unserer Mitbürger*innen, die so potentiell in einem einzigen Zentrum zusammengeführt werden können.

Rasch wurde im ZUSE offensichtlich, dass die Berge an Akten von Menschenhand nicht mehr bewältigt werden konnten. So wurde die detektivische Arbeit von Prof. Dr. Jürgen Schäfer zunehmend digital unterstützt, indem durch eine Kooperation der Rhön-Klinikum AG mit IBM Watson die analogen Patientenakten und Arztbriefe eingescannt und auf ständig wiederkehrende Schlagwörter untersucht werden konnten. Das Programm destillierte etwa aus Hunderten von unstrukturierten Unterlagen immer wiederkehrende Begriffe wie „Schwindel", „Fieber" oder „Durchfall" heraus. Ein Mensch hätte dies schon aufgrund der Fülle des Materials nie geschafft. Für Prof. Dr. Schäfer und sein Team waren das wichtige Schritte Richtung korrekter Diagnose. Kombiniert mit den Vorzügen der ePA kann ein solches Zentrum noch weit effektiver arbeiten.

Bei aller Begeisterung für die Möglichkeiten der Datennutzung dürfen wir auch hier nicht vergessen die Patient*innen mitzunehmen, schließlich gehören ihnen ihre Gesundheitsdaten. Aber bedeutet das zugleich, dass den Patient*innen alle Informationen gehören, die mit dem Krankheitsverlauf verbunden sind? Nein, eben nicht. Die Informationen müssen der Solidargemeinschaft zugutekommen, die einem geholfen hat, gesund zu werden.

Ein Beispiel? Stellen Sie sich vor, Sie leiden an einer sehr seltenen Krankheit, lebensgefährlicher Verlauf, um ein Haar wären Sie daran gestorben. Mit dem gebündelten Wissen der Medizin wurden Sie gerettet. Nun erkrankt ein nächster Mensch, der mit den anonymisierten Informationen über Ihren Krankheitsverlauf gerettet werden könnte. Anonymisiert bedeutet, man kann nicht auf Ihre Person rückschließen. Oder: Nehmen wir an, Sie wären nicht der Mensch, der als erstes erkrankt, sondern derjenige, der durch die Informationen über den Krankheitsverlauf gerettet werden könnte. Wären Sie dann nicht auch mehr als glücklich, wenn diese Informationen zur Verfügung gestellt würden? Einer solchen Datennutzung dürften die allermeisten von Ihnen zustimmen. Man muss es eben verständlich und in aller Deutlichkeit erklären.

Immer wieder kam in der Vergangenheit die Forderung auf, dass die Deutschen ihre **Daten formal spenden** sollten, damit sie selbst und auch die Wissenschaft davon profitieren können, ohne durch den Datenschutz daran gehindert zu werden. Auch dieser Gedanke ist also keineswegs neu. Schon 1988 forderte die Deutsche Gesellschaft für Medizinische Dokumentation, Informatik und Statistik, dass sich Bürger*innen zur Datenspende für die epidemiologische Forschung bereiterklären. Erst 35 Jahre später haben die Versicherten nun ab 2023 die Möglichkeit, die in der vorerwähnten ePA des Bundes abgelegten Daten der Forschung freiwillig zur Verfügung zu stellen. Wieder ein Beleg für den unfassbaren Hang der Deutschen, Notwendigkeiten zur Veränderung auszusitzen und liegenzulassen, sofern diese nicht sie persönlich betreffen.

Eines muss uns allen klar sein: Indem wir unsere Daten – anonymisiert – zu Forschungszwecken zur Verfügung stellen, helfen wir anderen Menschen, gesund zu werden. Oder im besten Falle: gar nicht erst zu erkranken. Umgekehrt tragen die Forschungserkenntnisse aber auch dazu bei, dass unsere Daten hinsichtlich unserer individuellen Gesundheitssituation besser analysiert werden können. Im Hinblick auf Prävention, Präzisionsdiagnosen und individuell zugeschnittene Therapien.

Beginnen wir mit der **Prävention**. Die Medizin wirkt traditionell vielfach in einem begrenzten Umfeld und mit einer konkreten Aufgabe, nämlich Menschen in einer Ausnahmesituation, eben in der Krankheit, zu helfen und möglichst vollständig zu heilen. Diese Rolle wird die Medizin auch in Zukunft besitzen. Allerdings werden sich durch Datennutzung zusätzliche Handlungsfelder eröffnen, die das Wirkungsspektrum signifikant erweitern und sogar die klassische Rolle des Krankenhauses als „Reparaturwerkstatt" nachhaltig verändern werden.

Prävention wird zum Game Changer des Gesundheitssystems. Die beste Medizin ist und bleibt es, die Entstehung von Krankheiten zu verhindern oder zumindest zu verzögern. Wir brauchen eine personalisierte Prävention, fokussiert auf den Menschen, dezentral und datengetrieben. Prävention gehört zu den großen Aufgaben der Zukunft und muss in einem Megatrend münden.

Die Daten spielen hier in doppelter Hinsicht eine Rolle: Einerseits als Grundlage für eine Forschung, die anhand des Datenschatzes Rückschlüsse darauf ziehen kann, welche Prädispositionen und frühen Symptome zu welchen Krankheitsbildern führen. Und andererseits als Basis dafür, aus diesen Forschungsergebnissen wiederum Frühwarnsysteme zu entwickeln, die helfen, in Ihren individuellen Patient*innendaten eben diese Prädispositionen und frühen Symptome zu identifizieren. **Prävention wird digital.**

Medizin findet damit künftig nicht mehr nur in Praxis und Krankenhaus statt. Eine wesentliche Rolle werden Sportstudios und andere Fitnesseinrichtungen spielen, aber auch Smartphones, die Informationen wie Puls, Blutdruck, Sauerstoffsättigung oder andere Vitaldaten zum Beispiel an Hausärzt*innen übertragen oder im Notfall von Notärzt*innen direkt abgerufen werden können. Auf Künstlicher Intelligenz beruhende Systeme analysieren diese Informationen fortlaufend, setzen sie in Beziehung zu persönlichen Parametern und zu Vergleichsdaten der jeweiligen Altersgruppe und schlagen bei Abweichungen Alarm. Auf diese Weise können gesundheitliche Probleme sehr frühzeitig erkannt und behandelt werden. Das enorme Potential dieser künftigen Ausrichtung der Medizin – präventiv und personalisiert – kann nur durch intensive Einbindung der Datenwissenschaft abgerufen werden.

Personalisierte Medizin setzt ein Höchstmaß an diagnostischer Qualität voraus, womit wir dann zu sogenannten **Präzisionsdiagnosen** kommen. Ist die Diagnostik abgeschlossen und der inzwischen vielfach molekularmedizinische Datenschatz definiert, geht es an die am besten aufs Individuum zugeschnittene Therapie. Je präziser die Diagnosen, desto genauer können darauf basierend **individuelle Therapien** festgelegt werden, zu einer Zeit, in der molekulare Medizin bereits eine immer wichtigere Rolle spielt. Deren immenses Potential brauchte die Informationstechnologie, um die wirklich großen Schritte zu machen. Dadurch, dass das Genom seit 2000 lesbar ist und demnächst andere Molekülklassen des Organismus wie die Gesamtheit aller Eiweiße (Proteom), Lipide (Lipidom) oder alle charakteristischen Stoffwechsel-Eigenschaften (Metabolom) in den Fokus unserer Aufmerksamkeit geraten, werden sich diagnostische und therapeutische Möglichkeiten eröffnen, die vor wenigen Jahren noch unvorstellbar waren. **Wir stehen vor einer Biotech-Revolution ungekannten Ausmaßes.**

Ein künftig wahrscheinlich nächster molekularbiologischer Diagnostikschritt ist die **Liquid Biopsy**. Darunter versteht man die Probeentnahme und Analyse von nicht festem, biologischem Gewebe, hauptsächlich von Blut. Das heißt, ich mache nicht nur einen Test über die Gewebeanalyse zum Zeitpunkt der Diagnose und einen zweiten, wenn der Tumor wiederkommen sollte, sondern überwache auch den Behandlungsverlauf. So kann ich regelmäßig untersuchen, was sich unter einer bestimmten Therapie tut und ob die Behandlung anschlägt. Damit produziere ich unendlich mehr Daten und skaliere diese wiederum über das Proteom und das Metabolom. Natürlich müssen Ärzt*innen ihre Patient*innen weiterhin als Ganzes sehen und beurteilen, um bestmögliche Therapien zu identifizieren. Dennoch werden sich die Onkolog*innen hier mit einer immer größeren Fülle von Daten auseinanderzusetzen haben, die sie ohne Datenwissenschaftler*innen nicht mehr bewerten können werden. Ein weiteres Beispiel für die große Bedeutung des notwendigen Umgangs mit Daten.

Wir verlassen damit schrittweise die beobachtungsbasierte Medizin, die auf Symptome oder Bilder zurückgreift, und bewegen uns hin zu einer **Medizin, die die genauen Ursachen für Gesundheit und Krankheit bestimmt.** Die nur auf Leitlinien fokussierte Medizin wandelt sich hin zu einer auch computerbasierten Medizin, in die mehr und mehr molekularbiologische Daten einfließen. Die wirklich große pharmakologische Revolution setzt ein, wenn wir einige Medikamente über eigene Proteine selbst produzieren werden, so, wie wir es bei der mRNA-Technologie zur Impfung gegen schwere Verläufe der COVID-19-Infektion erleben konnten.

An dieser Stelle will ich kurz einen Bogen zu einem anderen Thema schlagen, mit dem ich mich seit langem befasse. Es geht um das **Mikrobiom** (Mikrobiota, Mikroflora), also die Gesamtheit aller Mikroorganismen, die uns Menschen besiedeln. Es besteht aus Bakterien (Einzellern) und aus Pilzen (meist kleinere Zellverbände) und umfasst etwa 39 Billionen dieser Mikroorganismen. Das sind mehr als der Mensch Zellen hat (30 Billionen). Der größte Teil des Mikrobioms lebt im Darm, aber auch die mit Haut oder Schleimhaut ausgekleideten Höhlen des Körpers beinhalten große Mengen an Mikroorganismen. Nun ist doch vollkommen klar, dass uns das Mikrobiom beeinflusst, dass es den Verlauf verschiedener Erkrankungen beeinflusst. Und was wissen wir zu dieser Interaktion? Positiv ausgedrückt nenne ich es mal … wenig. Warum? Weil wir ohne Datenanalytik und ohne Künstliche Intelligenz bei einem solch komplexen Thema völlig überfordert sind.

Ich schließe ein anderes Thema an, bei dem wir ohne eine massive Daten-strategie nicht schnell genug weiterkommen, anders ausgedrückt, bei dem ohne einen merklichen Fortschritt auch in Zukunft noch viel zu viele Men-schen sterben werden. Meiner Ansicht nach sollten wir in Deutschland einen **genbasierten Datenpool für Krebspatient*innen** aufbauen und diesen über die Jahre mit Verlaufsdaten begleiten. Wie ließe sich ein solcher Datenpool schnell aufbauen?

Lösungsvorschlag: Wir haben in Deutschland pro Jahr etwa 500.000 neue Krebserkrankungen, davon stellt vielleicht die Hälfte besondere Herausforderungen an Diagnostik und Therapie in dem Sinne, dass sie nicht ausschließlich chirurgisch zu behandeln sind. Wenn man diese etwa 250.000 Fälle genetisch sequenzierte, wäre man, bei einem hoch angesetzten Preis von 3000 € (wird in Kürze deutlich weniger sein) für die molekulare Profilierung eines Falls bei Kosten von 750 Millionen € insgesamt. Würde der Bund also eine Milliarde € zur Verfügung stellen, könnten alle Krebs-patient*innen in Deutschland, die nicht einfach operiert werden können, optimal diagnostiziert werden. Die Sequenzierungen würden nach einem Standardprotokoll in deutschen Versorgungsumfeldern durchgeführt und die Daten in einem deutschen Trustsystem gepoolt werden. Über zehn Jahre hinweg lägen die Kosten bei maximal 7,5 Milliarden €, wahrscheinlich deutlich niedriger, da Sequenzierungen immer preiswerter werden dürften. Die Krebsforschung würde immens profitieren, die Patient*innen noch mehr. Wenn man sich vor Augen führt, was Krebs als Volkskrankheit schon heute bedeutet und noch bedeuten wird, ist das kein unvorstellbarer Betrag. Und wir würden in Deutschland Fortschritt vorleben.

Erklären lassen sich solche Gedanken am besten am realen **Beispiel**. Ich denke zurück an eine etwa 60-jährige Patientin, erkrankt an Bauchspeichel-drüsenkrebs im fortgeschrittenen Stadium. Diagnostiziert waren bei ihr über 60 Metastasen. Der behandelnde Arzt riet ihr zum Aufsuchen eines Palliativ-mediziners. Hier erhielt sie eine Individualtherapie, bei der ihre Tumor-Daten in einer großen Biobank genutzt wurden. Der Krebs ist inzwischen nicht mehr nachweisbar. Natürlich ist dies grundsätzlich erst einmal ein Aus-nahmefall, er zeigt aber, wohin sich die Medizin entwickeln wird. Und welchen Nutzen eine entsprechende Datenbank stiften könnte. Auch hier wird künftig mehr und mehr die Künstliche Intelligenz zur Anwendung kommen. Immer noch werden zahlreiche relevante Daten gar nicht erst systematisch erfasst, andere bleiben ungenutzt. Dies gilt zum Beispiel auch für die **bei den Krankenkassen verwahrten Gesundheitsdaten.** Hier liegt eine unvorstellbar große, vollkommen ungenutzte Menge an wichtigen Gesundheitsdaten. Eine aus ärztlicher Sicht absolute Fehlentwicklung. Falsch, es ist eben keine Entwicklung, es ist wieder einmal ein Verharren in suboptimalen Zuständen, die man hinnimmt. Die Krankenkassen müssten die Möglichkeit bekommen, die Daten ihrer Versicherten mit deren Einverständnis zusammenzuführen und mit Daten aus der Wissenschaft zu ergänzen, um gesundheitsrelevante Auswertungen vorzunehmen. Es werden Krankheitsverläufe in Kauf genommen, die durch ein Frühwarnsystem der Krankenkassen verhindert oder zumindest verlangsamt werden könnten. Die fehlende Analytik der Daten macht Versicherte krank, eine Folge der Absurdität im **German-Angst-Datenschutzsystem.** Nochmals im Klartext: Es ist heutzutage bereits möglich, Risikopatient*innen für bestimmte Erkrankungen mit Hilfe von Datenanalysen zu identifizieren. Dürfte dies die Krankenkasse, könnte sie ihren Versicherten, die auf diesem Weg als Risikopatient*innen erkannt werden, einen Hinweis geben, am besten verbunden mit dem direkten Vorschlag zur Untersuchung. Ohne diese Informationen sterben zum Beispiel Menschen, die frühzeitig hätten behandelt werden können, an Herzinfarkt oder Schlaganfall: #TODDURCHDATENSCHUTZ

Wir müssen den Patient*innen und Versicherten nicht nur deutlich machen, welchen Nutzen ihre Daten für sie selbst und die Solidargemeinschaft bringen. Wir müssen ihnen auch verdeutlichen, dass ihre Daten in einer Art **Treuhänderschaft** nach bestem Wissen und Gewissen verwahrt und genutzt werden. Treuhänder*innen können im Falle der ePA des Bundes die Krankenkassen sein, im Falle der elektronischen Patient*innenakten das jeweilige Krankenhaus. Besser wäre aber, das Erfassen und Sammeln der Daten noch besser in den Griff zu bekommen. Die **ePA des Bundes** muss weiterentwickelt und in die Routineanwendung gebracht werden, **idealerweise verknüpft mit allen Einrichtungen und Anwendungen des Gesundheitswesens.**

In Deutschland gibt es bereits verheißungsvolle Initiativen, die uns nach vorne bringen sollen. Beispiele sind die Medizininformatik-Initiative oder das Netzwerk Universitätsmedizin. Im Rahmen der **Medizininformatik-Initiative** arbeiten alle Universitätskliniken Deutschlands gemeinsam mit Forschungseinrichtungen, Unternehmen, Krankenkassen und Patient*-innenvertreter*innen u. a. daran, die technischen Voraussetzungen zu schaffen, um Forschungs- und Versorgungsdaten standortübergreifend verknüpfen zu können. Das **Netzwerk Universitätsmedizin** will Diagnostik- und Behandlungsstrategien möglichst aller deutschen Universitätskliniken zusammenführen und auswerten und so zu datenzentriertem Arbeiten beigetragen. Die Einführung des **bundeseinheitlichen Datensatzes COVID-19** war ein großer Schritt in die richtige Richtung.

Die Informatikprofessorin und Ärztin Dr. Sylvia Thun, Expertin für nationale und internationale IT-Standards im Gesundheitswesen und Direktorin am Berlin Institute of Health, beschrieb die Wichtigkeit solcher Datensätze treffend mit: „If we cannot name it, we cannot control it, finance it, research it, teach it, or put it into public policy." Persönlichkeiten wie Sylvia Thun – sie forscht auch an der elektronischen Patientenakte und dem übergreifenden elektronischen Datenkonzept – geben mir die Zuversicht, dass wir in Deutschland in diesem so wichtigen Sektor das notwendige Potential haben.

Und hier komme ich zu einem ganz wesentlichen Punkt: Die **Universitätskliniken** müssen zum **Dreh- und Angelpunkt** des Gesundheitswesens werden. Nur in ihnen können auf absehbare Zeit die Gesundheits- und Krankheitsdaten der Bevölkerung, begleitet von höchster Fachexpertise, wissenschaftsnah erfasst, ausgewertet und zu deren Nutzen unmittelbar in die Anwendung übertragen werden. Anders werden die unendlich vielen Daten in der notwendigen Menge und Qualität, bis hin zum erhofften Echtzeitmonitoring, nicht zusammenkommen. Die Daten müssen den innovativsten Köpfen in der Medizin zugänglich gemacht werden und die sind in unserem Land an Universitäten beheimatet, an Max-Planck-Instituten, Helmholtz-Zentren und wenigen anderen Institutionen. So würde die Treuhänderschaft auch gleichzeitig bei denen verbleiben, in die die Patient*innen **Vertrauen** haben. Nicht bei US-Konzernen oder großen Pharmaunternehmen. Sondern bei Ärzt*innen bzw. beim Krankenhaus. Das ist meines Erachtens das einzige Modell, das in datensensitiven Ländern wie Deutschland, der Schweiz und Japan funktionieren kann. In Amerika und China mag das anders gehen, in Deutschland ist die Volksseele eben eine andere. Dass diese Treuhänderschaft durchaus beinhalten kann, die Daten in anonymisierter Form auch kommerziell an Dritte weiterzugeben – immer das Einverständnis der Patient*innen vorausgesetzt –, wird an späterer Stelle in diesem Buch dargelegt.

Patient*innen haben das Recht, über ihre Daten zu verfügen. Aber sie müssen auch verstehen lernen, dass beispielsweise die Zustimmung zur Datennutzung für Studien und diverse Forschungsprojekte sehr wichtig ist. Wir müssen aus der Erklärungsnot herauskommen.

7. Datenschutz und Cyberkriminalität

Patient*innen müssen also ermächtigt werden, Daten zur Nutzung freizugeben. Grenzen in Bezug auf die Datennutzung setzen aber nicht nur die Patient*innen als Verwalter*innen ihrer eigenen Daten, sondern auch die **juristischen Rahmenbedingungen**. Die Vorgaben für Gesundheits- und Krankheitsdaten müssen eine allzeit mögliche Krankenversorgung sicherstellen. Deshalb halte ich es für angezeigt, dass die gesetzlichen Vorgaben besser auf den Bereich Gesundheit und Medizin zugeschnitten werden sollten. Wir haben teilweise dieselben **Datenschutz-Vorgaben** wie beispielsweise die Chemie- oder Autobranche.

Neben der **Datenschutzgrundverordnung**, die den meisten von Ihnen zumindest vom Begriff her bekannt sein dürfte, haben wir das **Bundesdatenschutzgesetz** sowie **16 Landesdatenschutzgesetze** und weitere **landesunterschiedliche Krankenhausgesetze**.

Eigentlich erlaubt unsere bestehende Gesetzgebung einiges zur Datennutzung, was aber schnell zum Beispiel durch den Landesdatenschutz verhindert werden kann. Natürlich resultiert aus diesem Dschungel der Datenschutzgesetze Unsicherheit und aus Unsicherheit resultieren Fehler. Aus Angst, gegen Datenschutzvorgaben zu verstoßen, kommt es schließlich auch zur Unterlassung von Handlungen. Wieder einmal erschwert der Föderalismus den Fortschritt und dies nicht nur in der Medizin. Natürlich muss definiert sein, wer auf die Daten der Patient*innen zugreift. Die involvierten Personen müssen geschult sein, und selbstverständlich brauchen wir Sicherheit im Datenverkehr. Die Frage ist nur: wie und in welchem Ausmaß?

Die Rolle des Datenschutzes wurde und wird in Deutschland seit Jahren als Monstranz, als geradezu unantastbar vor uns hergetragen. Tragisch! **#TODDURCHDATENSCHUTZ** hat nicht wenige Patient*innen längst ereilt. Zur Verdeutlichung der **Hemmnisse durch die Datenschutzauflagen** will ich Ihnen einige Beispiele vortragen.

Beispiel 1: Vielleicht kennen Sie die **Inkubatoren für Frühgeborene**. Darin versorgt man ein manchmal nur wenige hundert Gramm leichtes Frühgeborenes, das über diverse Kabel technologisch unterstützt überwacht wird. Jeder Griff in den Inkubator erfolgt schon deshalb vorsichtig, weil immer die Gefahr besteht, Kabel zu lockern oder den Beatmungsschlauch zu verrücken. Da liegt es auf der Hand, über die Entwicklung eines kabelfreien Monitorings nachzudenken, einen Smart Incubator. Dieses Forschungsvorhaben war von hochkarätigen Wissenschaftler*innen in Deutschland geplant. Schließlich ist es am Datenschutz gescheitert. Streitpunkt war die Aufnahme der Kinder über Infrarottechnologie mittels Thermokameras, mit der Gefahr, dass über eine Umrechnung dieser Bilder auf die Identität des Frühgeborenen hätte rückgeschlossen werden können. Der Irrsinn ist kaum zu toppen. Schlimmstenfalls sterben weiterhin kleinste Patient*innen, weil versehentlich die Kabellage gelockert oder abgerissen wird. Welchen Weg fanden die deutschen Wissenschaftler*innen? Sie entwickeln den Smart Incubator in Indien. Mein Verständnis für derartige Restriktionen ist maximal aufgebraucht.

Beispiel 2: Auch im Rahmen der **COVID-19-Pandemie** wurde deutlich, wie mangelnde Digitalisierung durch überhöhten Datenschutz dem Gesundheitssystem schadet. Pandemie und Digitalisierung prallten bereits wenige Wochen nach Eintrag des Coronavirus nach Deutschland frontal aufeinander. Das Fax glänzte einmal mehr als anachronistisches, Prozesse verlangsamendes Kommunikationsmedium, das in der übrigen Wirtschaft schon lange weitestgehend ersetzt ist. Erinnern wir uns nur, wie im Frühherbst 2020 Unmengen an Testergebnissen oder anderen, teilweise mehrfach und parallel vorgehaltenen Datensätzen per Fax zwischen Ärzt*innen,

Klinken und Behörden hin und her geschickt wurden, auch händisch erfasst und weiterverarbeitet. In dem Zusammenhang denke ich ebenso an die tagelang nicht mögliche Zuordnung von 44.000 Corona-Tests von Reiserückkehrer*innen in Bayern, darunter über 1000 ahnungslos Infizierte.

Beispiel 3: Im Sommer 2020 wurde die **Corona-Warn-App** als ein Meilenstein in der deutschen Corona-Bekämpfung gefeiert. Wenige Monate später wandelte sich die Wahrnehmung der Wirksamkeit hin zu einem zahnlosen Tiger. Es war schlichtweg unverständlich, warum wir den Datenschutz selbst in einer Situation, in der es um Tausende von Corona-Toten ging, wie eine Monstranz vor uns hertrugen. In Südkorea wiederum galt die 3-T-Regel, test, trace and treat, also testen, verfolgen und behandeln. Das bedeutete auch, dass Apps verpflichtend wurden, mit denen man die Quarantäne überprüft, Fotos aus den eigenen Räumlichkeiten hochlädt oder den eigenen Aufenthaltsort abrufen lässt. Bei uns unvorstellbar. Aber warum eigentlich? Wenn jemand in Deutschland seine Bewegungsdaten freigeben möchte, dann soll er es doch bitte tun dürfen. Sie sind den großen Digitalkonzernen ohnehin bekannt, oder glauben Sie, dass Google Maps, Apple oder das Navigationssystem in Ihrem Auto nicht weiß, wo Sie sich aufhalten, wenn Sie diese Geräte bzw. Applikationen nutzen? Während des ersten Pandemiejahres wurde die große Chance verpasst, den im Gesundheitswesen deutlich überhöhten Datenschutz aufs angemessene Maß zurückzuführen.

Beispiel 4: Hinderlich in der Pandemie war auch die durch erhöhten Datenschutz unzureichende Möglichkeit, diejenigen Bürger*innen zu identifizieren, die **FFP-2-Masken** erhalten sollten. Grundsätzlich ein hervorragender Ansatz, wenn ein zumindest weitgehend aktueller Stand zum Gesundheitsgrad abgefragt werden kann. Jens Baas, Chef der Techniker Krankenkasse, bezeichnete die Situation in unserem Podcast „19 – Die Chefvisite" als reine Datenkatastrophe, weil die Krankenkasse die Daten von Ärzt*innen nicht selten mit sechs bis neun Monaten Verspätung bekommt. Dies bedeutete, dass Menschen, die beispielsweise sieben Monate zuvor schwer krank wurden, über einen solchen Identifikationsweg womöglich keine Masken bekamen. Auch darüber hinaus blieb die Aufgabe, FFP-2-Masken an die Risikogruppen zu bringen, eine große Herausforderung. Die Zuweisung erfolgte per Brief. Mit einer **digitalen Identität**

hätten wir einen QR-Code aufs Handy geschickt bekommen, mit dem dann die Schutzmasken in Apotheken hätten abgeholt werden können. Der Bund jedoch kann mit den Bürger*innen nicht direkt digital kommunizieren. Dafür bräuchte man eine eindeutige digitale Bürger*innenidentität. Ein Ansatz, der wiederum den Datenschützer*innen den Schweiß auf die Stirn treibt. Aber hat man die Bürger*innen jemals gefragt, ob sie eine solche Identität nicht vielleicht doch haben möchten? Nein! Ich bin davon überzeugt, dass ein Großteil der Bürger*innen eine solche digitale Identität haben will. Aber auch hierzu gehört Aufklärung über Chancen und Risiken.

Beispiel 5: Auch bei der Organisation der Impfungen hätte eine funktionierende, bundesweit verfügbare elektronische Patientenakte geholfen. Wie erwähnt hätte eine COVID-19-Impfpflicht vor der Delta-Welle Tote vermeiden können. Eine Impfpflicht ohne **digitales Impfregister** jedoch wäre zu einer immensen Herausforderung geworden. Wie hätte man die Ungeimpften zuverlässig identifizieren sollen? Über eine Versendung von Briefen an alle Bürger*innen? Ich mag es gar nicht weiter diskutieren, ist doch auch dies nur ein weiteres Beispiel für das deutsche Digital- und Datenschutz-Debakel. Sprach- und Schreiblosigkeit setzt bei mir ein zu diesem immer wieder evident werdenden Armutszeugnis Deutschlands.

Bei einer Podiumsdiskussion warf mir jemand vor, die Patient*innen gläsern machen zu wollen. Ich erwiderte, dass es mein Anliegen ist, den Ärzt*innen eine Basis für die bestmögliche diagnostische und therapeutische Entscheidungsfindung zu bieten. Es darf doch nicht sein, dass der Datenschutz ärztlich notwendige Zugriffe blockiert. Was mein Gesprächspartner bei der Podiumsdiskussion mit **gläsernen Patient*innen** aber wohl viel eher meinte, ist die Frage des Gebrauchs und die Verhinderung des Missbrauchs von Daten, der zunächst einmal kein originäres Thema der Digitalisierung ist. Denn es geht weniger um das Trägermedium als um die Frage, wie der Zugriff auf persönliche Patient*innendaten organisiert ist.

Zur Verdeutlichung: In Zeiten der Papierdokumentation war es an der Tagesordnung, dass vertrauliche **Papierdokumente** bis hin zur ganzen Patient*innenakte gesucht wurden. Waren sie falsch eingeordnet, blieben sie nicht selten langfristig, manchmal dauerhaft verschollen. Wir haben erlebt, dass vertrauliche Patient*inneninformationen von Dritten gelesen wurden. Wir haben erlebt, wie unverpackte Krankenakten per Taxi zu uns geschickt wurden, wie Faxe mit sensiblen Daten fehl liefen und in einem Warenhaus ankamen. Natürlich betraf dies nur die einzelne Person und nicht die Krankengeschichten von 83 Millionen Bürger*innen in einer Cloud. Dennoch ist es wichtig, sich vor Augen zu halten, dass Datenschutz unabhängig vom Trägermedium immer ein Thema war und ist.

Ich möchte auch betonen, dass **Datenschutz nie eine klare Ja-Nein-Entscheidung** ist. Datenschutz hat eine untere und eine obere Schwelle. Dazwischen ist eine **Grauzone.** Stellen Sie sich ein Patient*innenzimmer vor, zwei Betten, jeweils gekennzeichnet mit den Namen der Patient*innen: Petra Buntschuh und Hannes Krawinkel. Im geschlossenen Raum ohne Publikumsverkehr ist das kein Problem. Jetzt bekommt Petra Buntschuh Besuch. Dieser passiert das Bett von Hannes Krawinkel und liest dessen Namen. Hier beginnt das Datenschutzproblem. Nun denken wir nicht an das Bett, von dem der Namenszug inzwischen entfernt wurde, sondern an den Namen im Monitor. Wo endet gefährdende Lesbarkeit und beginnt übertriebene Neugierde? Hier stoßen wir an die obere Schwelle des Datenschutzes.

Wir brauchen gar nicht das Beispiel Patient*innenzimmer bemühen. Denken wir stattdessen an eine Apotheke. Wie oft habe ich schon gedacht, dass es die neben mir stehenden Kund*innen nicht das Geringste angeht, welche Medikamente ich haben möchte. Natürlich kann ich ein Rezept vorlegen oder einen Zettel und darauf vertrauen, dass die Apotheker*innen nicht sprechen. Die Medikamentenpackung jedoch liegt auf dem Tresen. Manchmal spürt man geradezu die neugierigen Blicke. Macht doch nichts, mögen Sie denken. Das stimmt sicherlich, wenn es sich um Hustenbonbons handelt. Aber was ist, wenn Patient*innen Psychopharmaka bekommen? Was ist mit Medikamenten gegen Krebs, gegen Epilepsie? Auch diese Problematik darf jedoch nicht zur datenschutzgetriebenen Überreaktion führen, üben die Mitarbeiter*innen einer Apotheke doch eine extrem wichtige Funktion aus. Sie beraten Kund*innen in mannigfaltiger Hinsicht. Genau deshalb können wir nicht nur in der reinen Online-Apotheke denken. Soll die Beratung also vielleicht besser in einer schalldichten Kabine erfolgen? Sie merken, wir bringen uns mit dem Datenschutz selbst an den Rand des Umsetzbaren.

Ein bis heute schwieriges Thema ist die **Löschung von Daten**, zumal das Krankenhaus noch über einen langen Zeitraum hinweg auf Fehlbehandlung verklagt werden kann. Als Löschung gilt auch die Anonymisierung der Daten, etwa für Forschungszwecke. Problematisch daran: Wenn man genug Daten hat, könnte man sie über Algorithmen wieder zusammenführen. Was wir also brauchen, sind IT-Systeme, bei denen Löschungsfunktionen von Anfang an mitgedacht werden. Das dazu gehörende Schlagwort lautet **Privacy by Design**. In Deutschland ist es immer schwierig, wenn jemand einwilligen muss, da die Einwilligenden auch später noch widerrufen können. Daher ist es leichter, wenn man sich auf ein Gesetz beziehen kann, das zum Beispiel die Nutzung der Daten zu Forschungszwecken ohne Widerruf regelt. In der Einwilligung zu Studien ist in der Regel zudem festgelegt, wann die Daten gelöscht werden müssen. Das Daten-Masterfile allerdings liegt oftmals bei der Pharmaindustrie. Auch hier stellt sich die Frage, wie die Uniklinik als Treuhänderin die Daten verwalten soll.

Fest steht: Die Digitalisierung der 2020er-Jahre kann nicht mit dem Datenschutz des letzten Jahrhunderts bewältigt werden, sonst wird der Datenschutz auch künftig zum nachhaltigen Verhinderer von Innovationen. Wir müssen mit der Digitalisierung ein neues Niveau des Datenschutzes erreichen, versorgungsorientiert für Patient*innen. Natürlich brauchen wir klare Datenschutzvorgaben und natürlich kann es nicht sein, dass ich Anfang der 2000er-Jahre einen Arzt traf, der an seinem Schlüsselbund einen USB-Stick mit diversen Patient*innendaten trug, ohne sich dieser Brisanz bewusst gewesen zu sein. Solche Vorkommnisse müssen einen aufmerksam halten, dürfen aber auf keinen Fall Fortentwicklungen ganzer Systeme aufhalten.

Der **Datenschutz der Zukunft** muss es erlauben – mit Zustimmung der Patient*innen –, aus medizinischen Daten zu lernen und personenbezogene Daten zielgerichtet zu erheben. Eine gesellschaftliche Akzeptanz für den Umgang mit Gesundheitsdaten können Medizin und Datenschutz nur gemeinsam schaffen. Es muss dabei aber auch offen über Risiken und Maßnahmen zur Minimierung derselben kommuniziert werden.

Kommen wir also nun zu den **Risiken**, ganz besonders im Kontext der **Internetkriminalität**. Die 2017 veröffentlichte Krankenhausstudie der

Unternehmensberatung Roland Berger zeigte, dass 64 % der Krankenhäuser schon einmal Opfer eines Hacker*innenangriffs geworden sind, womit sich natürlich die Frage stellt, wie sicher IT-Systeme in Krankenhäusern sind. Universitätskliniken sind besonders gefährdet, da sie sowohl mit mehr medialer Aufmerksamkeit als auch mit besserer finanzieller Ausstattung attraktive Ziele darstellen. Trotz verschiedener Vorkehrungen einschließlich einer sogenannten Firewall gelingt Kriminellen immer wieder ein Angriff. Inzwischen kann man sogar im Darknet Cyberangriffe in Auftrag geben.

Das Bundesamt für Sicherheit in der Informationstechnik (BSI) teilte mit, dass **Hacker*innenangriffe auf Patient*innendaten** deutlich zugenommen haben. Dabei gibt es wenigstens drei potenzielle Gefahren: Erpressung von Krankenhäusern oder von einzelnen Patient*innen, Angriffe auf medizinische Einrichtungen und Manipulation von medizinischen Geräten. Laut Einschätzung des BSI entstehen täglich über eine halbe Milliarde neue Schadprogramm-Varianten. Auch können Medizinprodukte ein Einfallstor für Cyberangriffe darstellen. In den Vereinigten Staaten gibt es zum Beispiel Meldungen, die vor Angriffen auf Herzschrittmacher warnen.

In Deutschland gab es in den letzten Jahren eine Vielzahl von Hacker*innenangriffen, die die Schaltzentralen großer Kliniken zum Ziel hatten, ganz zu schweigen von permanenten Angriffen, die täglich erfolgreich von IT-Sicherheitssystemen abgewehrt wurden. Zur allgemeinen Bedrohungslage gibt es eine Studie von Check Point Research über die **Zunahme der Cyberangriffe** im November und Dezember 2020. Die Studie ermittelte eine über alle Wirtschaftssektoren weltweite Zunahme von 22 % gegenüber dem Vorjahr. Die Zunahme der Attacken auf Krankenhäuser als stärkstes Angriffsziel betrug demnach 45 %. Ein möglicher Grund: In Krankenhäusern ist die IT-Sicherheit selten auf einem Stand, der mit Unternehmen der freien Wirtschaft vergleichbar ist.

Auswertungen der Malware Telemetrie während der COVID-19-Pandemie zeigten zudem für den Zeitraum Februar bis März 2021, dass es gegenüber dem Vorjahr zu einem Anstieg der Cyberangriffe um mehr als die Hälfte gekommen ist. Zunächst wurden Krankenhäuser in Europa angegriffen, nach Zunahme der Infektionszahlen in Amerika waren auch dort Krankenhäuser stärker betroffen. Mögliche Gründe: Während der Pandemie haben viele Unternehmen auf Homeoffice und mobiles Arbeiten umgestellt. Die steigende Zahl der Remote-Mitarbeiter*innen, die private Geräte und die Software Citrix für ihre Arbeit nutzen, boten dabei zusätzliche Angriffsmöglichkeiten für einen Datenmissbrauch und ein Einfallstor für Hacker*innenangriffe. Hinzu kommt, dass das Thema Cybersicherheit während der Pandemie an Priorität verloren haben könnte, da andere akute medizinische Versorgungsprobleme in den Fokus des allgemeinen Interesses gerückt sind.

Es ist keineswegs ungewöhnlich, dass Einrichtungen des Gesundheitswesens das Ziel von **Lösegeldangriffen** durch Erpresser*innensoftware werden. Mittels **Phishing**-Angriffen (Neologismus von fishing, engl. für Angeln) durch gefälschte Webseiten, authentisch wirkende E-Mails oder Kurznachrichten gelingt es den Hacker*innen, auf die Server der Kliniken zu gelangen. Die Erpresser*innen drohen, Patient*innendaten und andere Datenbestände inklusive Backups unwiderruflich zu löschen oder zu veröffentlichen. Nach erfolgter Lösegeldzahlung mittels Kryptowährung wird den Kliniken meist ein Code zur Freischaltung versprochen, mit dem sie das System entsperren können. Nicht selten wird kein Code übermittelt und die Daten bleiben verschlüsselt. Darüber hinaus nutzen Hacker*innen sensible Daten, um die Patient*innen direkt mit der Veröffentlichung derselben unter Druck zu setzen.

Im Jahr 2016 attackierten Cyberkriminelle das Lukaskrankenhaus in Neuss und brachten dort die Versorgung der Patient*innen zum Erliegen. Möglich wurde der Angriff durch einen geöffneten E-Mail-Anhang mit Schadsoftware. Die Notaufnahme des größten Krankenversorgers in Neuss wurde vorübergehend abgemeldet, Therapien mussten abgesagt und Operationen verschoben werden. Der Ausfall der IT mit allen daraus resultierenden Konsequenzen für die Patient*innenbehandlung und die Wiederherstellung der Datensicherheit hat das Lukaskrankenhaus circa eine Million € gekostet.

Im Klinikum Fürstenfeldbruck brachte 2018 ein Trojaner 450 Rechner zum Erliegen. Das Krankenhaus musste sich vorübergehend von der Rettungsleitstelle für die akute Notfallversorgung abmelden. Der Klinikbetrieb konnte aufrechterhalten werden, Arbeitsabläufe wurden auf den

Stand vor Einführung der EDV zurückversetzt. Schuld war vermutlich auch hier eine E-Mail mit Schadsoftware im Anhang.

Eine Cyberattacke noch größeren Ausmaßes betraf 2019 die DRK Trägergesellschaft Süd-West in Rheinland-Pfalz und im Saarland. Die Verfügbarkeit von Daten war sowohl für elf Krankenhäuser als auch für vier Pflegeeinrichtungen eingeschränkt, der Zugang zum Internet blockiert und die Kommunikation nach außen nur mittels Telefon und Fax möglich. Medizinische Geräte waren nicht betroffen. Die Versorgung der Patient*innen blieb auch hier gewährleistet. Über Lösegeldforderungen und das Abgreifen von Patient*innendaten fanden sich in den Medien keine Informationen. Das Landeskriminalamt wurde eingeschaltet.

Ebenfalls 2019 kam es an der Justus-Liebig-Universität Gießen zu einem schwerwiegenden Hacker*innenangriff und damit zu einem ersten gravierenden Sicherheitsvorfall der IT an einer deutschen Universität. Eine bis dahin unbekannte Variante einer Schadsoftware legte das Datennetz von 28.000 Studierenden und 5500 Mitarbeiter*innen lahm. Auch das Universitätsklinikum Gießen-Marburg war betroffen. Nach Angaben der Pressesprecherin blieb die Patient*innenversorgung von den IT-Problemen der Universität jedoch verschont.

Während im Zusammenhang mit Hacker*innenangriffen bis September 2020 keine Patient*innen direkt zu Schaden kamen, zog ein IT-Ausfall im Uniklinikum Düsseldorf am 10.09.2020 deutliche Folgen nach sich. Durch eine Sicherheitslücke in der marktüblichen und weltweit verbreiteten kommerziellen Zusatzsoftware Citrix, die den Fernzugriff auf IT-Systeme ermöglicht, konnten die Angreifer*innen in das IT-System der Universitätsklinik eindringen und dort 30 Server verschlüsseln und lahmlegen. In der Folge musste, so wurde es in der Presse berichtet, die Notaufnahme einen Rettungswagen mit einer lebensbedrohlich erkrankten Patientin abweisen und nach Wuppertal umleiten, wo die Patientin unmittelbar nach dem Eintreffen verstarb. Die Staatsanwaltschaft prüfte sogar, ob sie ein Verfahren eröffnen könne, in dem den Hacker*innen fahrlässige Tötung oder Mord vorgeworfen würde, entschied sich dann aber dagegen. Die Obduktion hatte ergeben, dass die Patientin auch ohne die Verzögerung gestorben wäre. Initial war das Erpresser*innenschreiben an die Heinrich-Heine-Universität gerichtet. Eine konkrete Lösegeldforderung gab es nicht. Der Polizei gelang es, mit den Erpresser*innen Kontakt aufzunehmen und vor den Auswirkungen auf die Patient*innensicherheit zu warnen. Daraufhin hätten die Erpresser*innen den digitalen Schlüssel ausgehändigt.

Einen **Angriff auf besonders sensible Daten** hat es bei einem Hacker*innenangriff in Finnland gegeben. Ein Erpresser namens Ransom-Man hatte sich scheinbar Zugang zu Zehntausenden Datensätzen eines psychotherapeutischen Zentrums verschafft. Zu den gehackten Informationen gehörten nicht nur Diagnosen, sondern auch Tagebücher, Kontaktinformationen und Angaben über minderjährige Patient*innen. Der Betreiber des Zentrums wurde aufgefordert, etwa eine halbe Million € zu zahlen, andernfalls sollten die Daten veröffentlicht werden. Die Hacker*innen traten auch direkt an die Patient*innen heran und nötigten diese, Lösegelder von bis zu 500.000 € in Kryptowährung zu zahlen. Bereits während der Erpressung wurden Hunderte von Datensätzen im Darknet veröffentlicht. Das Vorgehen hatte damit eine neue Dimension erreicht.

Im Mai 2021 ereignete sich ein signifikanter Ransomware-Angriff auf die irische Gesundheitsverwaltung Health Service Executive. Vorsorglich wurden die IT-Systeme heruntergefahren. Zahlreiche Krankenhäuser mussten ihre Routinetermine absagen und konnten nur in eingeschränktem Umfang arbeiten. Der Angriff wurde nicht als Spionage, sondern als Cyberattacke eingestuft. Die Cybercrime-Bande Conti verlangte zunächst 20 Millionen US-Dollar Lösegeld, stellte dann zwar das Entschlüsselungstool kostenlos zur Verfügung, drohte aber weiterhin damit, private Daten zu verkaufen oder zu veröffentlichen. Zwei Sicherheitstools hatten das Eindringen der Hacker*innen sogar bemerkt, allerdings waren aus den Warnungen nicht die richtigen Schlüsse gezogen worden. Hier zeigte sich einmal mehr, dass die Gefahr von Attacken durch entsprechend geschultes Personal reduziert werden könnte. Aber wie gesagt, jeden kann es zu jedem Zeitpunkt treffen.

Meine Ausführungen verdeutlichen, dass die Bedrohung durch **Hacker*innenangriffe auf Institutionen des Gesundheitswesens real und alltäglich** ist. Auf keinen Fall dürfen wir die Cyberangriffe verharmlosen. Ganz im Gegenteil, der Cyberkrieg, den die Russ*innen schon heute führen, wird in diesem Ansatz immer noch unterschätzt. Der Westen scheint demgegenüber auf seinem moralisch hohen Podest vergleichbar inaktiv. Kriegsführung passiert schon lange nicht mehr nur über Land, Luft und Wasser, auch über die Datenleitungen.

Wir müssen also alles dafür tun, die **Risiken von Cyberattacken zu minimieren**, potentielle Schwachstellen zu identifizieren und abzubauen. Durch beste IT-Systeme und hervorragend ausgebildete Mitarbeiter*innen. Bereits 2015 hat der Deutsche Bundestag das IT-Sicherheitsgesetz beschlossen, das den Betreiber*innen Kritischer Infrastruktur – dazu gehören auch große Krankenhäuser – vorgibt, einen **Mindeststandard bei der IT-Sicherheit** einzuhalten und Vorfälle an das BSI zu melden. Unter dieses Gesetz fielen allerdings nur etwa 10 % der Krankenhäuser.

Seit 2019 gilt der branchenspezifische Sicherheitsstandard, der angemessene Maßnahmen auch in kleineren Häusern gewährleisten soll. Im Zusammenhang mit dem 2020 beschlossenen Krankenhausstrukturgesetz (KHSG) werden insgesamt 4,3 Milliarden € für moderne Notfallkapazitäten, die Digitalisierung und die IT-Sicherheit in deutschen Krankenhäusern zur Verfügung gestellt.

Das Gesundheitswesen kann darüber hinaus **von der Großindustrie lernen**: Um die IT-Sicherheit zu erhöhen, sollen Penetrationstests, Künstliche Intelligenz und moderne Authentifizierungsverfahren wie Gesichts- und Spracherkennung zum Einsatz kommen. Bei allem notwendigen Verlangen nach maximal möglicher IT-Sicherheit brauchen wir auch das belastbare Zugeständnis, dass diese nicht ohne gewisse Komfortbeschränkungen der Anwender*innen zu realisieren ist.

Die **größte Unsicherheit** stellen jedoch weniger die technischen Systeme als vielmehr die **Beschäftigten** dar, die etwa durch die bereits erwähnten fingierten Mails getäuscht werden. Der entscheidende Schlüssel zur Vermeidung von Cyberangriffen ist daher nach wie vor die **Awareness**, die vor dem Hintergrund moderner Technologien immer bedeutsamer wird. Denken wir doch nur an die sogenannten Deepfakes, also professionell gefälschte Videos, die als reale und zur Handlung nötigende Aufforderungen missverstanden werden können. Bekannte Beispiele hierfür sind die angebliche Aufforderung des ukrainischen Präsidenten Wolodymyr Selenskyj zur Aufgabe seiner Armee oder der gefälschte Videoanruf von Vitali Klitschko bei der Berliner Bürgermeisterin Franziska Giffey. Wir müssen deshalb viel Kraft in **Schulung, Aufklärung, Awareness-Kampagnen und**

Notfallübungen legen. 85 Datenschutz-Koordinator*innen plus die zentrale IT kümmern sich an der UME täglich um das Thema Datenschutz in all seinen Facetten. Für über 10.000 Mitarbeiter*innen gibt es Datenschutz-Pflichtschulungen. Daneben haben wir eine Richtlinie zur Informationssicherheit entworfen, die jede*r Mitarbeiter*in kennen muss.

Sensibilisierung muss aber nicht nur auf Seiten des Personals betrieben werden. Den **Angreifer*innen** muss künftig noch stärker vermittelt werden, welch persönliche Schäden bei Patient*innen entstehen können, bis hin zur Todesfolge.

Viele Kliniken unternehmen mit hervorragend ausgebildeten Mitarbeitenden sowie moderner Technik alle Anstrengungen, um ihre digitalen Informationssysteme vor Angriffen von außen zu schützen. Aber auch wenn die IT-Abteilungen der Kliniken auf dem aktuellen Stand der Technik arbeiten mögen, eines ist klar: **Es gibt keine hundertprozentige Sicherheit.** Wo kriminelle Energie mit dem Ziel der Zerstörung agiert, wird es zu Störungen der IT kommen. Und: Je mehr Möglichkeiten die Digitalisierung in der Medizin eröffnet, um so angreifbarer und vulnerabler wird das System auch im Hinblick auf einen Datenmissbrauch. Zugleich müssen wir uns daher auf den aus Sicht der Verbrecher*innen erfolgreichen Angriff vorbereiten. Dazu brauchen Einrichtungen des Gesundheitswesens einen **vorbereiteten Krisenplan** mit allen notwendigen Checklisten. Wir müssen in der Lage sein, in kürzester Zeit in einen Notbetrieb umzuschalten.

Was aber definitiv nicht länger geht, ist das Zuwarten mit der Digitalisierungsoffensive, bis alle Sicherheitsfragen geklärt sind. Etwas zugespitzt ließe sich formulieren, dass, wenn wir nur lange genug warten, Quantencomputer am Horizont auftauchen werden, die Passworte schneller hacken können, als wir es heute für möglich halten. Dann dürfte keine elektronische Patientenakte mehr absolut sicher sein, was sie eben auch heute nicht ist, in keinem Land der Welt. Das Warten auf ein unrealistisches Sicherheitsversprechen ist kein gangbarer Weg. Anfangen, umsetzen und stets optimieren. Auch dieses Denken verlangt nach Veränderung.

Daher müssen wir im Bereich der Cyberkriminalität eine **Güterabwägung** betreiben: Welche **Risiken** stehen den **Chancen** gegenüber? Abwägung bedeutet aber schließlich auch Entscheidung. Gestalten sich

Diskussionen zum weiteren Vorgehen schwierig, fragt man nicht selten Dritte. Geht es um ethische Aspekte, konsultiert man den Ethikrat. Vom Ethikrat wiederum erwarte ich die Formulierung von Maximalforderungen im Sinne der Kranken, statt einer butterweichen Andeutung von Richtungen. Die Menschen brauchen ein klares Koordinatensystem.

Datenschutz darf nicht zum Innovations- und Genesungsverhinderer werden. Daher müssen wir im Interesse unserer Patient*innen ein nicht vermeidbares Restrisiko in Kauf nehmen. Insofern ist hoffentlich deutlich geworden, dass ich kein Feind des Datenschutzes bin. Der Datenschutz muss eine dienende und lösungsorientierte Rolle spielen, um die großen Chancen der digitalisierten Medizin nicht zu gefährden. **Datenschutzbeauftragte** dürfen nicht bereits vor Aufnahme ihrer Tätigkeit als Datenverarbeitungsverhinderer*innen verdächtigt werden. Ich sehe Datenschützer*innen als Partner*innen zur Problemlösung im Sinne der Patient*innen, deren Gesundung ganz maßgeblich an einen sehr guten, ungestörten und möglichst sicheren Informationsfluss gebunden ist.

Der ehemalige Bundesgesundheitsminister Jens Spahn fasste den Sachverhalt treffend zusammen: **„Datenschutz wurde für Gesunde gemacht."** Während meiner langjährigen Arbeit als Arzt und später als Krankenhausmanager zeigte sich eines immer wieder: Menschen wollen gesund werden. Und sie möchten, dass dafür alle Möglichkeiten der modernen Medizin eingesetzt werden. Das können wir aber vollumfänglich nur tun, wenn dazu die verfügbaren Daten auch genutzt werden. Individualisierte Therapie in der Onkologie ist künftig und an bestimmten Zentren schon heute nur mit großen Datenmengen denkbar. Im Zielkonflikt zwischen Datenschutz und Patient*innenwohl ist meine Auffassung klar: Im Zweifel für die Gesundheit der Patient*innen. Das entbindet uns keineswegs von der Pflicht, alles dafür zu tun, die Daten unserer Patient*innen zu schützen. Aber wir müssen in Kenntnis des Restrisikos alle verfügbaren Daten und Informationen für die Prävention und die Heilung einzusetzen dürfen.

Hoffnung gibt mir, dass sich inzwischen einiges zur optimierten Datennutzung in Deutschland und vor allem Europa tut. In Berlin wurde bereits das **Gesundheitsdatennutzungsgesetz** angekündigt, genaueres ist dazu allerdings noch nicht bekannt. Baden-Württemberg hat eine **Roadmap**

Gesundheitsdatennutzung auf einen guten Weg gebracht. Bayern hat grünes Licht für **Cloud-Lösungen** gegeben.

Auch die Aktivierung des **European Health Data Space** verdient besondere Erwähnung. Damit soll jede*r Patient*in Zugang zu den eigenen Gesundheitsdaten bekommen. Ebenso sollen anonymisierte Daten für Forschung zur Verfügung gestellt werden. In diesem Zusammenhang möchte ich Ihnen zum Ende dieses Kapitels einen weiteren Begriff näherbringen, auf den Sie in der nächsten Zeit an der einen oder anderen Stelle treffen dürften, wenn Sie ihn nicht schon kennengelernt haben. Es geht um den **Broad Consent**, um die breite Einwilligung in die Nutzung pseudonymisierter klinischer Daten. Damit kann die medizinische Forschung konform zur EU-Datenschutzgrundverordnung erfolgen. Die Unikliniken haben sich diesbezüglich auf ein einheitliches Vorgehen bei der Patient*inneninformation und -einwilligung geeinigt. So wird eine einheitliche Nachnutzung der klinischen Daten möglich, was für die Forschung extrem wichtig ist, weiß man heute noch nicht, unter welcher Fragestellung ein Datensatz in fünf Jahren analysiert werden soll. Vielleicht wird uns die EU so beim Datenschutz-Problem helfen. Letztendlich geht es dann aber wieder um Auslegungen auf Länderebene.

Ein Beispiel dafür, wie in Deutschland auch hier wieder „Bremse vor Gas" gilt, ist die aktuell **abnehmende Attraktivität Deutschlands als Standort großer internationaler Therapiestudien**. Die Zeit von der Anmeldung einer Studie eines Pharmaunternehmens bis zur Einschleusung der ersten Patient*innen ist in Deutschland zum Teil so erheblich viel länger als beispielsweise in Spanien, dass es für das Pharmaunternehmen unattraktiv wird, die Studie in Deutschland zu starten. Richtig, in beiden Ländern besteht die Europäische Datenschutzgrundverordnung, mit allerdings unterschiedlicher Auslegung. Um es noch klarer zu machen: Zur Abrechnung und Qualitätssicherung dürfen wir in Deutschland tonnenweise Daten nutzen, aber nicht zur Forschung – eine **Bankrottansage an die Zukunft**.

Die Chancen eines Datenschatzes, wie er durch die ePA samt einem entsprechend einheitlichen Datenaustauschstandard und einem angemessenen Datenschutz generiert werden kann, sollte damit deutlich geworden sein.

III. Smartes Personal

1. Leadership

Die Medizin von morgen erfordert einen **neuen Typus Mensch**: offen, selbstkritisch, ausschließlich am Wohl der Menschen und deutlich weniger an der persönlichen Reputation interessiert. Als Ärztlicher Direktor einer großen Universitätsklinik erlebe ich jeden Tag die ganze Bandbreite von Führungs- und Kommunikationsmodellen. Vor diesem Hintergrund hat unser 2015 begonnener Weg zum Smart Hospital, dem digital unterstützten Krankenhaus von morgen, natürlich zum Ziel, die Medizin besser, effizienter und leistungsfähiger zu machen. Vor allem aber geht es um einen grundlegenden Kulturwandel: Die Menschen stehen im Mittelpunkt aller Anstrengungen. Dies betrifft nicht nur unsere Patient*innen und deren Angehörige, sondern explizit auch unsere Mitarbeitenden.

Es ist unsere Verpflichtung als Arbeitgeber, die Beschäftigten spürbar zu entlasten und ihnen ein modernes, persönlich befriedigendes und motivierendes Arbeitsumfeld anzubieten, von dem wiederum auch unsere Patient*innen profitieren. **Zufriedene Mitarbeitende** sind die Grundlage für eine umfassende Patient*innenzufriedenheit.

Ein starkes Team mit einer offenen Kommunikationskultur ist die beste Voraussetzung für Höchstleistung im Job. Insofern ist nicht Digitalisierung oder der Einsatz Künstlicher Intelligenz der Kerngedanke unserer Strategie. Es ist vielmehr die kulturelle Dimension. Es ist das Aufbrechen tradierter Handlungsmodelle. Das Smart Hospital braucht eine neue Art des Denkens, der Kommunikation und Interaktion, kurzum: eine **neue Unternehmenskultur**. Vertrauen und Respekt sind dabei die wichtigsten Eigenschaften, ohne die im Übrigen auch die zuvor angesprochene Patient*innensicherheit nicht funktioniert.

Nie werde ich beispielsweise eine Frühbesprechung zu Beginn meiner Tätigkeit als Chefarzt der Marburger Univ.-HNO-Klinik vergessen. Hier berichtete eine diensthabende Ärztin, dass ein Patient der Männerstation, dem man verweigert hatte sich Zigaretten zu holen, aus dem zweiten Stock der Klinik gesprungen sei, was die Verlegung des dann Schwerverletzten in eine andere Klinik zur Folge gehabt hatte. Auf meine Frage, warum ich als Klinikchef darüber nicht umgehend informiert worden sei, erhielt ich die Antwort: „Ich habe schon vor Ihrer Zeit gelernt, zum Chef geht man nur, wenn man gerufen wird." Ein Vorfall, der mich mehr als nachdenklich gestimmt hat.

Im Smart Hospital kommt modernen Führungsformen eine zentrale Bedeutung zu. **Smarte Führung** braucht Ausgeglichenheit in Bezug auf Geschlecht, wie auch in Bezug auf das Alter. Der Soziologe Prof. Dr. Thomas Druyen, ausgewiesener Wissenschaftler mit dem Schwerpunkt der Zukunftspsychologie und Vermögensforschung, hat eine Studie zur Generation der Baby-Boomer*innen aus den Geburtsjahren 1955 bis 1969 durchgeführt. Diese Generation, zu der auch ich gehöre, sitzt heute in zahlreichen wichtigen Funktionen unseres Landes. Die Kämpfer*innen, die 1968er, agierten zeitlich vor uns. Wir waren eher die Zaungäste, die Wissen und Kompetenzen ansammelten und in dieser geistigen Freiheit Enormes leisteten. Dazu gehört aber auch, dass uns außer der eigenen seelischen oder körperlichen Zerrüttung wenig Negatives begegnete, dass wir oftmals an uns selbst litten und über unsere Fehler lamentierten. Wir mussten uns kaum mit relevanten negativen Einflüssen in unmittelbarer Nähe auseinandersetzen.

Diese Baby-Boomer-Generation ist die Schlüsselgeneration für die Zukunftsmedizin, einschließlich des Themas Pflege. Wir müssen die **Jugend autorisieren**, Führungsverantwortung zu übernehmen, ganz besonders im Tätigkeitsspektrum der Digitalisierung, zumal sie genau damit aufgewachsen sind. Es kann nicht sein, dass alte weiße Männer über Digitalisierung sprechen und die jungen Frauen und Männer nicht zu Wort kommen lassen. In den jungen Menschen steckt sehr viel Potential.

Ich selbst konnte dies wiederholt erleben, auch über das Buchprojekt **„Generation Hashtag"** von Tanja Heiß und Martin Camphausen, an dem ich mitwirken durfte. Ehrlich gesagt habe ich mich über die Anfrage zur Mitherausgeberschaft wahrscheinlich mehr als alle anderen gefreut. Was für ein toller Ansatz! Diejenigen, die auf Veränderung brennen, die bewegen und nicht verzögern oder gar behindern wollen, die „German Mut" viel stärker als „German Angst" verkörpern, haben es selbst in die Hand genommen, ihren Anspruch auf Führung zu formulieren und ein Mehr-autor*innenwerk zum Thema zu starten. Disziplinierte und zügige Arbeit waren Programm und das bei der Generation, die sich angeblich deutlich weniger engagiert, als es die Älteren über Jahrzehnte vorgelebt haben, und zuallererst auf Freizeit schielt. Diese Einschätzung teile ich im Übrigen absolut nicht. Die Generation Hashtag nimmt sich heraus zu artikulieren, was sie denkt. Sie ist nicht mehr dazu bereit, unwidersprochen zu verharren und Hierarchien um ihrer selbst willen zu ertragen. Sie möchte in Ent-scheidungen einbezogen werden. Und das muss sie auch, brauchen die heutigen Entscheidungsgremien im Gesundheitswesen die Kompetenz zur Digitalisierung, mit der die Generation Hashtag aufgewachsen ist, nicht mit der Muttermilch aufgesogen, sondern mit Cola light und Bionade.

New Leadership in der Medizin bedeutet Mut, neues Denken, Kultur-wandel und Veränderung. Aber auch mitzuteilen, was nicht gut funktio-niert, bis in die höchste Führungsetage hinein. Wer bringt dem Führungs-personal am Krankenhaus zum Beispiel das Management des Arbeitstages bei, die effektivste Form der Bearbeitung zahlreicher E-Mails und vieler anderer Aufgaben? Niemand – meist endet es in einem learning by doing. Aber ist das wirklich zeitgemäß? Sicherlich nicht!

Die junge Generation möchte die hierarchischen Strukturen nicht mehr, sie zollt gerne Respekt und Anerkennung, wenn sich die Vorgesetzten dies verdienen. Wir brauchen die **Digital Natives** mit ihrem Mut, ihren unkon-ventionellen Ideen und ihrer Bereitschaft, Dinge in Frage zu stellen. Wir brauchen aber auch die etablierten Mediziner*innen und Pflegekräfte mit ihrer großen Erfahrung, ihrem Rat und ihrem Gespür für das Machbare. Ein Lösungsansatz für einen Teil dieser Aufgaben wäre die Teambildung in Führungspositionen, das **Zusammenwirken von Alt und Jung**. Was spricht dagegen, den Jüngeren zumindest eine Zeit lang eine ältere Person zur Seite zu stellen – bei geteiltem Gehalt?

Eine Möglichkeit, um Mängel im Führungsverhalten zunächst einmal zu identifizieren und ihnen langfristig auch vorzubeugen, sind sogenannte **Bottum-up-Beurteilungen**. In der Industrie ist es üblich, in regelmäßigen Abständen die Beschäftigten zur Performance ihrer Chef*innen zu befragen. Dabei geht es weniger um die betriebswirtschaftliche Ebene, auch wenn die Ergebnisse regelmäßig bestätigen, dass ein großer Zusammenhang besteht.

Es geht vielmehr um Dinge wie **Führungskompetenz, Verlässlichkeit, Chancengleichheit, Gerechtigkeit** und vor allem **Kommunikationsverhalten**. Zunächst einmal diese Eigenschaften machen eine Führungskraft zum Leader, der andere Menschen mitreißen und motivieren kann, und nicht die fachliche Expertise.

Eine Bottom-up-Befragung als Bewertung von Führungskräften gehört in der Medizin und in der Klinik noch nicht zum Standardrepertoire, möglicherweise auch, weil es bei wiederholt schlechten Ergebnissen Konsequenzen nach sich zöge. Das Management im Krankenhaus muss überaus sensibel mit allen möglichen Be- und Empfindlichkeiten umgehen, weil es als extrem schwierig wahrgenommen wird, sich von Toxiker*innen und Verhinderer*innen in der Führungsebene zu trennen. In letzter Konsequenz müssen solche internen Bewertungen jedoch dazu führen, dass man sich von einer Führungskraft trennt, statt ständig hochqualifizierte, aber eben frustrierte Mitarbeiter*innen zu verlieren. Chefärzt*innen freistellen, damit der Rest des Teams wieder **angstfrei und mit Freude arbeiten** kann: Im eher strukturkonservativen, nach wie vor außerordentlich hierarchiegeprägten Krankenhausbetrieb käme dies, zumindest heute noch, einer Revolution gleich.

Worauf gründet die Annahme, dass Führungskompetenz bei Chefärzt*innen in relevantem Maße vorhanden sein soll? Darauf, dass sie Führungsqualifikation von ihren vorherigen Chef*innen gelernt haben? In manchen Fällen mag dies zutreffen, in anderen jedoch nicht. Wie in allen anderen Unternehmen muss daher auch an Krankenhäusern und Universitätskliniken Führung gelehrt werden. Es gilt, **Leadership zu definieren und zu unterrichten**. Die Herausforderung ist groß. Hier geht es nicht mit Anweisung und schon gar nicht in einer Universitätsklinik, ist dies doch eine Art Experten*innenorganisation. Im Gegensatz zu manch anderem Unternehmen gibt es nicht die Vorgesetzten und die Untergebenen, es gibt die Vorgesetzten und die Expert*innen, Professor*innen in ihrem Fachgebiet.

Ich bin davon überzeugt, dass vor dem Hintergrund des grassierenden Fachkräftemangels auch und gerade in der Medizin neue Führungsmodelle erforderlich sind. Und damit meine ich sicherlich keine aufgesetzte „Duz-Kultur", sondern eine moderne, **respekt- und vertrauensbasierte**

Menschenführung. Tradierte Denk- und Hierarchiestrukturen werden durch einen modernen Führungsstil ersetzt. Der gelebte Gedanke des **Teamworks** und der **Interdisziplinarität** gehört dazu. Dabei geht es explizit nicht darum, Führungskräfte stromlinienförmig zu gestalten. Ein Unternehmen verträgt nicht nur, es braucht sogar individuelle Charaktere in der Führungsspitze, Führungskräfte, an denen man sich reiben kann.

Das Umdenken hin zum Smart oder New Leadership beginnt schon mit den **Zulassungsmodalitäten zum Studium.** Als Student, Arzt und natürlich auch als Studiendekan habe ich mich immer wieder gefragt, was das beste Auswahlverfahren zur Vergabe von Studienplätzen für Humanmedizin ist. Es sind ja nicht nur die schulischen Leistungen, die die Basis für das Erlernen des Ärzt*innenberufes bilden, es geht um viel mehr. Auch um Eigenschaften, die in einer vernünftigen Erziehung gelehrt werden. Höflichkeit gehört für mich ebenso dazu wie die Befähigung zuzuhören, interessiert am Gegenüber zu sein, Herzlichkeit annehmen und ausstrahlen zu können. Sicherlich habe ich keine Ideallösung parat, wie solche Eigenschaften ins Zulassungsverfahren einfließen können. Ich bin aber davon überzeugt, dass Auswahlgespräche und Faktoren wie Sanitätsdienst, soziale Projekte und besondere Leistungen in z. B. Musik oder Sport einen noch höheren Stellenwert als bisher gegenüber der Abiturnote haben sollten. Ich weiß sehr gut, wovon ich rede. Bin ich doch selbst dreimal sitzengeblieben, weil ich mich für andere Dinge weit mehr begeistern konnte als für den Schulunterricht. Der Begeisterung und Leidenschaft, mit der ich Arzt, Chefarzt, Studiendekan und Ärztlicher Direktor geworden bin, hat das nie einen Abbruch getan. Hinzu kommt, dass die Befähigung, unzählige medizinische Fakten in kurzer Zeit zu lernen, die früher für die Bevorzugung bester Abiturnoten gesprochen haben mag, durch digitale Wissensplattformen und elektronische Entscheidungsunterstützungssysteme immer stärker in den Hintergrund geraten dürfte.

Es gibt viele gute Mediziner*innen, aber deutlich weniger gute Ärzt*innen – hinter dieser Aussage stehe ich nach wie vor. Letztendlich geht es um die Identifikation von Persönlichkeiten, die den Ärzt*innenberuf auch menschlich ausfüllen sollen. Wir brauchen die jungen Leute, die unbedingt wollen, die brennen, die ihren Weg gehen wollen, sollen und auch werden. Die Vermittlung essenzieller **Schlüsselqualifikationen** ist neben der fachlichen Ausbildung ebenso unerlässlich wie eine immer stärkere Fokussierung auf **Aus-, Fort- und Weiterbildung** sowie auf **Mentoring und Coaching.**

Leider konzentrieren sich die Bemühungen unserer Regierung in Bezug auf die **Ausbildung von Mediziner*innen** aber aktuell eher auf Quantität statt auf Qualität. Die Politik will 6000 Studienplätze für Humanmedizin aufbauen. Wenn wir davon ausgehen, dass von den gegenwärtig 12.000 Studienplätzen jeder einzelne pro Jahr 240.000 € kostet, käme man für die zusätzlichen Plätze auf eine jährliche Kostensteigerung von 1,4 Milliarden €. Aber glauben Sie, dass der veränderte Bedarf im ärztlichen Berufsbild durch Ausschöpfung des Potentials von Digitalisierung einschließlich der Telemedizin dabei berücksichtigt wurde? Die Möglichkeiten einer Ausbildungsoffensive für Arztassistent*innen und angrenzende Berufe? Ich erspare mir die Antwort. Anstatt über die letzten Jahre ein Konzept zu erarbeiten, wie man im Zweifel mit der vorhandenen Zahl an Ärzt*innen auskommt, diese vielleicht moderat erhöht, aber vor allem medizinische Assistenzberufe noch stärker qualifiziert, die dann zwischen Telemedizin und Patient*innenkontakt agieren, gibt es wieder nur Ankündigungen zur Beruhigung: Alles wird gut, ihr bekommt viel mehr Ärzt*innen. Und wo und in welchen Räumlichkeiten sollen die zusätzlichen 6000 Medizinstudierenden eigentlich ausgebildet werden? Selbst ein Avatarkrankenhaus dürfte dieses Problem nicht lösen. Wahrscheinlich werden Krankenhäuser meistbietend oder über politische Verbindungen mit dem Schild Universitätsklinik ausgestattet, weil Landrätin oder Landrat wem auch immer etwas versprochen haben, vor oder nach ihrer Wahl.

Und wenn man in vielleicht zehn oder wohl eher 15 Jahren 6000 zusätzliche Ärzt*innen jährlich auf den Markt schwemmt, sind diese doch sicher nach einer lange angekündigten neuen Ärztlichen Approbationsordnung (ÄApprO) ausgebildet, in der Digitalisierung und datenbasierte Medizin weitgreifend enthalten sind? Dass inzwischen Zweifel daran aufkamen, ob die ÄApprO in der aktuellen Legislaturperiode tatsächlich eingeführt wird, ist bestimmt unbegründet? Ich würde es mir so sehr wünschen. Denke ich dabei nicht nur an die Studierenden, nicht nur an die Patient*innen der Zukunft, denen all das zugute kommen würde, sondern auch an die zahlreichen Personen, die seit vielen Jahren mit unglaublichem persönlichen Engagement die Einführung der ÄApprO vorbereiten.

Zurück zum Führungsverhalten im Krankenhaus. Ich habe in meiner Karriere gelernt, Menschen wertzuschätzen. Ich habe gelernt, dass Vertrauen statt Kontrolle, dass Freiräume statt enger Korsette zum Erfolg führen. Und ich habe gelernt, dass Vertrauen und Zutrauen fast immer zurückgezahlt werden, und zwar mit Zinsen. **Vertrauenskultur statt Kontrollkultur** – das ist der entscheidende Unterschied. Diese Kultur zu etablieren und sich selbst daran messen zu lassen, ist zentrale Aufgabe unserer und überhaupt aller Führungskräfte. Zeitgemäße Führungsmodelle und die Sicherheit der uns anvertrauten Patient*innen funktionieren nur als integraler Bestandteil einer modernen, auf Vertrauen und Transparenz basierenden Unternehmenskultur. Ob für Studierende, patient*innennah oder patient*innenfern tätige Mitarbeiter*innen, gegenseitiges Vertrauen ist die Basis zum erfolgreichen Handeln.

Spreche ich über das Führungspersonal im Gesundheitssektor der Zukunft, komme ich unweigerlich auf die **Feminisierung** in der Medizin zu sprechen. Je entwickelter Gesellschaften sind, desto mehr setzen sie auf Partizipation. Je entwickelter eine Demokratie, desto höher ist der Anteil von Frauen in Führungspositionen. Wir erleben also, wie sich von der Einführung des Frauenwahlrechts vor über 100 Jahren (1919 mit der Weimarer Verfassung) bis heute eine kontinuierliche, aber eben viel zu langsame Entwicklung zur Integration von Frauen vollzieht. Mit einer Korrektur dieser Dysbalance wird eine positive gesellschaftliche Entwicklung folgen, nicht zuletzt auch, was das sozialkulturelle Miteinander und die ökonomische Entwicklung eines Unternehmens angeht.

Auch im Krankenhaus werden immer mehr Frauen beschäftigt, eine logische Folge des Ungleichgewichtes von Studentinnen zu Studenten der Medizin. Medizin wird also, plakativ ausgedrückt, weiblich. Wir müssen darauf achten, **qualifizierte Frauen für die Führungspositionen** an Krankenhäusern zu identifizieren und sie einzusetzen, nicht nur auf oberärztlicher Ebene, auch als Chefärzt*innen, Geschäftsführung, Vorstand und in verschiedenen anderen Führungsbereichen. Hier gibt es einen immer noch zu großen Nachholbedarf, der schnellstmöglich ausgeglichen gehört. Anzustreben ist eine annähernde **Balance der Geschlechter,** bekommt einem Unternehmen doch die Dominanz nur eines Geschlechtes aus vielen Gründen schlecht.

Natürlich bin ich Realist und weiß, dass wir immer wieder an die Grenzen stoßen, Frauen zum Beispiel als Chefärztinnen für bestimmte Fächer zu identifizieren, weil die besonders qualifizierten vielleicht schon in einer solchen Position und andere Anwärterinnen gerade nicht verfügbar sind. Aber es geht dabei eben nicht immer um langjährige chirurgische Erfahrung. Ein Krankenhaus hat eine Reihe von Führungspositionen zu besetzen.

Im Klartext bedeutet dies: Es ist dringend erforderlich, Frauen stärker in Führungspositionen zu bringen, ergänzt um ein Wenn. Genau dann nämlich, wenn bestimmte Weiterbildungsschritte durchlaufen sind. Die damalige Initiative von Dr. Ursula von der Leyen, Frauen verstärkt direkt als Vorstände zu positionieren, ist auch aufgrund deren unzureichender Vorbereitung auf diese Positionen gescheitert. Wenn man Frauen zum Beispiel drei Entwicklungsstufen überspringen lässt, werden sie scheitern, nicht, weil sie Frauen sind, sondern weil man ihnen die Chance genommen hat, ihre Fähigkeiten Schritt für Schritt zu entwickeln. Grundsätzlich gilt es aber, bei jeder freiwerdenden Position mit aller Ernsthaftigkeit und Intensität die Besetzung mit einer Frau anzustreben. Unterstützt werden können Frauen zum Beispiel mit einer familienfreundlichen Infrastruktur, wie sie in diesem Buch an späterer Stelle beschrieben wird. So können Erwerbsarbeit und Care-Arbeit von Eltern besser vereint werden.

Es geht aber keineswegs nur um die Besetzung von Führungspositionen. **Die bewusste Vernachlässigung der Frauenförderung zieht sich durch diverse Bereiche**, zum Beispiel auch durch Vortragsvergabe bei Tagungen. Hier ist es einfach unerträglich, wie renitent sich diesbezüglich manche verhalten. So fiel mir vor einiger Zeit das Programm zu einem Gesundheitskongress im Oktober 2020 in die Hände. Unter den über 20 Referenten war keine einzige Frau. Sie haben richtig gelesen, keine. Ein weiteres Beispiel war ein Foto im Informationsjournal einer süddeutschen Universitätsklinik anlässlich einer Zentrumseröffnung. 17 Personen auf dem Bild als festliche Anzugsgemeinde, eine Dame dazwischen.

Auf der anderen Seite bringen laute Aufregungsrufe auch nicht immer den gewünschten Erfolg. Gemeinsam mit Prof. Dr. David Matusiewicz, auf den ich später noch zurückkomme, habe ich eine Veranstaltung zur

Zukunft der Medizin ausgerichtet. 35 % der Referent*innen waren Frauen. Eine von ihnen beklagte sich auf dem Podium, dass der Frauenanteil immer noch deutlich zu gering war. Was aber unerwähnt blieb: Sechs Frauen hatten unsere Einladung als Referentinnen abgesagt. Soll man dann irgendeine Frau referieren lassen, die thematisch nicht passt oder fachlich zurücksteht? Auch das geht nicht.

Wir werden noch einige Jahre brauchen, bis die Voraussetzungen für paritätische Geschlechterverteilungen zu erfüllen sind. Dass es erforderlich ist, dafür stehe ich definitiv ein. In diesem Zusammenhang auch sehr erfreulich ist die weitere Zunahme der Anzahl von Habilitandinnen in Deutschland. Unter Habilitation verbirgt sich die höchste Hochschulprüfung in Deutschland, Österreich, Frankreich, der Schweiz und einigen osteuropäischen Ländern, mit der im Rahmen eines aufwendigen akademischen Prüfungsverfahrens die Lehrbefähigung in einem wissenschaftlichen Fach festgestellt wird. Sie ist in der Regel die Voraussetzung der Bestellung als Universitätsprofessor*in. 2021 betrug die Anzahl der Habilitandinnen 35 %, in der Medizin 32 %. An der UME verzeichneten wir erfreulicherweise einen Anteil von 50 % sich habilitierender Frauen. Wir sind also auf dem richtigen Weg, die Uniklinik auch in dieser Hinsicht besser zu machen.

2. Smartes Management: kein Tag wie der andere

Ein Krankenhaus – ich erwähnte es bereits – ist immer noch wie ein mechanisches Uhrwerk, mit vielen ineinandergreifenden Zahnrädern. Aber wer bewegt die Zahnräder, wer zieht die analoge Uhr auf, Tag für Tag? Das sind eine Reihe von Menschen, manche sichtbar, manche nicht sichtbar, ihr Ziel aber ist das gleiche: Den Betrieb am Laufen zu halten, möglichst alles im Fluss, damit die vielen Patient*innen sicher und gut behandelt werden und das Krankenhaus schnellstmöglich wieder verlassen können. Auf die Menschen mit ihren verschiedenen Zuständigkeiten in der Führungsebene will ich im nun folgenden Abschnitt die Aufmerksamkeit richten.

Im ersten Teil über das Krankenhauspersonal mache ich Sie mit den aktuell existierenden Problemen im Bereich **Geschäftsführung, Vorstände**

und Chefärzt*innen vertraut. Natürlich hilft dabei mein persönlicher Lebenslauf, habe ich in beiden Funktionen tätig sein dürfen, als Arzt und als Krankenhausmanager.

Es ist eine große Herausforderung, eine Universitätsklinik auf Kurs zu halten oder sogar auf einen noch besseren Kurs zu bringen. Klar ist, schnell geht da gar nichts, wie beim Navigieren eines Tankers. Ich persönlich hatte mich über die vergangenen Jahre einer doppelten Herausforderung zu stellen. Seit 2015 die Universitätsmedizin Essen in meiner Funktion als Ärztlicher Direktor und Vorstandsvorsitzender und zusätzlich seit 2016 die Insel Gruppe AG in meiner Funktion als Mitglied des dortigen Verwaltungsrats.

Die Insel Gruppe AG ist eine Spitalgruppe im Schweizer Kanton Bern und das größte medizinische Vollversorgungssystem der Schweiz. Sie betreibt das Inselspital – so heißt das Universitätsspital Bern –, ein Stadtspital und vier Landspitäler. Etwa 11.000 Mitarbeiter*innen versorgen innerhalb der Gruppe jährlich über 900.000 Patient*innen ambulant und über 60.000 Patient*innen stationär. Die privatrechtliche Stiftung geht auf das Testament von Anna Seiler zurück, das bis heute in den Reglementen mit dem Zweck der Erhaltung und Mehrung des von ihr gestifteten Vermögens fortgeschrieben wird. Anna Seiler war die Witwe von Heinrich Seiler, Spitalmeister zum Niedern Spital in Bern. Wenige Jahre nach der ersten Pestepidemie in Bern bestätigte Anna Seiler mit ihrem Testament vom 29. November 1354 die Stiftung eines Spitals für 13 bedürftige bettlägerige Personen.

Für mich war es etwas sehr Besonderes, in den Verwaltungsrat der Insel Gruppe AG berufen worden zu sein, in ein Gremium, das sich eng an den Unternehmenszielen orientiert, vorbildlich im kollegialen Umgang untereinander. Gemeinsam formulierten wir die Vision der Insel Gruppe: „Wir werden eine der weltweit führenden Spitalgruppen für universitäre und integrierte Medizin, indem wir den Menschen mittels wegweisender Qualität, Forschung, Innovation und Bildung eine umfassende Gesundheitsversorgung bieten."

Die Herausforderungen in Bern und Essen ähneln einander in vielerlei Hinsicht. Die Anzahl der Mitarbeitenden ist etwa gleich hoch. An beiden Standorten wird intensiv gebaut, in Bern für über eine Milliarde Schweizer

Franken, in Essen für über 700 Millionen €. Beide Unikliniken agieren in einem ökonomischen Umfeld. An beiden Standorten galt und gilt es, im Kontext der Digitalisierung eine neue Kultur zu implementieren und damit verbundene Werte zu definieren.

Nicht zuletzt ähneln sich die enormen Anforderungen, die nicht nur an das Management der UME und der Insel Gruppe, sondern an das Management jeder großen Universitätsklinik gestellt werden. Auf diese Anforderungen komme ich nun zu sprechen, um damit zugleich auch die Herausforderungen an das Management auf dem Weg zum Smart Hospital zu skizzieren. Denn ein Smart Hospital braucht smarte Führung.

Für diejenigen, die sich weniger mit **Krankenhausstrukturen** auskennen, möchte ich eine kurze Erläuterung vorwegschicken. Ein Krankenhaus ist zunächst einmal nach Fachkliniken oder Fachabteilungen gegliedert, die jeweils von Chefärzt*innen geleitet werden. Darüber steht die Geschäftsführung, die sich meist aus Kaufmännischer Geschäftsführung, Ärztlichem Direktor oder Ärztlicher Direktorin und Pflegedienstleitung zusammensetzt, plus – bei Universitätskliniken – der Dekanin oder dem Dekan. Schon in dieser Grundkonstellation liegen diverse Probleme des Krankenhauses.

Erlauben Sie mir an dieser Stelle einen **Blick in andere Branchen**. Es ist doch in nahezu allen Unternehmen völlig normal und bewährt, dass der Chief Executive Officer (CEO) als Chef*in über das operative Kerngeschäft die Strategie sowie die grundsätzlichen Unternehmensziele vorgibt und letztlich das Unternehmen führt. Der Chief Financial Officer (CFO) hat die Funktion, die Finanzierung des Unternehmens sicherzustellen und den CEO konstruktiv zu begleiten. Im Idealfall bilden beide ein harmonisches Team, das auch und gerade aufgrund der unterschiedlichen Ausbildung in der Lage ist, eine Aufgabe aus unterschiedlichen Blickwinkeln zu betrachten und gemeinsam eine gute Lösung zu finden.

Ein Resultat dieser Aufgabenverteilung ist neben einer vernünftigen Risikobewertung sämtlicher unternehmerischer Entscheidungen vor allem **Kreativität**. Entgegen mancher Darstellung in den Medien ist Deutschland eben gerade nicht geprägt von Konzernen, sondern von mittelständischen Unternehmen, die mit hohem persönlichen Risiko und einem langfristigen Wirtschaftsplan arbeiten. Das ist in der Medizin nicht anders.

Auch hier bestimmen nicht die wenigen Krankenhauskonzerne, sondern eher kleine und mittlere Kliniken und Verbünde den Markt – von den mehreren Hunderttausend Ärzt*innen und Apotheker*innen in der Niederlassung, die gleichzeitig auch Unternehmer*innen sind, einmal ganz zu schweigen.

Trotz der planwirtschaftlichen Charakteristik ist der unternehmerische Gedanke in der Gesundheitswirtschaft also durchaus vorhanden. Und vor diesem Hintergrund glaube ich, dass wir der Expertise und dem Ideenreichtum aller Beschäftigten im Gesundheitssystem **mehr Freiraum**, mehr Beinfreiheit einräumen müssen, um einmal das Schlagwort eines ehemaligen Kanzlerkandidaten aufzugreifen. Das hat nichts mit einer Entfesselung der Ökonomie zu tun. Ich bin davon überzeugt, dass wir am Primat der Politik festhalten müssen, dass die Medizin wie alle anderen Branchen auch klar definierte Leitplanken braucht. Die globale Banken- und Finanzkrise hat gezeigt, wohin es führt, wenn Regularien fehlen. Aber innerhalb dieser Grenzen brauchen wir deutlich **mehr Mut und Entschlossenheit**, auch im Gesundheitswesen.

Genau diese kreativen Freiräume fehlen aber oftmals im Gesundheitswesen. Ein Großteil der rund 1900 Kliniken in Deutschland wird nicht von Ärzt*innen als Expert*innen des operativen Geschäfts geleitet, sondern von der Kaufmännischen Geschäftsführung. Diese ist rechenschaftspflichtig gegenüber den Aufsichtsgremien der Anteilseigner*innen, seien es nun private, öffentlich-rechtliche oder konfessionelle Eigentümer*innen. Meine Erfahrung als Arzt und Manager sowohl in einer Anstalt des öffentlichen Rechts als auch im börsennotierten Konzern ist übrigens, dass die Art der Trägerschaft vergleichsweise unerheblich ist. Alle Einrichtungen stehen unter einem **immensen Druck**, die wirtschaftlichen Ziele der Eigentümer*innen zu erreichen. Das führt sehr häufig dazu, dass der kurzfristige **wirtschaftliche Erfolg** im Vordergrund steht. Eine mittel- und langfristige Planung, eine weitreichende unternehmerisch-medizinische Strategie gibt es häufig gar nicht.

Gleichzeitig ist das **Instrumentarium unternehmerischen Handelns** im Vergleich zur Industrie überaus limitiert. Begrenzt durch die planerischen und gesetzgeberischen Vorgaben bleiben eigentlich nur die beiden wesentlichen Stellschrauben **Material** und **Personal**. Ein Überdrehen dieser Schrauben bewirkt häufig nicht den gewünschten Effekt, sondern schlechtere medizinische Leistung und/oder ein größeres Defizit.

Die Kaufmännische Geschäftsführung gibt die ihr aufgetragenen wirtschaftlichen Ziele und damit auch den Druck an die Chefärzt*innen weiter und erwartet meist eine Leistungssteigerung, eine Personalreduktion oder beides. Vor einigen Jahren sagte mir ein Chefarzt auf die Frage, wie es ihm gehe, mit einem Augenzwinkern: „Ich kämpfe mich durch. Würde ich sagen, es geht mir gut, könnte es die Geschäftsführung missverstehen und den Druck auf Patientenzahlen und Kostenreduktion erhöhen." Mit dieser Aussage ist viel gesagt, das auch durchs Augenzwinkern nicht beseitigt wird.

Wohl den ärztlichen Kolleg*innen, die in wirtschaftlich attraktiven Fachdisziplinen arbeiten beziehungsweise relativ einfach ihre **Leistungszahlen** steigern können. Beispiele hierfür sind Herzmedizin, Neurologie oder Neurochirurgie. Und wehe den Kolleg*innen, die in strukturell eher schwierigen Disziplinen arbeiten, ich nenne beispielhaft die Geburtshilfe oder Bereiche der Kinderheilkunde. Das alles führt unter den Ärzt*innen zu großem Verdruss und dem Gefühl der Ungerechtigkeit. Genau auf dieser Eskalationsstufe müssten Ärztliche Direktor*innen eingreifen, was sich jedoch, sollten sie nur im Nebenamt sein, durch die mit dem Hauptamt als Chefärztin oder Chefarzt einhergehenden **Abhängigkeiten** schwierig gestaltet. So wächst der Druck in der Folge nicht selten weiter, die Unternehmenskultur leidet, gute Mitarbeiter*innen verlassen das Haus. Letztlich werden weder die wirtschaftlichen Ziele erreicht, noch können die medizinischen Ressourcen optimal genutzt oder vor allem entwickelt werden.

Andererseits bewirken die Strukturen in Krankenhäusern mitunter zu häufige **Geschäftsführungswechsel**, wenn die Chefärzt*innen ihrerseits Druck ausüben. Die Wirtschaftsprüfungsgesellschaft KPMG hat 2014 eine Studie veröffentlicht, nach der zwischen 2010 und 2012 in über 25 % von fast 400 untersuchten Krankenhäusern ein Geschäftsführer*innenwechsel stattgefunden hat. In diesem Zusammenhang erwähnenswert ist auch eine Gemeinschaftsanalyse vom Branchencenter Gesundheitswirtschaft, der Wirtschaftsprüfungsgesellschaft und dem Deutschen Krankenhausinstitut in Kooperation mit dem Verband der Krankenhausdirektoren Deutschlands. Befragt wurden hier mehr als 500 Krankenhausgeschäftsführer*innen.

Demnach gab es in zehn Jahren an einem Krankenhaus durchschnittlich etwa 2,5 Geschäftsführer*innen. Es kam also etwa alle vier Jahre zu einem Wechsel. Weniger als ein Drittel (28 %) aller Häuser war in ruhigerem Fahrwasser unterwegs und arbeitete in den letzten zehn Jahren mit nur einer einzigen Geschäftsführung zusammen. Auffällig ist, dass es unter den Geschäftsführungen manche Urgesteine und demgegenüber sogenannte Job-Hopper gibt. Geschäftsführer*innenwechsel führen vielfach nicht zu einer Verbesserung der wirtschaftlichen Situation, weil die Schieflage nicht durch die handelnden Personen bestimmt wird, sondern strukturbedingt ist.

Die **Destabilisierung von Krankenhausgeschäftsführungen** erfolgt immer wieder nach einem bestimmten Muster. Leistungszahlen sinken, Monatsergebnisse scheinen nicht eingehalten werden zu können, hinzu kommen unvorhergesehene Mehrkosten, der Wirtschaftsplan des Krankenhauses gerät in Gefahr. Die nächsten Schritte sind Einzelgespräche mit den Chefärzt*innen und Erörterungen der defizitären Situation in der Chefärzt*innenrunde. Die Geschäftsführung ruft auf zur Mehrleistung und droht mit Personalabbau und Bettenreduktion. Kommt beides zusammen, ist für so manchen, etwas zugespitzt formuliert, der Rubikon überschritten.

Personalgröße und **Bettenanzahl** sind an den meisten Krankenhäusern ein nahezu ständig schwelender, potentiell explosiver Bereich. Mir sagte einmal der erzürnte Geschäftsführer eines Maximalversorgers, in dessen Krankenhaus eine Neuordnung der Stationen anstand: „Manche Chefärzte scheinen die Bettenanzahl als Phallussymbol zu verstehen." Bereits die Erwägung von Bettenschließungen kann zu heftigsten Konflikten zwischen Chefärzt*innen und Geschäftsführung führen. Wenn dann noch kommunikative Unzulänglichkeiten hinzukommen, gerät eine solche Thematik leicht aus den Fugen.

Den dann einsetzenden Mechanismus will ich Ihnen bildlich verdeutlichen. Stellen Sie sich ein ruhiges Meer vor, blaues Wasser, blauer Himmel, keine Wolke, eingestreut viele grüne Inseln, bewohnt von einigen Insulaner*innen, die je nach Wunsch mit dem Schiff mal zur einen, mal zu anderen Insel fahren. Die Inseln, unterschiedlich groß, unterschiedlich vermögend, stehen für die einzelnen medizinischen Fachdisziplinen, geleitet von Chefärzt*innen, zur Seite deren Mitarbeitende. Nun erfolgen die erwähnten Anforderungen der Geschäftsführung. Der Himmel bewölkt sich, es kommt Wind auf, die Witterung kippt, aus Wind wird Sturm, das Wasser wird verdrängt, die Inseln werden zu Festland. Die **Chefärzt*innen** rücken zusammen, bauen Druck auf, erklären dem Aufsichtsgremium, dass Gefahr im Verzuge ist und Menschenleben auf dem Spiel stehen. Nicht selten fühlt sich die aufsichtführende Person verpflichtet, sich diesen oft emotionalen Themen anzunehmen, mitunter ohne sachliche und fachliche Kenntnis zum thematisierten Problem. Dies ist dann meist der Anfang vom Ende. Es folgt die Entlassung in der Regel der Kaufmännischen Geschäftsführung. Der Wind legt sich, das Wasser kommt zurück, die Wolken lösen sich auf, die Sonne scheint vom blauen Himmel auf die Inseln. Manche Inseln sind etwas größer geworden, andere etwas kleiner, aber sonst ist alles beim Alten. Am Ende des Tages ist die Stelle der Geschäftsführung neu besetzt, möglichst unter Einbeziehung chefärztlicher Kolleg*innen. Der Kreislauf beginnt von Neuem. Diese Situation ist so oder ähnlich in vielen Krankenhäusern leider gelebte Realität.

Ich erinnere mich sehr genau daran, wie mir ein Chefarzt, der sich über eine Entscheidung des Kaufmanns aufregte, sagte: „Ich versteh überhaupt nicht, was der will, der hat uns zu dienen, nicht mehr und nicht weniger." Ich ergänzte nur: „Zu dienen und den Kopf hinzuhalten, wenn das wirtschaftliche Ergebnis nicht stimmt!" Wo sind wir bloß hingekommen? Der Kaufmann hat uns zu dienen? In welchem System leben wir denn? So eine vollständig **verkehrte Wahrnehmung einzelner Chefärzt*innen** gefährdet schon lange das gesamte System, weil sie dem Nachwuchs ein denkbar schlechtes Vorbild sind und es ihnen immer wieder gelingt, über irgendwelche Aktionen bei den Aufsichtsgremien Kaufleute aus dem Amt zu drängen, die für das Funktionieren einer Universitätsklinik ebenso verantwortlich sind wie Ärztliche Direktion, Dekan*in und Pflegeleitung.

Hinzu kommt, dass die Chefärzt*innenverträge meist unbefristet sind, wohingegen das Krankenhausmanagement nahezu ausnahmslos befristet beschäftigt ist, meist auf fünf Jahre. Geschäftsführungen von Krankenhäusern sitzen gewissermaßen am Ende der Nahrungskette und müssen versuchen, zahlreiche, sich teils widersprechende Aufgaben und Ziele unter einen Hut zu bringen.

Erschwert wird die Konstellation durch die **Rolle der Ärztlichen Direktor*innen**, die, wie zuvor erwähnt, diese Aufgabe oft nur in Nebentätigkeit ausüben. Sie stehen in einem unmittelbaren Abhängigkeitsverhältnis zur Kaufmännischen Geschäftsführung und sind gleichzeitig als „Primus inter Pares" eng verbunden mit den Vertreter*innen ihrer eigentlichen Profession, nämlich den übrigen Chefärzt*innen. Das ist häufig ein unauflöslicher Interessenkonflikt, der keiner Seite – weder dem Management noch den Interessen der Ärzt*innenschaft – gerecht wird. Mit einer solchen Konstruktion fehlt die medizinisch orientierte, innovative Basis für größere und visionäre Entwicklungsschritte von Geschäftsführungen, die von manchen Chefärzt*innen nicht goutiert würden.

Das Nebenamt bringt auch ein anderes Problem: Mir sind genügend Beispiele im Kopf, wo sich Ärztliche Direktor*innen aus ihrem Nebenamt heraus auf Kosten anderer bereichert haben, indem sie immer mehr Personal und Betten in die eigene Abteilung einschleusten, mehr oder weniger bemerkt von ihren Kolleg*innen.

Größere Krankenhäuser brauchen daher also eine **Doppelspitze**, Ärztliche Direktion und Kaufmännische Geschäftsführung, beide im Hauptamt. Ich werde nicht müde, dies zu fordern. Zum Schluss hängt es dann natürlich an den Menschen, die miteinander arbeiten sollen und bestenfalls auch wollen. Die miteinander harmonieren müssen. Dies ist der Zeitpunkt, an dem ich Ihnen einen nennenswerten Grund zum Erfolg unserer Smart-Hospital-Initiative nenne. Das gelebte Zusammenwirken mit unserem Kaufmännischen Vorstand Thorsten Kaatze, studierter Volkswirt mit dem Blick auf das Ganze und nicht nur auf den eigenen Betrieb. Das Smart-Hospital-Projekt wäre niemals so weit gediehen, wenn Thorsten Kaatze primär ökonomiegetriebenes und auf das eigene Krankenhaus gerichtetes Denken an den Tag gelegt hätte. Es braucht eben Visionäre, nicht nur bei den ärztlichen, auch bei den kaufmännischen Vorständen und Geschäftsführer*innen.

Der Einsatz hauptamtlicher Ärztlicher Direktor*innen bedeutet, dass sich Ärzt*innen möglichst nicht erst nach dem Eintritt in den Ruhestand entscheiden müssen, ihre **Erfahrung im Management** einzubringen. Daraus resultiert auch eine spürbare Entlastung der Kaufmännischen Geschäftsführung, die nun nicht mehr weitgehend alleine, sondern im

Team strategische Entscheidungen treffen und verantworten kann. Dies ist ein Change-Prozess für die Kaufleute, der zunächst einmal mit Abgabe von Einfluss und Macht einhergeht, mittelfristig aber zur Stärkung auch der kaufmännischen Position führt.

Ein weiterer extrem wichtiger Teil des Vorstands einer Universitätsklinik ist die Dekanin bzw. der Dekan, eine Position, die aus den gleichen Gründen wie die der Ärztlichen Direktion im Hauptamt bekleidet werden sollte, was Probleme mit sich bringt, handelt es sich bei diesen Persönlichkeiten nicht selten um Institutsdirektor*innen oder Chefärzt*innen. Natürlich gibt es gute Gründe für Ausnahmen. Eine solche ist Prof. Dr. Jan Buer, Dekan der Medizinischen Fakultät an der Universität Duisburg-Essen und zugleich Direktor des Instituts für Mikrobiologie an der UME.

Ein Grund für die Ausübung der vorgenannten Tätigkeiten im Hauptamt ist auch die **Verhinderung von Überlastungen**. Diese Problematik habe ich in Marburg am eigenen Leib erlebt: Meine Tätigkeiten dort als Studiendekan und in der Baukoordination liefen parallel zu meinem ausgefüllten Klinikalltag. Die Sitzungsfrequenz wurde immer höher, die klinische Einbindung jedoch keineswegs geringer. An meine Mitarbeitenden hatte ich strenge Anforderungen, was die Patient*innenversorgung betrifft. Operateur*innen hatten vor der Operation und im Anschluss an die Aufwachphase ihre Patient*innen zu visitieren. Bedingt durch all meine Verpflichtungen kam ich immer häufiger in Situationen, in denen ich meine eigenen Vorgaben nicht erfüllen konnte. Darf das sein? Nein!

Wir sind im Hamsterrad. Wir brauchen Auszeiten, wenn wir dauerhaft leistungsfähig sein wollen. Wir brauchen Rückzugsmomente zur Rejustierung, in denen wir uns fragen, ob was wir tun, richtig ist, wo wir eigentlich stehen und wohin wir wollen. Kürzlich sagte mir eine Führungskraft: „Als ich anfing zu arbeiten, hatten wir von 7:30 Uhr bis 14 Uhr kaum Zeit durchzuschnaufen. Von 14 bis 16 Uhr kam dann die konzeptionelle Tätigkeit, wir haben an der Entwicklung des Unternehmens gearbeitet. Selbst diese zwei Stunden fehlen aber inzwischen." Nun mögen manche erwarten, dass Führungskräfte auch nach 16 Uhr Kapazitäten zur Konzeption aufbringen können und in Ausnahmefällen oder für eine begrenzte Zeitspanne mag das funktionieren. Längerfristig ist es aber sicher kein Ausweg.

Natürlich werden die vorgeschlagenen Änderungen nicht alle struktur-bedingten Probleme der Krankenhäuser auf der Makroebene lösen, aber sie sind ein wichtiger Beitrag, um auf der Mikroebene Verantwortung zu tei-len, Expertise zusammenzuführen und das Unternehmen Krankenhaus besser und nachhaltiger zu führen.

Neben der Neuordnung von Vorstand oder Geschäftsführung brauchen wir zudem eine **stärkere Professionalisierung auch in den Aufsichts-gremien**, die maßgeblich zur Kultur eines Unternehmens beitragen können. Hierzu gehört auch die regelhafte Einbringung medizinischer Kompetenz in die aufsichtsführenden Organe von Krankenhäusern. Unter den ver-schiedenen Themen müssen Fragen zur Versorgungsqualität regelhaft geklärt werden. So messen beispielsweise die Aufsichtsgremien von Krankenhäusern in den USA Qualitätsfragen mehr Aufmerksamkeit bei, als es in Deutsch-land der Fall ist. Damit bekommen qualitätsabhängige Entscheidungen wiederum mehr Gewicht. Eine wichtige Aufsichtsfunktion.

Zum Schluss aber sind es natürlich immer die **Menschen, die mit ihren Geschichten Krankenhausgeschichte schreiben**, mit all den menschlichen Zügen und Eigenarten, auf Seiten der Patient*innen, der Angehörigen und natürlich ebenso der Mitarbeiter*innen. Tagtäglich ereignen sich an einer großen Universitätsklinik zahlreiche Begebenheiten. Das allermeiste davon gelangt erst gar nicht in die Vorstandsebene, wird es von zuverlässigen Mit-arbeitenden meist niederschwellig geregelt. Einige der Probleme erreichen aber auch mich oder zuständigkeitshalber meine Vorstandskolleg*innen.

Die aus meiner Sicht **goldene Regel zur Problemlösung** lautet: Ruhe bewahren. Dies konnte ich nicht immer, über die Jahre aber immer besser, mit zunehmender Berufs- und Lebenserfahrung. Sodann geht es an die Problemanalyse und die Einschätzung des Risikopotentials für die Patient*innen wie natürlich auch für das Unternehmen. Unterschieden werden können unangekündigte von sich ankündigenden Heraus-forderungen im Krankenhausmanagement. Zum besseren Verständnis für die Themenvielfalt möchte ich Ihnen nun am Ende dieses Kapitels einige **konkrete Beispiele** geben.

Beginnen will ich mit einer unvorhergesehenen Herausforderung, die mich am 4. September 2018 erreichte. An diesem Tag wurde unser **Trans-plantationschirurg** unter dem Verdacht auf Totschlag in einem Fall und auf gefährliche Körperverletzung in fünf Fällen **in Untersuchungshaft** genommen. Dies traf uns neben dem schweren Schicksalsschlag für den Chirurgen selbst auch deshalb besonders schwer, weil die Transplantationsmedizin an der UME ein jahrzehntelanger Schwerpunkt ist.

In Essen wurden seit Jahrzehnten alle großen Organe transplantiert. Daraus resultierten eines der bundesweit größten Lebertransplantationsprogramme und die jeweils drittgrößten Programme zur Nieren- sowie zur Lungentransplantation. Nun also musste sich die UME mit den genannten Vorwürfen auseinandersetzen, erhoben von der Prüf- und Überwachungskommission der Bundesärztekammer. Sehen Sie es mir nach, dass ich mich hier keinen Details widmen werde. Richtig ist, dass es Mängel im papiergestützten Dokumentationsvorgang vorausgegangener Jahre gab, die nach Bekanntwerden zeitnah behoben wurden. Solche Rechtsstreitigkeiten bedeuten auch, dass wir unzählige Stunden mit Aufarbeitungen, in Sitzungen mit verschiedenen Rechtsvertreter*innen und mit Vertreter*innen der Politik verbrachten. Das Verfahren gegen unseren Transplantationschirurgen wurde schlussendlich eingestellt. Wenn wir etwas Positives daraus ziehen wollen, dann zum einen, dass die Regularien auch bei den zuständigen Einrichtungen der Bundesärztekammer weiterentwickelt wurden, und zum anderen, dass wir die vielen, vielen Dokumentationsvorgänge im Kontext unserer Verfahrensanleitungen konsequent weiterentwickelt und eine auch hinsichtlich der Administration vorzeigbare, digitalbasierte Struktur aufgebaut haben. All das konnte jedoch nichts daran ändern, dass schwerstkranke Menschen, die auf eine Spenderleber warteten, durch die mediale Berichterstattung extrem verunsichert wurden, dass potentielle Spender*innen ihre Bereitschaft zurücknahmen und das gesamte Thema der Organtransplantation abermals öffentlich beschädigt wurde.

Bleiben wir einen Moment im Jahr 2018, als Dekanat und Vorstand der UME eine weitere verantwortungsvolle Aufgabe zu bewältigen hatten: die **Begutachtung der Universitätsmedizin des Landes Nordrhein-Westfalen durch den Wissenschaftsrat**. Dies war für die UME von höchster Relevanz ebenso wie für alle anderen Standorte, die von eingesetzten Expert*innen begangen und auf ihr wissenschaftliches Potential hin analysiert wurden. Die resultierende Bewertung durch den Wissenschaftsrat als wichtigstes wissenschaftspolitisches Beratungsgremium in Deutschland dient den Landesministerien als Maßstab, unter anderem zur Zuteilung von Fördermaßnahmen. Der eigentlichen Begehung geht die Erstellung einer Unmenge an Unterlagen voraus. Die Begutachtung zielt dabei nicht nur auf Forschung und Lehre ab, also auf die originären Angelegenheiten der Medizinischen Fakultät, auch fließen Belange der Krankenversorgung in die Stellungnahme ein. Um es kurz zu machen: Die Beurteilung fiel für die UME sehr erfreulich aus, was zwei oder drei Jahre zuvor keineswegs vorausgesetzt werden konnte. Ebenso bleibt festzuhalten, dass die Zusammenarbeit von Medizinischer Fakultät und Krankenversorgung an der UME außerordentlich gut verlief.

Die Schilderung besonderer Herausforderungen während meiner Essener Tätigkeit im Krankenhausmanagement wäre unvollständig, wenn ich nicht auch auf die Ereignisse aus dem Bereich der Krankenpflege eingehen würde: auf die Überleitung von Mitarbeiterinnen der DRK-Schwestern-schaft ans Universitätsklinikum und auf den Arbeitskampf der Gewerk-schaft ver.di zum Thema Entlastung Pflege. Zunächst zur Überleitung der DRK-Pflegekräfte.

Am 21. Februar 2017 hat das Bundesarbeitsgericht in Erfurt ein Urteil verkündet, mit dem die **DRK-Schwesternschaften in Krankenhäusern ihren arbeitsrechtlichen Sonderstatus abgeben** mussten. So hatte zuvor auch der Europäische Gerichtshof geurteilt. Danach waren DRK-Schwes-tern ähnlich wie Arbeitnehmer*innen geschützt und sollten zukünftig unter das Arbeitnehmerüberlassungsgesetz (AÜG) fallen. Die Reform des AÜG trat zum 1. April 2017 in Kraft. Der Aufsichtsrat und Vorstand der UME hatten damals reagiert und allen DRK-Schwestern ein freiwilliges Übernahmeangebot unterbreitet. Zum 30. September 2018 beendete das Universitätsklinikum Essen seine langjährige Zusammenarbeit mit der DRK-Schwesternschaft Essen e. V. Über 900 DRK-Mitglieder haben die Überleitungsvereinbarung unterschrieben und wurden damit zu ordnungs-gemäß Beschäftigten am Universitätsklinikum und dessen Tochterunter-nehmen.

Ich bin sicher, dass Sie sich sehr genau vorstellen können, wie hoch-emotional dieser Wechsel von der DRK-Schwesternschaft zur Universitäts-medizin verlief. Und natürlich hat mich diese Entscheidung beschäftigt und belastet, waren die DRK-Schwestern über Jahrzehnte eine ganz wesentliche Säule des Essener Universitätsklinikums. Andererseits zeichnete sich über einige Jahre an der UME ein Zwei-Klassen-System ab, auf der einen Seite die an der UME und auf der anderen Seite die bei der DRK-Schwesternschaft beschäftigten Pflegekräfte, an deren Schnittstelle der nichtwissenschaftliche Personalrat.

Noch in der Endphase der aufkommenden Überleitung trieb uns das nächste große Thema um, der **Arbeitskampf im Kontext des bundesweiten Pflegenotstandes**, der allerdings nicht bundesweit ausgefochten wurde, sondern an den beiden benachbarten Uniklinik-Standorten Düsseldorf und Essen. Über die von ver.di initiierten Arbeitskampfmaßnahmen in den Jahren 2018 und 2022 werde ich noch ausführlich im Kapitel zum Pflegenotstand berichten.

Bezüglich der Pandemie, die uns im Krankenhausmanagement während ihrer gesamten Dauer beschäftigte, will ich an dieser Stelle lediglich auf zwei Ereignisse eingehen.

Am 20. November 2020 konnten Sie einer Pressemitteilung der Staatsanwaltschaft und der Polizei Essen sowie der UME entnehmen, dass ein 44-jähriger **Mitarbeiter des Essener Uniklinikums wegen des Verdachts auf Totschlag** in zwei Fällen verhaftet wurde. Konkret handelte es sich bei den Toten um zwei intensivpflichtige Patienten, schwersterkrankt an COVID-19. Ich erinnere mich noch genau, wie wir sofort einen Krisenstab bildeten und unsere Kommunikationsstrategie für diesen erneuten Ausnahmezustand an unserem Klinikum festlegten. Das mediale Echo war enorm. Der Vorgang war unter anderem die Titelschlagzeile der BILD am Sonntag. Dies alles hat die Mitarbeitenden natürlich außerordentlich bewegt. Angehörige von in unserem Klinikum Verstorbenen fragten an, ob denn ihre Mutter oder ihr Vater auch getötet worden seien. Wir reagierten umgehend mit der Einrichtung einer Info-Hotline. Es gab viele Gespräche in unserer Mitarbeiter*innenschaft. Glücklicherweise wurde den Ereignissen in den anschließenden Tagen kein überhöhtes öffentliches Interesse beigemessen, sicherlich auch eine Folge der insgesamt schwierigen Zeit. Nach innen aber erfolgten diverse Maßnahmen zur auch individuellen Begleitung unserer Mitarbeitenden in dieser Situation. Am 3. November 2021 verurteilte die große Strafkammer des Landgerichts Essen den Beschuldigten zu einer Freiheitsstrafe von drei Jahren und sechs Monaten.

Die Verurteilung erfolgte wegen Totschlags, wobei im Rahmen der Strafzumessung ein minder schwerer Fall angenommen wurde. Als Motiv wurde dem Verurteilten aktive Sterbehilfe unterstellt. In der zweiten Verhandlung bezeichnete der Richter zu Beginn der Urteilsbegründung den Begriff „Sterbehilfe" als unrichtig. Denn diese Handlung setze voraus, dass die Sterbehilfe vom Patienten gewünscht werde. Dies sei nicht so gewesen.

Ein weiteres Krankenhausmanagement-Beispiel aus der Pandemie-Zeit betrifft die **COVID-19-Impfungen**, dem vielfach deklarierten Licht am Ende des Tunnels. Mit Beginn der Pandemie war in keiner Weise absehbar, dass wir schon nach zwölf Monaten einen und kurz darauf weitere Impfstoffe verfügbar haben würden. Ende Dezember 2020 starteten die Impfungen in Deutschland. Zunächst galt es, die vulnerablen Gruppen zu schützen, wenig später dann das patient*innennah arbeitende Personal auch an den Krankenhäusern. Im Januar 2021 besuchte NRW-Gesundheitsminister Karl-Josef Laumann zum Impfstart die Essener Uniklinik, ein für uns alle sehr wichtiger Tag, hatte es mich seit Pandemiebeginn enorm beunruhigt, dass sich unsere Mitarbeiter*innen bei ihrer Tätigkeit an den Patient*innen infizieren und schließlich an den Folgen sogar versterben könnten. Mit Beginn der Impfungen ließ diese große Sorge jeden Tag ein klein wenig nach.

Dass **Universitätskliniken** im Kontext der Impfungen eine **gewichtige Stimme** haben, zeigte sich bei der Diskussion um mögliche schwerwiegende Komplikationen nach Verimpfung des Impfstoffes von AstraZeneca bei jüngeren Menschen. Die Ärztlichen Direktoren der NRW-Unikliniken Bonn, Düsseldorf, Essen, Köln und Münster schrieben diesbezüglich erstmals am 19. März 2021 an Bundesgesundheitsminister Spahn und NRW-Gesundheitsminister Laumann, um auf die Bevorzugung der mRNA-Impfstoffe für jüngere Menschen hinzuweisen. Ein zweites, die Risiken für schwere thromboembolische Komplikationen noch stärker betonendes Schreiben an dieselben Adressaten folgte am 29. März 2021. Inzwischen war auch in Essen ein 36-jähriger Patient verstorben, dem hochgradigen Verdacht nach aufgrund der vorausgegangenen Impfung mit der Substanz von AstraZeneca. Die Wirkung unseres Schreibens hob der damalige NRW-Ministerpräsident Armin Laschet in der Talkshow „Markus Lanz" hervor, als er sagte: „Die fünf Unikliniken von Nordrhein-Westfalen haben gesagt, wir fordern die Politik auf, den Impfstoff nicht mehr zuzulassen für insbesondere junge Frauen, also unter 60-jährige. Wenn einem das fünf Experten, Mediziner, Chefärzte an Unikliniken sagen, das Paul-Ehrlich-Institut das auch sagt, dann ist es etwas schwierig, als Politiker zu sagen, das interessiert mich nicht. Dann muss man das ernst nehmen, nicht mehr und auch nicht weniger."

Krankenhausmanagement zielt natürlich nicht nur auf den Umgang mit aktuell entstandenen Themen, sondern ganz besonders auch auf die langfristige Unternehmensentwicklung. Ein besonders weitreichendes Beispiel für die komplexen Anforderungen an das Krankenhausmanagement war die **Privatisierung der Universitätskliniken in Gießen und Marburg**. Blicken wir dafür zurück ins Jahr 2005. Zum damaligen Zeitpunkt gab es in Hessen drei Universitätskliniken, in Frankfurt, Gießen und Marburg. Für Frankfurt war ein milliardenschweres Bauprogramm initiiert. Gießen war von der Bausubstanz her ein totaler Sanierungsfall, Marburg vergleichsweise besser aufgestellt. Konkret ging es nun um die Frage, was mit Gießen passieren solle. Rasch waren Sprüche zu hören wie: „Gießen muss man schließen." Wer aber schließt ein Universitätsklinikum, wenn es nicht einmal einfach so gelingt, ein ganz gewöhnliches Krankenhaus vom Netz zu nehmen? In Hinblick auf eine Universitätsklinik geht es ja nicht allein um die Patient*innenversorgung, sondern auch um Lehre und Forschung.

Der damalige hessische Ministerpräsident Roland Koch entschied sich für einen besonderen Weg, mit dem Universitätsklinikgeschichte geschrieben werden sollte. Er fusionierte die Universitätskliniken in Gießen und Marburg mit Wirkung zum 1. Juli 2005. Am 2. Januar 2006 wurde das fusionierte Klinikum in eine GmbH (UKGM GmbH) überführt und anschließend durch den Verkauf von Geschäftsanteilen privatisiert. Das bedeutete im Klartext: 95 % der UKGM GmbH gehörten von da an der Rhön-Klinikum AG, 5 % der Anteile verblieben beim Land Hessen.

Die Aufregung war groß, in Marburg ging man auf die Straße, organisiert über den sogenannten „Notruf 113". In Gießen freute man sich auf ein neues Großklinikum. Zwei über Jahrhunderte konkurrierende Standorte wurden zwangsverheiratet, die Fakultäten allerdings blieben eigenständig. Es wurde ein riesiges Vertragswerk formuliert und unterzeichnet. Dann wurde mit den neuen Bauten begonnen. Die Jahre gingen ins Land, begleitet von der einen oder anderen Unstimmigkeit, die den Rahmen dieses Buches sprengen würde.

Berichtenswert ist allerdings der Wechsel zahlreicher Geschäftsführer am UKGM, was naturgemäß – siehe oben – mit unerfüllten Erwartungen an wirtschaftliche Ergebnisse zusammenhängt. Unter den Geschäftsführungen war für mich Joseph Rohrer, Vorsitzender der UKGM-Geschäftsführung, persönlich und beruflich von besonderer Bedeutung. Joseph Rohrer, der zuvor in leitender Funktion bei der Schweizer Klinikgruppe Hirslanden erfolgreich tätig gewesen war, kam Anfang 2009 aus der Schweiz nach Hessen. Seine Visionen begeisterten mich von Beginn an. Er wagte es, in dem oftmals sehr rigiden System einer deutschen Uniklinik neue Wege zu gehen. Hierzu gehörte unter anderem die Einstellung eines Professors für Fetalchirurgie. Dieses Beispiel zeigt allerdings auch eindrücklich, wie schwerfällig eine deutsche Universitätsklinik darin ist, solche Innovationen nachhaltig zum Erfolg zu bringen. Mit der Einstellung des Fetalchirurgen Prof. Dr. Thomas Kohl wurde der Fokus dieses Vorhabens verrückt. Es ging primär gar nicht so sehr um die Chirurgie des Ungeborenen im Mutterleib, es wurde diskutiert, wem dieser Chirurg unterstellt sein sollte. Dem Kinderarzt oder dem Geburtshelfer? In Gießen oder vielleicht doch in Marburg? Und damit stellte sich natürlich auch die Frage, wie die Leistungen über welche Abteilung abgerechnet werden könnten. Hinzu gesellte sich noch ein ganz anderes, für Herrn Rohrer bis dahin unbekanntes Thema: Kann es sein, dass ein Geschäftsführer einen Professor als Chefarzt einstellt? Eine Professur hätte ja von der Fakultät eingerichtet und dann ausgeschrieben werden müssen. Aber ein Chefarzt ohne Professur, nein, das ging in den Augen mancher überhaupt nicht, das gefährdete das traditionelle System einer Universitätsklinik in seinen Grundfesten. Und genau deshalb haben es Innovationen, ungewöhnliches Denken und Strukturveränderungen an Universitätskliniken so schwer.

Bei Joseph Rohrer erkannte und schätzte ich den Willen, zukunftsgerichtet und frei von tradierten Zwängen handeln zu wollen. Und genau deshalb freute ich mich auf unser Abendessen, zu dem er mich im Spätsommer 2010 eingeladen hatte. Im Rahmen dieser Zusammenkunft fragte mich Joseph Rohrer, wie ich mir denn meine weitere Zukunft vorstelle. Jemand fragte mich nach meiner Zukunft. Mich, einen Chefarzt an einer Uniklinik, bei dem die Zukunft in aller Regel mit der Rufannahme bis zum genau fixierten Datum des Übertritts in den Ruhestand festgelegt ist. Ich muss zugeben, das hat mich begeistert, und so antwortete ich, dass ich mir nicht wirklich vorstellen könne, in den nächsten 15 Jahren Tausende weiterer Eingriffe im bewährten Umfeld durchzuführen. Nach einem anregenden Gedankenaustausch verabschiedeten wir uns kurz vor Mitternacht, voller Ideen, die in aller Ruhe gut überlegt gehörten. Diesem Auftaktgespräch folgten eine ganze Reihe weiterer Unterredungen und schließlich mein Entschluss zum Wechsel von der Position des Chefarztes in die Position des Ärztlichen Geschäftsführers.

Es war von Anfang an klar, dass mit Abschluss des umfänglichen Bauprogramms die UKGM GmbH für Zins und Abschreibung an die Rhön-Klinikum AG aufkommen müsse. Die Rhön-Klinikum AG hatte quasi für die UKGM GmbH gebaut und wollte dann Zins und Abschreibung überwiesen bekommen. Wir feierten die Inbetriebnahme der neuen Klinikgebäude, die des gesamten Hauptgebäudes in Gießen und die des Kopfklinikums in Marburg, und im Nebengang sank die Ergebnisprognose des Wirtschaftsplans der UKGM GmbH dramatisch. Plötzlich stand ein nicht von der Geschäftsführung aufgebrachter Vorschlag zum Abbau von 500 Arbeitskräften im Raum. Die Empörung der Bevölkerung war extrem, in Marburg noch viel stärker als in Gießen.

Diese Tage werde ich nie vergessen, war nämlich eingetreten, was mir Joseph Rohrer in einem unserer vielen Gespräche angekündigt hatte: „Wenn du den Schritt zum Geschäftsführer wirklich machst, dann musst du damit rechnen, die Folgen tragen zu müssen." Das war für mich eine tatsächlich nachhaltige Erfahrung, vom abgesicherten Dasein als Chefarzt in eine absolut unruhige Position mit Demonstrationen, Streikandrohungen und allem, was man sich in einer solchen Phase noch vorstellen kann. Über viele Gesprächsrunden, auch mit dem damaligen hessischen Ministerpräsidenten Dr. Volker Bouffier, kam es Schritt für Schritt zur Beruhigung der Situation. Gekündigt wurde keinem. Der finanzielle Spielraum jedoch wurde deutlich enger, Investitionen konnten nur verzögert getätigt werden, im Personalwesen wurde um jede halbe, manchmal um jede Viertelstelle gerungen.

Begleitend zu den Unruhen zeichnete sich im Juli 2012 ab, dass der Gesundheitskonzern Fresenius die Rhön-Klinikum AG einschließlich der UKGM GmbH übernehmen wollte. Das Vorhaben scheiterte. Ein Jahr später führte Fresenius 40 Krankenhäuser und 13 medizinische Versorgungszentren, ungefähr zwei Drittel des Umsatzes der Rhön-Klinikum AG, in den Besitz der zum Fresenius-Konzern gehörenden Helios-Kliniken über. Die Standorte Gießen und Marburg, Bad Berka, Bad Neustadt und Frankfurt an der Oder verblieben bei der Rhön-Klinikum AG, womit das nächste Kapitel der UKGM aufgeschlagen war.

Wieder folgten Umstrukturierungen. Um die medizinische Kompetenz und vor allem die möglichen medizinischen Innovationen zu stärken, richtete die neue Rhön-Klinikum AG ein Medical Board ein, über das auch die Vernetzung der Standorte vorangetrieben werden sollte. Zum Sprecher des Medical Boards wurde ich ernannt, ein Entwicklungsschritt, der mich persönlich wiederum weiterbrachte, lernte ich an den anderen Standorten inspirierende Persönlichkeiten kennen, die den Vernetzungsgedanken mit Begeisterung aufnahmen. Das Problem der Interaktion lag weniger bei den Vertreter*innen der nicht universitären Standorte, es lag bei manchen Universitätsprofessor*innen, die sich oft schwer damit taten, mit den niedergelassenen Kolleg*innen auf Augenhöhe zu interagieren. Und genau diesem Punkt widmete ich einen relevanten Anteil meiner Arbeit.

Wirkliche Ruhe kehrte im UKGM nicht ein. Ein nächstes Kapitel wurde aufgeschlagen mit der Übernahme der neuen Rhön-Klinikum AG durch die Hamburger Asklepios GmbH und Co. KGaA im Sommer 2020, wonach die Rhön-Klinikum AG mit ihren fünf Standorten als weiterhin eigenständiges Unternehmen unter dem Dach der Asklepios-Gruppe verblieb. Der seit der privatisierten UKGM GmbH immer wieder aufflackernde Streit zwischen den Betreibern um notwendige Investitionsfinanzierung, die über die zuvor genannten Baumaßnahmen hinausging, ebbte auch nach der Übernahme durch Asklepios nicht ab. Im Gegenteil, er nahm an Intensität zu, als die Rhön-Klinikum AG als Krankenhausbetreiber der UKGM im Jahr 2022 eine aus 2017 stammende Zukunftsvereinbarung mit dem Land Hessen aufkündigte.

Die bisherige Geschichte des privatisierten Universitätsklinikums Gießen und Marburg ist nicht nur ein Abschnitt meiner beruflichen Tätigkeit im Krankenhausmanagement, sie ist ein Geschichtskapitel der deutsche Universitätsmedizin. Immer wieder wurde und wird dieser Vorgang als Beispiel für das Scheitern der Privatisierung einer Universitätsmedizin in Deutschland vorgebracht. Das ist so nicht richtig. Der Kardinalfehler war eine falsche Zieldefinition zu Beginn des Fusionierungsprozesses 2005. Die damalige hessische Landesregierung wollte sich eines Problems entledigen, indem sie 95 % der Verantwortung einem privatwirtschaftlich agierenden, börsennotierten Krankenhausunternehmen verkaufte. Die Rhön-Klinikum AG hatte überhaupt keine Vorstellung von universitätsmedizinischen Aufgaben. Dem Ganzen dann noch eins draufzusetzen, indem die Kliniken fusionierten, die Medizinischen Fakultäten in Gießen und Marburg aber eigenständig blieben, war und ist für mich ebenso falsch gewesen. Wenn nur das Gießener Universitätsklinikum privatisiert worden wäre, hätte die Geschichte sicher einen anderen Verlauf genommen. Was dann aus Marburg geworden wäre, vermag ich nicht zu sagen. Eines bleibt klar: Lehre, Forschung und Krankenversorgung sind als Einheit zu betrachten und deutlich komplexer zu organisieren als nur die reine Krankenversorgung.

Fest steht: Im Krankenhausmanagement ist kein Tag wie der andere. Ein smartes Management ist also eines, das auf die Vielfalt von Herausforderungen schnell und flexibel reagiert. Und dabei – natürlich – die Menschen im Fokus behält. Innerhalb weniger Jahre haben wir das Vollbild einer Pandemie erlebt, diverse Formen von Internetkriminalität, mehrere tiefgreifende Arbeitskampfmaßnahmen an Unikliniken sowie den Angriffskrieg auf die Ukraine. Natürlich gibt es zahlreiche weitere Herausforderungen. Eine davon ist etwa der Klimawandel, dessen Auswirkungen auf das Krankenhaus in einem separaten Kapitel erläutert werden. Eine weitere potentielle Herausforderung für das Krankenhausmanagement möchte ich hier noch nennen, könnte sie unser aller Leben extrem beeinflussen, innerhalb und außerhalb des Krankenhauses. Ich spreche vom sogenannten **Bioterrorismus**, für den es bereits einzelne Beispiele gibt und der noch einmal auf extreme Weise verdeutlicht, auf welche Herausforderungen ein smartes Management vorbereitet sein muss.

Bioterrorismus kann beispielsweise über die Verbreitung von pathogenen Erregern oder Toxinen ausgeübt werden, um Menschen zu schaden. Die Folgen zeigen sich oft erst nach mehr als 20 Tagen. Diese Form des Angriffs ist keineswegs neu. Ein erstes bekanntes Beispiel geht auf das Jahr 1347 zurück, als an der Seuche verstorbene Pesttote in die Stadt Kaffa geschafft wurden. Dafür schleuderten die Mongolen die Leichen mit Katapulten über die Stadtmauern. Die entsetzten Verteidiger der Stadt flohen mit ihren

Schiffen nach Italien. So kam die große Pest nach Europa. Innerhalb weniger Jahre fielen ihr mindestens ein Drittel seiner etwa 80 Millionen Einwohner*innen zum Opfer.

Ein weiteres Beispiel für Bioterrorismus betraf Gruinard Island, eine im Atlantischen Ozean gelegene Insel vor der Nordwestküste des schottischen Festlands. Bekannt wurde diese Insel durch Versuche mit Milzbranderregern, die im Auftrag des britischen Kriegsministeriums während des Zweiten Weltkriegs durchgeführt wurden. Man setzte von Juli 1942 bis August 1943 80 Schafe dem Erreger aus, die allesamt starben. Die Sporen waren allerdings auch in den Boden eingedrungen. Zur Beseitigung dieser Katastrophe wurden 280 Tonnen Formaldehyd in 2000 Tonnen Meerwasser gelöst und über drei Monate im Sommer 1986 in den Boden eingeleitet. Im Jahr 1990 wurde die Insel wieder für bewohnbar erklärt. Bis heute halten sich Stimmen, die behaupten, es gäbe unverändert Sporen im Boden.

2001 erfolgten zwei bioterroristische Anschläge in den USA über die Versendung von Umschlägen mit speziellen, wahrscheinlich unterschiedlichen Sporenzubereitungen. Dadurch kamen fünf Menschen zu Tode.

Im Jahr 2018 konnte gerade rechtzeitig ein Anschlag mit Rizin verhindert werden. Geplant war ein Sprengstoffanschlag, bei dem dieses biologische Toxin eingesetzt werden sollte. Die Beschuldigten hatten im Internet Tausende von Rizinussamen beschafft und mithilfe terroristischer Herstellungsanleitungen 83,4 Milligramm Rizin daraus gewonnen. Der in Köln-Chorweiler geplante Anschlag konnte verhindert werden, der Schaden hätte verheerend sein können. Bei Verdacht auf Bioterrorismus hilft heute die PCR-Diagnostik, sie zeigt zehn Biokampfstoffe an, allerdings mit Ausnahme von Rizin.

Ein Smart Hospital muss auch auf Bedrohungen wie einen potentiellen Angriff durch Bioterrorismus vorbereitet sein. Grundlage hierfür sind Vorgaben zur Versorgung beim Massenanfall von Verletzten. Dies kann neben den sogenannten großflächigen ABC-Einsatzlagen (atomar, biologisch, chemisch) ebenso der Fall sein bei Seuchen, Bombenattentaten, Eisenbahnunfällen oder Flugzeugabstürzen. Auch dabei geht es wieder um Verhaltensschulungen der Mitarbeiter*innen.

Die Vielfalt an Beispielen zu möglichen, teils gravierenden Störungen im Gesundheitswesen belegt, dass das Krankenhausmanagement immer wachsam sein muss, jederzeit vorbereitet auf lebensgefährliche Ereignisse. Auch ich musste als Krankenhausmanager erst einmal lernen, mit den Risiken umzugehen, die man im Krankenhaus zu verantworten hat. Aber natürlich verläuft der Alltag in aller Regel zunächst einmal störungsarm. Zum Glück. Gibt es doch so schon genügend Herausforderungen auf dem Weg zum Smart Hospital zu meistern. Auch weil sich im Rahmen dieses Transformationsprozesses nahezu alle Berufsbilder im Krankenhaus wandeln. Nicht zuletzt das der (Chef-)Ärzt*innen.

3. (Chef-)Ärzt*innen im Wandel

Zur Umwandlung ins Smart Hospital gehört auch, dass wir die Rollen der im System tätigen Personen den notwendigen Entwicklungsschritten anpassen. Vor allem ein Berufsfeld wird davon tiefgreifend betroffen sein, das der Ärzt*innen. Das Smart Hospital nämlich erfordert einen **breit denkenden Typus an Mediziner*innen**, ein neues Kompetenzprofil. Offen, selbstkritisch, serviceorientiert, interdisziplinär und interprofessionell denkend, frei von Standesdünkel und in der Gesamtheit noch stärker als bisher am Wohl der Patient*innen orientiert. Fragen zur persönlichen Reputation treten in den Hintergrund.

Bevor ich weiter auf die Bedeutung der Chefärzt*innen eingehe, will ich **wenige Sätze voranschicken**. Ich war selbst 13 Jahre Chefarzt. Anschließend arbeitete ich inzwischen über weitere zwölf Jahre als Krankenhausmanager mit Chefärzt*innen zusammen. So kenne ich beide Seiten, auch an mir, ich habe meine eigenen Grenzen erlebt, aber auch die anderer Chefärzt*innen. Eines habe ich dabei nie vergessen: Mit dieser beruflichen Position hat man eine enorme Verantwortung, nicht nur für die Patient*innen, was im Grunde schon reichen würde. Es geht genauso um die Verantwortung für die Mitarbeiter*innen, sowohl in der Ärzt*innenschaft als auch im gesamten übrigen Bereich der Klinik, und wenn es nur um eine Vorbildfunktion geht. Was Chefärzt*innen sagen, tun oder unterlassen, bei der Visite, im OP oder im Labor – richtig, auch dort haben die Chefärzt*innen an Unikliniken die Verantwortung –, darüber wird gesprochen und informiert, darauf wird reagiert.

Nun schreibe ich dieses Buch aus meiner noch aktiven beruflichen Position heraus, nicht in der Rückschau als 72-Jähriger im Ruhestand. Und ich rede Klartext, was manchem nicht passen wird, aber lange überfällige Debatten anstoßen kann. Eines möchte ich dabei betonen: Die allermeisten Chefärzt*innen, die ich in meiner nun über 40-jährigen Krankenhauserfahrung aus den unterschiedlichsten Positionen heraus erlebt habe, verrichten hervorragende Arbeit. Aber es gibt eben auch andere. Toxiker*innen, die eine Schneise der Verwüstung hinterlassen und keinen Platz haben dürfen in einem System so sehr an der Grenze zwischen Gesundheit und Krankheit, zwischen Freude und Trauer, zwischen Stabilität und Fragilität. Einem System, das von der Menschlichkeit der einen genauso geprägt wird wie von den Eitelkeiten und dem Machtstreben der anderen. Toxiker*innen gehören rechtzeitig identifiziert und aus dem Krankenhaus entfernt. Man stelle sich nur vor, was man für ein Potential hätte, auch als Vorbild für den Nachwuchs, wenn das Verhalten der Führungskräfte auf Anstand, Ehrlichkeit und Wertschätzung beruhen würde. Das aber darf doch keine Hoffnung bleiben. Genau deshalb rede ich Klartext.

Zurück also zu den vielfältigen Anforderungen an diese Berufsgruppe: Chefärzt*innen sollen das riesenhafte Feld an medizinischen Herausforderungen bedienen, von der Interpretation unüberschaubarer Datenmengen bis hin zum empathischen Umgang mit den Mitarbeitenden. Natürlich müssen sie dazu mit hoher Sozialkompetenz ausgestattet und zur verantwortungsvollen Personalführung befähigt sein. Insbesondere im universitären Smart Hospital sollen sie außerdem eine exzellente Lehre ableisten, herausragend in der Forschung sein und brillant in der Administration. Ist das überhaupt machbar?

Immer wieder habe ich erlebt, wie **Machtstreben** und **persönliche Eitelkeiten von Chefärzt*innen** effektive Arbeit erschwerten. Nicht selten auch als Zeichen einer deutlichen Überforderung beim Versuch, ganze Bereiche abzudecken, die von dieser einzelnen Persönlichkeit einfach nicht zu beherrschen waren.

Natürlich sind all die genannten Erwartungen von einer einzigen Person allein nur schwer bedienbar. Die Chefärzt*innen werden mit einem Anforderungsprofil konfrontiert, das sie in der Komplexität der Aufgaben absolut überfordert. Aber wer will hören, dass er überfordert ist? Vor dem Hintergrund der **Komplexität im Anforderungsprofil** von Chefärzt*innen im Sinne von Smart Leadern stellt sich die Frage, ob Universitätsmedizin mit der komplexesten Struktur an Chefärzt*innen unter allen Krankenhäusern überhaupt Smart Hospital kann.

Ich antworte mit einem klaren Ja, allerdings mit dem Zusatz, dass die Aufgaben und Verantwortlichkeiten der Chefärzt*innen entsprechend deren individuellen Eignungen **auf mehrere Schultern** verteilt werden müssen. Wir müssen daran arbeiten, dass das Eignungsspektrum von Chefärzt*innen geschärft und individuell angepasst in ein modulares Gesamtkonzept eines Leitungsteams eingebracht werden muss. Diese Aussage mag manchen beunruhigen, was allerdings falsch wäre, müssen wir daran arbeiten, das **hohe Potential dieser Spezialist*innen zu fördern** und im Hinblick auf **persönliche Defizite zu entlasten**. Gewinnen werden dabei also alle, die Klinikleitung, die Mitarbeitenden und das Klinikum in seiner Gesamtheit. Zur Verteilung der Verantwortung auf mehrere Schultern wäre zum Beispiel die Bildung von Doppelspitzen eine Möglichkeit, gegebenenfalls heterogen in Geschlecht und/oder Alter.

Zudem müssen wir immer vor Augen haben, dass mit einem Lehrstuhl zu einer klinischen Disziplin an einer Universitätsklinik grundsätzlich die Verantwortung für Lehre, Forschung und Krankenversorgung verbunden ist, und zwar auf allerhöchstem Niveau. Bedeutet dies dann im Umkehrschluss aber auch, dass die in Forschung und/oder Lehre brillanten Professor*innen ebenso herausragend im Umgang mit Patient*innen sind? Natürlich nicht. Für eine bestmögliche Qualität in der Krankenversorgung stehen die Ärztlichen Direktor*innen ein. Genau deshalb sind sie auch in das Berufungsverfahren der künftigen Professor*innen und Chefärzt*innen eingebunden. Bisher aber nur beratend.

Ich halte eine hochschulrechtlich festzulegende stimmberechtigte Einbindung der Ärztlichen Direktor*innen in das Berufungsverfahren für unverzichtbar. Man stelle sich einmal vor, dass der Vorstand eines Automobil- oder Chemiekonzerns nicht entscheidungsbefugt in die Auswahl seiner Top-Führungskräfte eingebunden ist, die für lange Zeit die Eckpfeiler, Treiber und Weiterentwickler der Organisation sein sollen. Undenkbar! In der Universitätsmedizin aber tatsächlich möglich.

Und natürlich muss es auch eine Option sein, berufene Professor*innen von ihren klinischen Aufgaben zu entbinden, wenn sich im Verlauf der Berufsausübung herausstellt, dass sie mit Patient*innen nicht angemessen umgehen, dass die erwarteten Behandlungsergebnisse ausbleiben oder gar von minderer Qualität sind. Bei der Patient*innenbehandlung geht es um absolute Spitzenleistungen, die im Falle möglicher fachlicher Defizite der Chefärzt*innen durch zusätzliche leitende Ärzt*innen auszugleichen sind, in deren Spezialisierung eigenständig arbeitend. Warum ich das betone? Weil Sie und Ihre Familie Anspruch auf höchste Versorgungsqualität haben – ganz besonders in einer Universitätsklinik.

In diesem Zusammenhang erinnere ich mich gut an das fachliche Defizit in einem großen klinischen Gebiet während meiner Tätigkeit im Krankenhausmanagement. Dieses Defizit galt es so schnell als möglich auszugleichen. Der Kaufmann und ich haben gemeinsam mit dem Chefarzt dieser Klinik, der den Missstand natürlich erkannt hatte, eine Strategie zur Identifikation einer Persönlichkeit mit höchster Expertise über die Grenzen Deutschlands hinaus erarbeitet. Endlich, nach eineinhalbjähriger intensiver Suche mit diversen Personalagenturen und verschiedenen Anzeigen, wurden wir fündig. Ein international anerkannter Fachmann war bereit, als zusätzlicher Chefarzt eigenständig in besagter Klinik zu arbeiten.

Der Vertrag war fertig, es ging an die Unterzeichnung. Dann kam er, der erwartete Anruf vom Lehrstuhlinhaber. Der neue Chefarzt stelle Ansprüche, wolle Betten belegen und auch noch seine Assistent*innen aussuchen. Dies wäre aber doch nicht im Sinne des bisherigen Chefs und deshalb bitte er mich, die Entscheidung nochmals zu überdenken und vielleicht eine andere Lösung zu finden. Sie verstehen? Es gibt ein deutliches fachliches Defizit in einer Klinik, endlich haben wir einen Spezialisten gefunden, der so gut ist, dass er von diversen Krankenhäusern umworben wird, er will zu uns kommen und dann zieht der Chefarzt dieser Klinik zurück und möchte doch lieber eine oder einen untergeordnete*n Oberärztin bzw. Oberarzt im alten hierarchischen System. Das war für mich zu viel. Hier geht es um Menschenleben und nicht um irgendwelche Befindlichkeiten.

Natürlich rüttle ich mit solchen Aussagen an den Grundfesten der Universitätsmedizin, aber immerhin rüttle ich nicht nur, sondern habe solche Korrekturen bereits mehrfach vorgenommen. Passiert dies nicht, gefährden wir nicht nur die Patient*innen. Solche Personalien können das Universitätsklinikum erheblich belasten, qualitativ, finanziell und repräsentativ. Aussitzen lässt sich dieses Thema also nicht.

Die Spezialisierung verschiedener Fachdisziplinen verlangen also immer stärker danach, die Führung auf mehrere Schultern zu verteilen. Bleiben wir beim Beispiel der HNO-Heilkunde. Es gibt schlichtweg keine Person, die auf höchstem Niveau in der Onkologie, der fachbezogenen Krebsmedizin, arbeiten kann und auf demselben Niveau in der Otologie, der Ohrenheilkunde. Universitätskliniken brauchen also solche Spezialisierungen, auch mit eigenständigen Leitungsfunktionen. Vor 20 Jahren ging es noch anders, heute nicht mehr. Die Vielfalt der universitären Onkologie zum Beispiel kann nicht mehr von einem Internisten abgedeckt werden. Wir alle wollen aber die beste Versorgung. Gleiches gilt im Übrigen für die Forschung. Warum funktioniert eine solche Spezialisierung in den USA und nicht in Deutschland? Weil der Anspruch, der einzige Chef oder die einzige Chefin einer Klinik zu sein, bei uns immer noch vorherrscht. Natürlich gibt es an der UME eine Reihe gegenteiliger Beispiele, wie etwa den Lehrstuhlinhaber und Chefarzt der Inneren Klinik (Tumorforschung) Prof. Dr. Martin Schuler. Er ist unzweifelhaft der Kopf dieser Klinik, hat es aber verstanden, eine Reihe von Spezialist*innen um sich zu berufen, die in der Gesamtheit eine Onkologie auf höchstem Niveau anbieten, so wie es die Patient*innen auch erwarten dürfen.

Ein anderes Thema, das mich seit Jahren umtreibt, ist das vielfach fehlende Engagement von Chefärzt*innen, **mit den niedergelassenen Kolleg*innen intensiv und auf Augenhöhe zu kommunizieren.** Dieses Phänomen findet man quer durch die Republik. Wir brauchen gar nicht erst nach sektorenüberschreitender Medizin zu schreien, solange solche Kommunikationen nicht funktionieren. Warum kommt es bloß immer wieder zu diesen Problemen? Warum agieren die Chefärzt*innen nicht alle wie beispielsweise unser Kardiologie Prof. Dr. Tienush Rassaf? Es vergeht keine Woche, in der er sich nicht mit niedergelassenen Kolleg*innen austauscht, Probleme thematisiert und klärt oder gemeinsame Projekte auf den Weg bringt. So funktioniert Vertrauensbildung mit Patient*innen.

Ärzt*innen werden an einer Klinik zu Fachärzt*innen weitergebildet, von denen sich ein relevanter Teil für die Niederlassung entscheidet. Nicht selten zeigen die Chefärzt*innen an Unikliniken wenig Verständnis für die Entscheidung zur Niederlassung und quittieren dies mit Operationsverbot oder mit anderen Strafmaßnahmen. Nach der Niederlassung dreht sich das Blatt. Die Niedergelassenen entscheiden dann, welche Klinik sie den Patient*innen empfehlen. Und die Empfehlung spart nicht selten die frühere, eigene Klinik aus. Auf genau diese Situation traf ich zu meinem Dienstbeginn in Marburg. Zum Ende meiner Tätigkeit als Chef der dortigen HNO-Klinik operierten fünf niedergelassene Kolleg*innen gemeinsam mit uns an der Klinik, auf Augenhöhe. Gewonnen hatten alle. Bis dahin war es ein langer Weg, auch schmerzhaft. Auch ich agierte in meinem Berufsleben übrigens oftmals nicht auf Augenhöhe, wie es angezeigt gewesen wäre. Aber ich war und bin lernfähig, vielleicht eine meiner besten Charaktereigenschaften. Gelernt habe ich nicht nur aus den positiven Erfahrungen, genauso aus den abschreckenden. Ich blicke zurück.

Als ich nach Abschluss des Studiums meine fünfjährige Weiterbildung zum Hals-, Nasen-, Ohrenarzt an der Kieler Universitätsklinik für HNO-Heilkunde, Kopf- und Hals-Chirurgie aufnahm, erlebte ich **zum Beispiel** sehr schnell, was es mit einer spitzhierarchisch strukturierten Einrichtung auf sich hat. Seitens des leitenden Oberarztes war angeordnet, dass die Aktenführung ausschließlich mit Schreibmaschine erfolgen dürfe. Also saß der jüngste Assistent, in diesem Fall ich, auf der Station und tippte Tag für Tag stundenlang Anamnesen und Epikrisen an einer der damaligen Schreibmaschinen ohne Korrekturfunktion. Fehler wurden mit Tipp-Ex-Blättchen beseitigt. Was für ein Irrsinn, was für eine Verschwendung von Ressourcen. **Machtspielchen** waren an der Tagesordnung. Dem leitenden Oberarzt zur Seite, geringfügig nachgeordnet, regierte die Oberschwester, vor der die Assistenzärzt*innen mehr Angst hatten als vor den übrigen Oberärzt*innen. Regieren war der treffende Ausdruck. Dieses Führungsduo war so weit vom heutigen Anspruch an Leadership entfernt, wie Sie es sich kaum vorstellen können. Ein solcher Umgang hat nicht nur mich phasenweise krank gemacht, manch eine*r hat die Klinik verlassen.

Ein **weiteres Beispiel** zur leider nicht nur damals gelebten **Hierarchie**: Als ich nach Marburg wechselte und dort Chefarzt wurde, begleitete mich u. a. mein Kollege und nun neuer leitender Oberarzt Priv.-Doz. Dr. Burkard Lippert. Mein Chef riet mir, Herrn Lippert ab sofort zu siezen, schließlich würde der Kapitän eines Schiffes nicht mit dem Heizer sprechen. Ich entgegnete, dass ich diesem Vorschlag nicht folgen werde, war ich neben der freundschaftlichen Beziehung zu Burkard Lippert der festen Überzeugung, dass es für einen Kapitän durchaus Sinn macht, auch und besonders mit dem Heizer zu sprechen. Wenn es ein Problem im Maschinenraum gibt, ist auch für den Kapitän die Reise schneller zu Ende, als er sich vorstellen kann.

Auch folgender, mir von einem Chefarzt entgegnete Ausspruch spiegelt die heute noch erstaunlich häufig anzutreffende **Geisteshaltung mancher Chefärzt*innen** wider: „Mir ist es egal, wer unter mir Ärztlicher Direktor ist", begrüßte mich der Herr in meiner neuen Funktion. Und schließlich ging er dann doch vor mir. Nun könnte man natürlich argumentieren, dass die Protagonist*innen solcher Einstellungen irgendwann in den Ruhestand gehen. So einfach ist es aber nicht: Zum einen färbt der eher bewahrende Charakter einer Universitätsklinik mit fortschreitender Dauer auch auf ursprünglich veränderungsbereite Kolleg*innen ab. Man kennt dieses Phänomen aus der Politik, wo man sagt, das Amt prägt auf lange Sicht den Menschen, nicht umgekehrt. Zum anderen haben wir keine Zeit, auf den notwendigen Wandel zu warten. Wir müssen jetzt agieren, um unser Gesundheitssystem auch in dieser Hinsicht zukunftsfest zu machen.

An dieser Stelle möchte ich nicht verhehlen, dass es unter Chefärzt*innen immer wieder **grenzwertige Persönlichkeiten** gibt. Ich denke da **zum Beispiel** an einen Chirurgen zur Zeit meines Praktischen Jahres in Kiel, der unaufhörlich schrie, die Anwesenden beschimpfte und mit Instrumenten warf. „Es gibt Chefärzte, die schreien sich in den OP-Saal rein und zum Schluss des Eingriffs schreien sie sich aus dem Saal wieder raus", sagte mir in anderem Kontext eine erfahrene Pflegedienstleitung. Was für ein Armutszeugnis! Glücklicherweise werden solche Charaktere seltener, aber seltener bedeutet eben nur seltener.

Auch selten, aber immer noch zu oft, lassen die **Umgangsformen** mancher Führungskräfte mehr als zu wünschen übrig, erinnere ich mich daran, wie eine Schlägerei von Oberärzten im OP-Waschraum beendet werden musste. Es erübrigt sich eigentlich von selbst, darauf hinzuweisen, dass derartige Eskalationen ein absolutes Unding sind, müssen Mitarbeiter*innen doch das Krankenhaus als geschützten Ort erleben können. Schreiende,

Angst erzeugende Oberärzt*innen und Chefärzt*innen gehören ermahnt, gecoacht und, wenn anhaltend, entlassen. Das Problem ist leider nur, dass die Vorstandsebene von solchen Ereignissen meist zu spät oder gar nicht erfährt. Sie wäre es aber, die konsequent eingreifen muss.

Auch **in Bezug auf die Patient*innen** ist das Verhalten mancher Chefärzt*innen fragwürdig. Ich erinnere mich etwa an die Schilderung eines Patienten zu seinem Erlebnis mit einem Chefarzt, der mental offensichtlich besser in der Forschung angesiedelt geblieben wäre als in einer Position, in der er den Patient*innen einfühlsam Diagnosen und Therapien näherbringen soll. Auf jeden Fall fühlte sich dieser Patient von dem Chefarzt weder persönlich wahrgenommen noch umsorgt. Sein erster Eindruck verfestigte sich in einer Besprechungssituation, in der dem Patienten seine Diagnose eröffnet und ein Behandlungsvorschlag unterbreitet werden sollte. Als der Chefarzt das radiologische Bild am Monitor sah, habe er sofort seine Assistenzärzt*innen zusammengerufen, die mit Begeisterung den Befund bewundert und als ein besonders gelungenes Beispiel für einen sehr seltenen, bösartigen Tumor, quasi in Lehrbuchqualität gefeiert hätten. Der dabeisitzende Patient habe sich vollkommen allein gelassen und deplatziert gefühlt. Nach einer empfundenen Ewigkeit hätte er sich getraut, vorsichtig nachzufragen, was denn nun mit ihm passieren solle. Was danach kam, sei auch nicht viel besser gewesen. Das ärztliche Interesse am Menschen ist in diesem Beispiel weit hinter das medizinische und wissenschaftliche zurückgetreten. Ein krankes Verhalten im Krankenhaus.

Selbstverständlich gibt es in der Medizin zahlreiche überaus unprätentiöse und umgängliche Menschen. Dennoch fällt auf, dass manche Ärzt*innen einen **ausgeprägten Habitus** pflegen. Und so lasse ich mich zu einer provokanten These hinreißen: Das größte Problem im Smart Hospital sind die leitenden Ärzt*innen. Ja, Sie haben richtig gelesen. Genauso ist es. Das hat nichts mit Missachtung dieses Berufsstandes zu tun. Aber man muss sich fragen, warum ausgerechnet in der Medizin die Eitelkeiten und Befindlichkeiten so besonders ausgeprägt sind und ein so starkes inneres Bedürfnis nach Erhalt der veralteten Strukturen besteht. Ich will mich nachfolgend einer Antwort zumindest anzunähern.

Dazu gehört zum einen das in Deutschland über viele Jahrzehnte entstandene Bild von Ärzt*innen, das sich von denen in anderen Kulturen zum

Teil deutlich unterscheidet. Möglicherweise färben dieses immer noch vorhandene sehr **positive Image** und der **damit verbundene hohe Status** auf das Verhalten der Ärzt*innen ab.

In einer Untersuchung des Meinungsforschungsinstituts Forsa im Auftrag des Beamtenbunds DBB von September 2021 gaben 88 % der Befragten an, dass Ärzt*innen bei ihnen ein hohes Ansehen genießen. Damit werden Sie nur noch von Krankenpfleger*innen (89 %) sowie Feuerwehrleuten (94 %) übertroffen. Was aber kann es bei Ärzt*innen auslösen, wenn ihnen andere Menschen permanent mit Ehrfurcht und manchmal sogar Unterwürfigkeit begegnen? Man muss schon ein sehr geerdeter, bescheidener Charakter sein, damit sich diese Ehrerbietung nicht langfristig in einer gewissen Überheblichkeit oder **Arroganz** bemerkbar macht.

Daneben glaube ich, dass vor allem die Struktur des Gesundheitswesens und insbesondere der Krankenhäuser solche Entwicklungen fördern. Nach wie vor wird sehr stark die **einzelne Fachdisziplin**, die **einzelne Klinik und Abteilung** als **Nabel der Welt** angesehen. Das ist nicht weiter erstaunlich, werden Chefärzt*innen doch bis heute beinahe ausschließlich an der medizinischen, gelegentlich wissenschaftlichen, aber vor allem auch wirtschaftlichen Entwicklung ihres eigenen Gebiets bemessen.

Auch in der Gratifikation kommt dies zum Ausdruck, hängt der Bonus der Ärzt*innen doch fast ausschließlich an der eigenen **Leistungserbringung** – auch wenn in anderen Fachabteilungen gerade die Welt untergeht. Insofern ist es nicht verwunderlich, dass diese Struktur das Denken in Elfenbeintürmen und Erbhöfen fördert. Wobei die sichtbare Orientierung an Leistungszahlen zwischenzeitlich glücklicherweise untersagt ist. In einigen Köpfen ist sie immer noch verankert.

Chefärzt*innen sind also nachvollziehbar getrieben vom Wunsch, die eigene Disziplin zum Erfolg zu bringen. Mediziner*innen im Krankenhaus sind im Grunde **Einzelkämpfer*innen** und nur ihrer Abteilung, ihrem Fachbereich verpflichtet, nicht dem großen Ganzen. Eine Denkweise, die antiquiert ist, häufig kontraproduktiv und sowohl medizinisch im Hinblick auf überflüssige Eingriffe wie betriebswirtschaftlich bedenklich. Wir müssen davon abkommen, dass jede Abteilung oder **Klinik wie eine Festung verteidigt** wird. Das passt nicht mehr in die heutige Zeit.

In der Industrie ist der Gedanke schon viel länger und viel tiefer verwurzelt, dass **Leistung und Erfolg nur im Team** möglich sind. Natürlich gibt es auch dort Streit und Eifersüchteleien. Häufig sind hier aber Gratifikationsmodelle üblich, die zur Hälfte die eigene Leistung, zur anderen Hälfte den Erfolg des gesamten Unternehmens honorieren. Das bedeutet, dass der Erfolg der Kolleg*innen relevant für den eigenen Bonus ist. Dieser Ansatz reduziert Partikularinteressen, fördert die Kooperation und schafft darüber hinaus ein deutlich verbessertes Gemeinschaftsgefühl. Ein Ansatz, der auf Krankenhäuser übertragbar wäre und an einigen Einrichtungen schon heute gelebt wird.

Das **Chefärzt*innengehalt** sollte sich zudem entlang eines gewissen Korridors orientieren, entsprechend dem die Spannbreite zwischen niedrigsten und höchsten Gehältern angepasst wird. Es gab eine Initiative am Berner Universitätsspital, mit der die Gehälter der Chefärzt*innen stärker harmonisiert und Ausreißer, nach oben wie nach unten, an einem Zielkorridor für alle aneinander angenähert werden. Natürlich ging dies mit einer zum Teil erheblichen Unruhe bei den Führungskräften einher. Es hat keine maximalen finanziellen Umbrüche gegeben, die künftige Gehaltsentwicklung aber in eine ausgewogenere Richtung gebracht. Dies ist eine aus meiner Sicht absolut richtige, zeitgemäße Entscheidung. Es kann nicht sein, dass Chefärzt*innen bestimmter Disziplinen mehr als dreimal weniger verdienen als die von anderen Disziplinen im selben Unternehmen. In jeder Disziplin versorgen doch Spezialist*innen schwerstkranke Patient*innen.

Lassen Sie mich noch ein **Beispiel** ergänzen. Ich erinnere mich an einen Chefarztaspiranten, der mir während der Verhandlung darlegte, dass das Gehaltsangebot deutlich zu gering sei. In der freien Wirtschaft könne er das Dreifache verdienen. Ich antwortete, dann solle er in die freie Wirtschaft gehen, dort sitze er aber auch Tag für Tag viele Stunden und genieße nicht die Freiheiten der Universitätsklinik mit Besuchen von Kongressen auf der ganzen Welt, mit Forschungsabwesenheiten und so weiter. Man kann eben nicht alles haben.

Ein Punkt, in dem die **Fachabteilungen** an Krankenhäusern jeglicher Versorgungsstufe **konkurrieren**, ist die **Bettenzahl**. Manche Chefärzt*innen sind so in der Bettenstruktur ihrer Klinik verankert, dass eine konsequente Neuordnung von Stationen kaum vorstellbar erscheint. Gut erinnere ich mich an ein im sehr kleinen Kreis geführtes Gespräch mit einem solchen Chefarzt, dem ich detailliert erläuterte, dass er einen Teil seiner Betten an eine andere Fachabteilung abgeben werde und die hierzu erforderlichen Umbaumaßnahmen in etwa vier Wochen beginnen würden. Im gegenseitigen Einvernehmen zu der Maßnahme verabschiedeten wir uns. Wenige Wochen später erhielt ich einen Anruf aus der Bauabteilung, ihnen würde der Zugang zur Station verwehrt. Also rief ich den Chefarzt an und erkundigte mich, warum es diese Schwierigkeiten gäbe, hatten wir doch alles besprochen. „Aber ich konnte doch nicht ahnen, dass Sie das tatsächlich machen", war seine im sehr erregten Zustand vorgetragene Antwort. Die Bauabteilung nahm drei Tage später ihre Tätigkeit auf. Auch solche Reaktionen verdeutlichen die Notwendigkeit einer Konsequenz in angekündigten Maßnahmen.

Anfang der 1990er-Jahre folgte ich während des Deutschen HNO-Kongresses einer Podiumsdiskussion zur Dauer des stationären Aufenthaltes nach der Mandelentfernung. Üblich war zum damaligen Zeitpunkt, dass diese Patient*innen eine Woche nach Operation entlassen wurden. Grund hierfür war die Sorge um eine Nachblutung mit möglicher schwerwiegender Folge. Rasch klar wurde bei der Podiumsdiskussion, dass Deutschland einen Sonderweg gegangen war. In den meisten anderen Ländern war die Liegezeit deutlich kürzer. Aufregung gab es, als ein Diskutant in der hitzigen Auseinandersetzung von der Gefahr eines **Sterbens der Belegabteilungen** an Krankenhäusern sprach. Sie sehen, schon vor 30 Jahren ging es ums Bewahren der Situation. Damals wurden Krankenhausleistungen noch nach Liegedauer der Patient*innen vergütet. Aber dazu später mehr.

Ich selbst habe als Chefarzt 1998 in Eigeninitiative damit begonnen, die Verweildauer unserer Patient*innen zu reduzieren, leichtere Eingriffe in den ambulanten Bereich zu verlagern und Betten abzubauen. Auf der Basis eines gut zusammenarbeitenden Teams von Ärzt*innen, Pflegenden und in der Ablauforganisation Tätigen haben wir bei dreißigprozentiger **Bettenreduktion** sämtliche Leistungs- und Umsatzzahlen deutlich gesteigert, teilweise verdoppelt. Damit einhergehend wurden wir letztendlich auch im wirtschaftlichen Ergebnis immer besser. Diesen Ansatz dann als Klinikmanager auf solche Disziplinen zu übertragen, die sich zum Abbau stationärer Betten gleichermaßen anbieten wie die HNO-Heilkunde, gestaltete und gestaltet sich aufgrund der vorgenannten Ängste und Partikularinteressen mehr als schwierig.

Als ich mich an meiner neuen Arbeitsstelle in Essen bei den Chefärzt*innen vorstellte, sagte ich zur Verdeutlichung meiner Überzeugungen, dass ich seit 20 Jahren genau vier Betten hatte, und zwar zu Hause. Die Betten in den Kliniken gehören dem Unternehmen. **Bettenvorhaltungen** ohne Patient*innen kann es nur, wenn überhaupt, in einem außerordentlich geringen Maße geben. Eine Einstellung, die sich im Krankenhausbetrieb schwer durchsetzt.

Digitale Transparenz wird uns auch dabei weiterbringen. Das **zentrale digitale Belegungsmanagement** ist der Schlüssel für eine effiziente Betten- und Raumzuordnung. Nutzungsfrequenzen und -zeiten können über Wochen und Monate analysiert werden. Denn fragt man die Chefärzt*innen nach der Notwendigkeit von Räumen und Betten, wird nahezu immer mit „Unverzichtbar!" geantwortet, auch weil manche erlebten, dass es bei fehlender Leistung zum Personalabbau kam. Aber auch dies ist notwendig.

Dass Menschenführung und Kommunikationsverhalten im Krankenhaus teilweise deutlich hinter dem erreichten Standard in der Industrie liegen, hat sicherlich auch etwas mit der **Sozialisierung** zu tun. Während im Management anderer Branchen schon seit vielen Jahren Attribute wie Teamfähigkeit, Interdisziplinarität und Führungsverhalten entscheidend für die eigene Karriere sind, ist dieser Ansatz in der Medizin relativ neu. Lange waren Ärzt*innen die unantastbare, fleischgewordene Inkarnation des fachlichen Wissens – Nachfragen, Verbesserungsvorschläge oder konstruktive Kritik wurden nicht als positive Beiträge im Sinne des gemeinsamen Erfolgs und einer optimalen Behandlung der Patient*innen empfunden, sondern als Frechheit und Majestätsbeleidigung. Bis in die jüngste Zeit sind Ärzt*innen derart ausgebildet worden. Da ist es kein Wunder, dass die Medizin beim Thema Menschenführung großen Nachholbedarf hat.

So behaupte ich, dass die Chefärzt*innen einer Uniklinik da sind, wo sie sind, weil sie ein bestimmtes Leistungsschema bedienen. Dieses ist weder an Gemeinsamkeit noch an Teamfähigkeit gebunden. Ein System stabilisiert sich eben dadurch, dass es das erzeugt, was systembedingt und systemadaptiert ist. So bringt das deutsche System diejenigen hervor, die es vertragen kann. Das trifft auch auf Chefärzt*innen zu, die nicht selten vor allem sich selbst im Fokus haben.

Ich will nicht übersehen, dass mittlerweile auch in Krankenhäusern, selbst in Universitätskliniken, eine **positive Entwicklung** in Gang gekommen ist, über den Tellerrand des eigenen Fachs hinauszusehen, allein weil dies auch der medizinische Fortschritt, der immer häufiger in den Schnittmengen zwischen den Disziplinen und Berufsbildern erbracht wird, erfordert. Dennoch ist es noch ein langer Weg hin zu einer modernen Organisationsform und der daraus resultierenden zeitgemäßen Denke. Nach und nach setzt sich dieses Umdenken durch, auch vor dem Hintergrund der Digitalisierung und der damit verbundenen Notwendigkeit zum interdisziplinären und hierarchieübergreifenden Arbeiten.

Wobei ich ausdrücklich darauf hinweisen möchte, dass **gutes Führungsverhalten keine Frage des Alters**, sondern der Überzeugung ist. Selbstverständlich gibt es auch unter den älteren Ärzt*innen eine ganze Reihe moderner, innovativer und offener Charaktere. Aber immer noch gibt es einige sogenannte Halbgötter in Weiß, deren Kommunikations- und Führungsverhalten in keiner Branche außerhalb der Medizin vergleichbar toleriert werden würde. Auf diesen als Minderheit erhofften Personenkreis trifft nun der Transformationsprozess zum Smart Hospital, ein einschneidender, umfassender und lang andauernder Veränderungsprozess. Wie bei allen Umwälzungen hängt der Erfolg oder Misserfolg auch hierbei schlussendlich am Faktor Mensch. Bereits heute lässt sich festhalten: Das klassische Bild der Ärzt*innen hat ausgedient. Die Zukunft wird zeigen, dass sich die Ärzt*innenschaft mit wachsender Aufmerksamkeit neben der Krankheitsbeseitigung auch anderen Aufgaben widmen wird.

So werden die medizinischen Möglichkeiten durch Digitalisierung – siehe Kapitel Datenschatz – und die Haltung zum Leben langfristig dazu führen, dass **Prävention**, also die Vermeidung von Krankheiten, eine immer größere Rolle spielt. Auch das erfordert ein Umdenken der Ärzt*innen. Fokussieren sie aktuell doch primär auf die Pathogenese, also die Krankheitsentstehung, so wie sie es im Studium gelernt haben. Viel wichtiger aber wird der Fokus auf die Salutogenese, also auf den Entwicklungs-

und Erhaltungsprozess von Gesundheit. Entsprechend verändert sich die Rolle der Ärzt*innen, die Patient*innen dann seltener aus dem reißenden Fluss ziehen müssen und sie stattdessen zu besseren Schwimmer*innen machen.

Zum Ende dieses Abschnitts über (Chef-)Ärzt*innen will ich einen Aspekt hervorheben, der mich während meines ganzen Berufslebens extrem getrieben hat: die **Verbesserung in Aus-, Fort- und Weiterbildung aller im medizinischen Umfeld Tätigen**. Hier ist immer noch reichlich Luft nach oben, auch hier krankt das Krankenhaus. Das Augenmerk richte ich bei der Analyse zuallererst auf die Universitätskliniken, auf die berufenen Professor*innen, die ihren Titel primär aus Gründen der Lehre tragen.

Lassen Sie mich zur Einstimmung in dieses Thema nochmals **Beispiele** aus meiner eigenen Biografie heranziehen, die rasch verdeutlichen, dass sich seit meiner Studienzeit doch einiges zum Besseren entwickelt hat.

Didaktik durch individuelle Zuwendung der Dozent*innen wäre keine zutreffende Überschrift für mein Praktikum an der Kieler Klinik für Neurochirurgie. Die Röntgenbesprechungen waren spektakulär. Direkt am Röntgenschirm saßen der Chefarzt und sein Oberarzt, beide Zigarre rauchend. Dahinter reihte sich die übrige Mitarbeiter*innenschaft. Vom Bildschirm am weitesten entfernt saßen die Studierenden, die auf den Bildern überhaupt nichts mehr erkennen konnten. Im Gemurmel konnte man das eine oder andere aufschnappen, ohne den geringsten Zusammenhang zu verstehen. Wie wurden wir als Studierende dort bloß behandelt? Indiskutabel! Ich bin dankbar für diese Erlebnisse, zeigten sie mir, wie unfassbar ungeeignet manche Professor*innen für die Lehre waren. Man hätte ihnen den akademischen Titel nehmen müssen.

Auch manche Visiten glichen vor 35 Jahren einer unerträglichen Demonstration der Hierarchie von Chef- und Oberärzt*innen. Die Studierenden liefen am Ende dieser zehn, manchmal sogar fünfzehn Personen starken Gruppe, kamen oftmals nicht einmal ins Zimmer und warteten auf dem Flur auf die sich meanderförmig über die Station bewegende **Visitenschlange**. Effektives Lernen sieht anders aus. Die beschriebene Riesenvisite gibt es heutzutage kaum noch, auch weil die Ärzt*innenschaft aufgrund der gesetzlich vorgeschriebenen Arbeitszeitvorgaben, Urlaubs- und Dienstregelungen kaum mehr in voller Stärke zu einem Zeitpunkt anwesend ist.

Und dann: Wie oft habe ich eine wirkliche „Lehroperation" erlebt, bei der ein Facharzt meine ersten OP-Schritte überwachte, diese mit dem einen oder anderen Kommentar versah, dann irgendwohin abberufen wurde und ich mich im OP-Saal mir selbst überlassen wiederfand. Gesagt habe ich dazu nichts, wurde ein Hinterfragen schnell als Schwäche empfunden, was mitunter sogar mit einer Operationspause quittiert wurde. Also präparierte ich weiter. Nicht selten glich dies einem Lernen durch Versuch und Irrtum. Das zog sich in der Regel hin, bis dann endlich der Aufsicht führende Arzt wiederkam, meist mit dem Hinweis: „Ich mach dann mal schnell fertig." Beim nächsten Mal galt man schon als erfahren und so wiederholte sich das Ganze.

Menschen prägen Menschen. Das gilt auch und besonders in der Ausbildungszeit. Ich hatte das Glück, an zentralen Weichenstellungen meines Lebens auf Menschen zu treffen, die mir den Weg gewiesen, mich unterstützt, mein Interesse geweckt haben, kurzum: Menschen, die mir geholfen haben, meine Talente, aber auch meine Schwächen zu erkennen und vor allem meine Fähigkeiten zu fördern. Ich bin vielen von ihnen unendlich dankbar. Mir wurde dadurch aber ebenso klar, dass eine so wichtige Ausbildung wie die von Ärzt*innen, die im Laufe ihres beruflichen Schaffens häufig über Leiden und Wohlergehen, über Leben und Tod entscheiden, von vielen, von zu vielen Zufälligkeiten abhängt.

Ich bin absolut davon überzeugt, dass wir noch stärker als bisher **definierte Standards in der medizinischen Ausbildung** brauchen, eine Art **Qualitätskontrolle.** Dies betrifft gar nicht so sehr die Inhalte der fachlichen Ausbildung, die in Deutschland nach wie vor gut ist. Wir müssen dahin kommen, auch auf die emotionale Kompetenz und Befähigung der Ausbilder*innen stärker als bisher zu achten. Diese ist unverzichtbar, um junge Menschen zu motivieren und anzuleiten. Vor allem aber, um eine moderne, teamgeprägte, interdisziplinäre Medizin zu begründen, die nicht die Eitelkeit mancher Ärzt*innen, sondern das Wohlergehen der Menschen in den Mittelpunkt stellt, seien es die Patient*innen, aber auch die späteren Kolleg*innen und Mitarbeiter*innen.

Im Sommer 2020 fragte mich der Neurologe Kai Gruhn in seinem Podcast „Klinisch relevant" nach meiner Einschätzung zur heutigen Situation der Weiterbildungsqualität an deutschen Kliniken. Ich antwortete sinngemäß, dass wir noch viel Luft nach oben hätten. Zuallererst, wie immer im Leben, kommt es auf die Menschen an, auf deren Bereitschaft, jemand anderem etwas beizubringen. **Wissensvermittlung an Kolleg*innen oder andere Berufsgruppen** muss zum festen Bestandteil jeglicher Weiterbildung gehören, engagiert und strukturiert. Hier darf nichts dem Zufall überlassen werden.

In Bezug auf das Lernen und Lehren darf nicht aus den Augen verloren werden, dass (Chef-)Ärzt*innen, egal ob an einer Universitätsklinik oder einem anderen Krankenhaus, nie nur Lehrende, sondern auch **lebenslang Lernende** bleiben sollten. Ganz maßgeblich geht es bis in die Führungsspitze darum, die Begeisterung für Wissensvermittlung und Wissenserwerb bei allen Involvierten hochzuhalten und Freude am Unterricht vorzuleben.

Eine hierfür beispielhafte Persönlichkeit durfte ich mit dem weltweit bekannten Kopf-Hals-Onkologen Dr. Jatin Shah kennenlernen, Direktor des Head and Neck Departments am Memorial Sloan Kettering Cancer Center, New York City, USA. Immer wieder kam Jatin mit neuen Ideen zur Verbesserung der Weiterbildung. Eines Tages regte er an, dass, genau wie die Rolling Stones auf Welttournee gehen, auch eine ausgewiesene Gruppe von Kopf-Hals-Onkolog*innen zu einer Tournee aufbrechen kann, um das Wissen zu denjenigen Ärzt*innen zu bringen, die kaum Gelegenheit haben, selbst zu teuren internationalen Kongressen zu fahren. Gesagt, getan, ging Jatin Shah in die Planung und stellte eine aus acht Persönlichkeiten bestehende internationale Gruppe zusammen, mit einer Ersatzperson, falls jemand ausfallen sollte. Diese Ersatzperson war ich. Dauer der Tour vier Wochen, durch die Metropolen der Welt, jeweils ein Anreise- und ein Veranstaltungstag, danach ging es weiter zum nächsten Event. Rasch war klar, dass ein Referent*innenplatz bei drei Orten zu besetzen sei. So nahm ich in Warschau, Moskau und Mumbai teil. Selten habe ich solch intensive Interaktionen zwischen Referent*innen und Zuhörer*innen erlebt. Medical education at its best!

4. Die Mitarbeiter*innen: das größte Kapital

Am 1. Oktober 2015 begann ich meine Tätigkeit am Universitätsklinikum Essen. Einen Tag zuvor nahm ich an einer Personalversammlung im Audimax teil, der jährlich größten Veranstaltung des Personalrates. So konnte ich mich der anwesenden Mitarbeiter*innenschaft vorstellen und mir einen ersten Eindruck zur aktuellen Situation verschaffen. Die Versammlung ging ihrem Ende zu, als sich aus einer der hinteren Reihen ein Mitarbeiter meldete und sinngemäß an den Vorstand adressiert in den Raum rief: „Sie sprechen in Ihrem Leitbild von Spitzenmedizin und Menschlichkeit, das hört sich ja alles ganz großartig an, aber können Sie mir mal erklären, was das mit Menschlichkeit zu tun hat, wenn Sie …", und dann schilderte der Mitarbeiter ein konkretes Beispiel aus dem Personalwesen. Mir ging es nicht um diesen speziellen Vorgang, den ich ohnehin nicht beurteilen konnte. Mir ging es darum, dass man seitens des früheren Vorstands auf der einen Seite ein sehr gut nachvollziehbares Leitbild erarbeitet hatte – Spitzenmedizin und Menschlichkeit – und damit auf der anderen Seite natürlich und zu Recht eine hohe Erwartungshaltung bei den Mitarbeitenden erzeugt wurde. Schließlich umfasst Menschlichkeit im Krankenhaus nicht nur die Patient*innen, sondern auch das Personal. **Mitarbeiter*innen mehr in den Fokus** zu nehmen, das muss und wird im Smart Hospital eine unserer vordringlichen Aufgaben sein. Viele Branchen haben angesichts des Fachkräftemangels längst erkannt, wie wichtig es ist, sich als Arbeitgeber im Markt eine Identität zu geben und klar zu positionieren. Auch die Krankenhäuser stehen im Wettbewerb um hochqualifiziertes Personal. Die **Bindung und Gewinnung von Mitarbeitenden** – und zwar genau in dieser Reihenfolge – ist eine der großen Herausforderungen der Zukunft. Denn es fehlt an allen Ecken und Enden an Fachkräften. In der Pflege – zum Pflegenotstand komme ich noch ausführlicher zu sprechen –, beim ärztlichen Personal, aber auch in Bezug auf zahlreiche andere Berufsgruppen, wie beispielsweise und ganz besonders in der Informationstechnologie (IT).

So gibt es in der IT relevante Engpässe, die sich gravierend auf Krankenversorgung, Forschung und Lehre auswirken können, liegt doch gerade in einer leistungsstarken digitalen Infrastruktur ein zentraler Schlüssel für das

Krankenhaus von morgen und für das universitäre ohnehin. Die Aufgaben der IT werden von Monat zu Monat mehr, der Nachholbedarf ist an diversen Krankenhäusern immens. Hier ist das Krankenhaus nicht nur krank, hier ist es schwerkrank.

Auch die Mitarbeiter*innen der Zentralen Informationstechnologie (ZIT) an der UME arbeiten seit Jahren am Limit. Die Abteilung wurde personell deutlich aufgestockt, der Markt an IT-Spezialist*innen ist jedoch ähnlich leer wie der an Pflegekräften. Ohne die IT-Mitarbeitenden wären die ohnehin vielfach schon miserablen Informationsflüsse noch schlechter. Für die IT hat während der Pandemie jedoch keiner auf den Balkonen geklatscht. An der UME haben wir in ganz enger Kooperation das Institut für Künstliche Intelligenz in der Medizin aufgebaut und damit wiederum erhebliche Investitionen auf unseren Deckel geschrieben. Lange Rede kurzer Sinn: Die **Notwendigkeit zum weiteren personellen Aufbau der IT** ist nicht geringer als in der Pflege. Es braucht in den Kliniken deutlich mehr qualifizierte IT-Kräfte, die im engen Schulterschluss mit Mediziner*innen und Pflegenden die Digitalisierung und damit die Humanisierung im Krankenhaus weiter vorantreiben.

Bei vielen anderen Berufsgruppen – die IT ist dafür nur ein Paradebeispiel – stehen die Krankenhäuser in großer Konkurrenz nicht nur zu anderen Krankenhäusern, sondern auch zur Industrie. Was können wir tun, um uns in diesem Wettbewerb zu behaupten? Die „harten" Faktoren, also Gehalt oder attraktive Büros, sprechen eher gegen die Krankenhäuser. Aber wir können andere Dinge in die Waagschale werfen: sichere Arbeitsplätze, das Mitwirken an einer gesellschaftlich unverzichtbaren Aufgabe und allem voran eine hoffentlich **wertschätzende Unternehmenskultur**. Wir erreichen kein funktionierendes Smart Hospital, wenn es uns nicht gelingt, den Mitarbeitenden ein angemessenes Arbeitsumfeld zu bieten.

Jeden Tag gehen in Deutschland **5,5 Millionen Menschen im Gesundheitswesen zur Arbeit**. Diese Zahl spiegelt einerseits die Bedeutung des Gesundheitswesens als Arbeitsplatz wider, andererseits macht sie deutlich, dass es neben den 950.000 Pflege- und Betreuungskräften (davon 610.000 in Teilzeit), den 535.000 Ärzt*innen und den 330.000 Medizinischen Fachangestellten, die bei niedergelassenen Ärzt*innen arbeiten, eine ganze Reihe anderer Berufsbilder gibt.

Damit Sie eine Vorstellung von der **Vielfalt an im Krankenhaus tätigen Berufsgruppen** bekommen, liste ich nachfolgend für die UME einen Großteil davon in alphabetischer Reihung auf: Abrechner*in, Altenpfleger*in, Anmelder*in, Anstreicher*in, Apotheker*in, Archivangestellte*r, Ärzt*in, Arztassistent*in, Arzthelfer*in, Audiometrist*in, Auszubildende*r, Beschäftigungstherapeut*in, Biochemiker*in, Biolog*in, Biologisch-technische*r Assistent*in, Buchhalter*in, Case Manager*in, Chemiker*in, Chemisch-technische*r Assistent*in, Controller*in, Desinfektionsgehilf*in, Desinfektor*in, Diabetesberater*in, Diätassistent*in, Dokumentationsassistent*in, DRG-Kodierungskraft, EDV-Systemtechniker*in, Einkäufer*in, Elektriker*in, Elektrokarrenfahrer*in, Energieelektroniker*in, Ergotherapeut*in, Erzieher*in, Fahrer*in, Feinmechaniker*in, Fernmeldemechaniker*in, Fernmeldetechniker*in, Feuerwehr, Fotograf*in, Fremdsprachenassistent*in, Gas-Wasser-Installateur*in, Gärtner*in, Hausarbeiter*in, Hausmeister*in, Hebamme/Entbindungspfleger, Heilpädagog*in, Heizungs-Lüftungs-Klimatechniker*in, Heizungsmonteur*in, Hygienefachkraft, Industriemechaniker*in, Informatiker*in, Ingenieur*in, Justitiar*in, Kardiotechniker*in, Köch*in, Konditor*in, Kraftfahrer*in, Küchenhilfe, Lagerarbeiter*in, Landwirtschaftlich-technische*r Assistent*in, Lehrkraft, Logopäd*in, Maler*in und Lackierer*in, Maschinen-Reiniger*in, Maschinenschlosser*in, Masseur*in und medizinische*r Bademeister*in, Maurer*in, Medizinische*r Dokumentationsassistent*in, Medizinisch-technische*r Assistent*in, Medizinisch-technische*r Laborassistent*in, Medizinisch-technische*r Radiologieassistent*in, Medizingeräte-Techniker*in, Metzger*in, Näher*in, Oekotropholog*in, Offset-Drucker*in, Operationstechnische*r Assistent*in, Orthoptist*in, Personalsachbearbeiter*in, Pflegekraft, Pflegeexpert*in, Pförtner*in, Pharmazeutisch-technische*r Assistent*in, Physiker*in, Physiotherapeut*in, Polsterer*in und Dekorateur*in, Postabfertiger*in, Präparator*in, Programmierer*in, Psycholog*in, Raumausstatter*in, Reiniger*in, Rettungssanitäter*in, Sachbearbeiter*in, Schlosser*in, Schreibkraft, Sekretär*in, Serviceassistent*in, Sozialarbeiter*in, Sozialpädagog*in, Study Nurse, Tierpfleger*in, Tierwärter*in, Tischler*in, Transportarbeiter*in, Ver- und Entsorgungsarbeiter*in und Wäschereiarbeiter*in.

All diese Berufsgruppen bauen gemeinsam das Smart Hospital, das die Digitalisierung nutzt, um das Erleben sowie die Arbeitsbedingungen der genannten Gruppen zu optimieren, die Humanisierung zu stärken und die medizinische Versorgung zu verbessern. Um die diversen Berufsgruppen möglichst frühzeitig zusammenzuführen, haben wir uns bereits vor der Pandemie dazu entschieden, eine für alle neuen Mitarbeitenden verpflichtende gemeinsame Einführungsveranstaltung durchzuführen, ob als Laborassistent*in, Chefärzt*in oder Reiniger*in. Inzwischen werden alle vor Beginn der Tätigkeit am Arbeitsplatz je nach Notwendigkeit einer Einführung ins Krankenhausinformationssystem drei bis fünf Tage geschult. Während der Pandemie mussten wir leider immer wieder virtuell schulen, inzwischen konnten Präsenzveranstaltung wieder aufleben. In diesem Einführungsblock geht es um die Zielsetzung und Struktur des Unternehmens, um Fragen zur Patient*innensicherheit, zur Krankenhaushygiene, um Pflichtschulungen und viele, viele andere Aspekte der UME. Aus meiner Sicht ist es einer der zentralen Schritte auf dem Weg zum Smart Hospital. Die Mitarbeitenden müssen von Anfang an die Möglichkeit bekommen, mitgenommen zu werden. Wann immer möglich, starte ich selbst mit einer persönlichen Begrüßung. Die Alternative Video ist dann nur die zweitbeste Lösung.

Die verschiedenen Berufsgruppen müssen im komplexen Miteinander wie Zahnräder ineinandergreifen. Eine Mammutaufgabe, die zum Scheitern verurteilt ist, wenn die Personen resignieren, wenn sie innerlich kündigen oder wiederholt bzw. längerfristig erkranken. In den Krankenhäusern steigt das **Durchschnittsalter in den Belegschaften**. Mit zunehmendem Alter wiederum steigt die Anzahl der Arbeitsunfähigkeitstage. Hinzu kommt ein steigender Fach- und teilweise Arbeitskräftemangel, der die **Belastung** der einzelnen Mitarbeitenden erhöht. Sie erkennen, was sich nicht nur am Horizont abzeichnet.

Vor diesem Hintergrund spielt der **Gesundheitsschutz** der Mitarbeitenden eine immer größere Rolle. Dies betrifft keineswegs nur die Frage nach ergonomischen Arbeitsplätzen, Unfallschutz oder körperlicher Ertüchtigung, es geht auch um die Vermeidung von Stress, Überarbeitung und Burnout. So ist es nicht überraschend, dass wir die Belastung am Arbeitsplatz sowie die Akzeptanz eingeleiteter Veränderungen oder anderer

Umstände am Krankenstand der Mitarbeiter*innenschaft bemessen können müssen.

Wenn viele Beschäftigte häufig krank sind, liegt es meist nicht an individuellen Faktoren, sondern zumindest auch an den Arbeitsbedingungen. Plakativ und überspitzt ausgedrückt bedeutet dies: **Jedes Unternehmen hat den Krankenstand, den es verdient, auch ein Krankenhaus.** So weiß man inzwischen, dass ein Großteil der Energie an Arbeitsplätzen für im Verborgenen ablaufende Ränkespielchen und Intrigen verloren geht. Das fragwürdige Verhalten mancher Führungskräfte und damit auch mancher Chefärzt*innen, wie es im vorhergehenden Kapitel beschrieben wurde, trägt sicherlich nicht zum Wohlbefinden der Mitarbeitenden bei. Der Erhalt ihrer Leistungsfähigkeit wiederum ist essenziell fürs Unternehmen.

Unter dem Druck wachsender Anforderungen und den damit weiter **steigenden Belastungen** müssen wir alles daransetzen, dass wir die Mitarbeitenden nicht verschleißen. Ich selbst habe erlebt, wie sich eine zu hohe Arbeitsbelastung auswirken kann. So musste ich etwa in meiner Assistentenzeit eine Unmenge an Nachtdiensten und Überstunden leisten. Es gab Zeiten, da kam ich keinen Abend vor 22 Uhr nach Hause. Oftmals unterbrach ich meine Arbeit, fuhr zum Abendessen heim und anschließend zurück in die Klinik. Nicht selten war ich so kaputt, dass ich auf dem Sofa zu Hause mein 15-minütiges Power-Napping praktizierte, ehe ich nochmals zurück zur Arbeit fuhr. Jahre später sagte mir mein ältester Sohn, dass er sich in diesen Momenten zu mir aufs Sofa gelegt habe, um etwas Zeit mit mir zu verbringen. Das ging mir durch und durch, zeigte es doch, auf welch grenzwertigem Pfad ich unterwegs war. Arbeit, Arbeit und noch mal Arbeit. Forschung passierte eben typischerweise in den Abendstunden. Heutzutage sind die Assistent*innen zum Glück gesetzlich daran gehindert, derartig viele Überstunden zu leisten. Passiert es dennoch, drohen den Chefärzt*innen hohe Geldstrafen.

Wir müssen heute alles daran setzen, wann immer möglich, die Digitalisierung einzusetzen, um die aktuell immer noch **deutlich zu vielen administrativen Tätigkeiten** von Ärzt*innen zu reduzieren. Die Digitalisierung alleine kann das Problem jedoch nicht lösen. Wir müssen den Mut zur Entbürokratisierung aufbringen. Lassen Sie mich Ihnen ein Beispiel zeitraubender Tätigkeiten von Ärzt*innen im Krankenhaus vortragen, die den mit der Krankenhaustätigkeit vielleicht nicht so Vertrauten unbekannt sein könnten. Der Fachterminus hierzu heißt **Beauftragtenwesen**, das zum Großteil unter „Arztvorbehalt" beziehungsweise unter „Akademikervorbehalt" gestellt ist. „Arztvorbehalt" bedeutet im Klartext, dass nur ordnungsgemäß ausgebildete und approbierte Ärzt*innen diesen Aufgabenbereich als Beauftragte für XYZ übernehmen dürfen. Die Liste der Beauftragten ist lang, es gibt u. a. solche für Abfallentsorgung, Arzneimittel, Arzneimittelherstellung, Arbeitssicherheit, Betäubungsmittel, biologische Sicherheit, Brandschutz, Betriebsmedizin, Datenschutz, Gefahrgut, Gefahrenstoffe, Gentechnik, Hygiene, Informationssicherheit, IT-Sicherheit, Laserschutz, Massenanfall von Verletzten, Medizinprodukte, Strahlenschutz, Transfusion, Transplantation sowie Infektionsschutz. Alle damit verbundenen Tätigkeiten werden mehr oder weniger zeitaufwendig ausgeführt, zusätzlich zu den ohnehin schon zahlreichen Aufgaben der Ärzt*innen. Auch hier brauchen wir also dringend Abhilfe.

Mitarbeitende sollen **mit Freude zur Arbeit** zu gehen. Mir erzählte der CEO eines mittelständischen Unternehmens, dass er seinen Mitarbeitenden immer wieder sage, dass sie keine Berechtigung hätten, unzufrieden zur Arbeit zu kommen. Eine starke Positionierung zu einem Thema, das in der Gesellschaft immer mehr Raum einnehmen wird. Wir erleben bei verschiedenen Menschen eine Unzufriedenheitslage, die teilweise bedenkenswerte Auswüchse annimmt.

Ich denke etwa an eine Abwesenheitsnotiz, die ich auf eine E-Mail hin erhielt. Hier war zu lesen: *„Ich bin bis zum … im – von meiner Gewerkschaft ver.di erkämpften – tariflichen Erholungsurlaub."* Leben wir denn wirklich in einem ständigen Arbeitskampf? Dieser konfrontativ angelegte Umgang ist nicht zielführend, steht dieses Verhalten nicht selten einer Optimierung in kleineren Schritten entgegen. In jedem Falle aber sind solche Vorkommnisse auch ernstzunehmende Signale aus der Mitarbeiter*innenschaft, die uns dazu bewegen müssen, genauer hinzuschauen.

Innerbetriebliches Miteinander und Wertschätzung auf der einen, Prozessoptimierung und Digitalisierung auf der anderen Seite weisen die Ausfahrt zur Verbesserung. Auch die Möglichkeit, eigene Ideen einzubringen und eine Vertrauens- statt einer Kontrollkultur sind im harten internationalen Wettbewerb entscheidende Erfolgsfaktoren bei der Mitarbeiter*innengewinnung und -bindung.

Daher setzen wir an der UME mit unserem hoffentlich stringenten Ansatz **„Führen durch Vorbild"**, aber auch durch zahlreiche Initiativen zur **Steigerung der Wertschätzung und des Respekts** genau an diesem zentralen Punkt an: weil eine vertrauensvolle, angstfreie und kollegiale Arbeitsatmosphäre eben nicht „nur" viel mehr Freude macht, sondern in der Konsequenz auch dazu führt, dass die Beschäftigten in ihrem Beruf bleiben, die Expertise nicht verlorengeht und wir damit unsere Patient*innen besser behandeln können.

Sie können sicherlich gut nachvollziehen, welch große Bedeutung bei unserem Transformationsprozess zum Smart Hospital der Besetzung von Chefärzt*innen zukommt, in aller Regel als berufene Professor*innen. In den letzten über zehn Jahren war ich in zahlreiche Berufungsverfahren eingebunden. Meist werden leitende Oberärzt*innen anderer Universitätskliniken auf solche Positionen berufen. Mitunter ist es auch angezeigt, erfahrene Chefärzt*innen auf die zu besetzende Position zu bringen. Wissen Sie, was diesen Persönlichkeiten, die aus einer Spitzenposition zu uns wechselten, gemein war? Sie hatten an ihrem Arbeitsplatz keine ausreichende Wertschätzung erfahren. Dieser Faktor lässt sich längerfristig meist nicht mit Geld aufwiegen. Kaum hatten sie bei uns unterschrieben, verspielten die dann schon fast ehemaligen Arbeitgeber ihren letzten Kredit, indem sie gegen die wechselnden Professor*innen sanktionierende Maßnahmen vom Hausverbot bis zum Einfrieren von Drittmittelkonten verhängten.

Wertschätzung ist also ein mehr als wichtiges Verhaltensmerkmal, um die Mitarbeitenden im Unternehmen zu halten. Dazu gehört auch die Umsetzung von Maßnahmen, die zur **Entlastung** und zur **Förderung der Gesundheit** von Mitarbeitenden dienen. Wir müssen uns dafür einsetzen, ihnen im Grunde ein **Rundumsorglospaket** zu schnüren, mit Fitnessangeboten, einem klaren Programm zum betrieblichen Gesundheitsmanagement, dem Angebot des personalärztlichen Dienstes, Bildungsangeboten und Einkaufsunterstützung, um einige Komponenten des Paketes zu nennen.

Wir müssen unsere Mitarbeitenden zum **Sport** motivieren, ihnen auch Angebote zur sportlichen Betätigung machen, um zum best place to work aufzusteigen. Sport ist aus unserer Kultur nicht mehr wegzudenken. Es geht dabei um ein Lebensgefühl, das sämtliche Bereiche bis hin zur Arbeitswelt durchdringt. Mit Sport werden Wohlbefinden, Imagegewinn und Integration in die Gemeinschaft gefördert. Damit ist Sport auch ein riesiger Markt für Dienstleistungen, Ernährung, Fashion, Lifestyle und Gesundheit geworden, besonders solche Sportarten, bei denen der bewusste und achtsame Kontakt mit der Natur, mit anderen und sich selbst im Vordergrund steht. Abgesehen vom persönlichen Nutzen für unsere Mitarbeitenden trägt gesundes Personal auch zur Gesundung des Unternehmens bei.

Das erforderliche Aufgabenspektrum auf dem Weg zum attraktiven Arbeitgeber ist vielschichtig und betrifft keineswegs nur den Arbeitsplatz zur Arbeitszeit. Dazu gehört auch, dass wir uns daran halten, die Mitarbeitenden in ihrer **Freizeit**, also in ihren Ruhephasen, in Ruhe zu lassen. Das bedeutet, dass es nicht angemessen ist, Mitarbeiter*innen in deren Freizeit per E-Mail oder WhatsApp zu kontaktieren und eine Rückmeldung zu erwarten. Als ich selbst noch auf der anderen Seite der Kommunikation stand, erhielt ich nicht selten um 2 Uhr morgens die eine oder andere Mail, von der erwartet wurde, dass ich sie zeitnah beantwortete. Die Absurdität wurde mir klar, als mich irgendwann meine Frau fragte, ob ich wirklich der Ansicht sei, dass ich mit meiner Antwortmail um 3 Uhr irgendetwas bis 7:30 Uhr verändern würde. Natürlich nicht!

Zu unseren Aufgaben zählt auch die besondere **Aufmerksamkeit für die erkrankten Mitarbeiter*innen**. Diese Forderung stimmt nachdenklich. Kümmern wir uns um unsere Mitarbeiter*innen, wie wir uns um die Patient*innen kümmern? Auch hier haben wir deutlich Luft nach oben. In diesem Zusammenhang hat mich Yvonne Ulrich, ehemals Roche Career Center Coach, nachhaltig beeindruckt, die „Patients Are Us" gegründet hat. Yvonne Ulrich erlebte das, was jeder achten Frau widerfährt. Bei ihr wurde die Diagnose Brustkrebs gestellt, eine Situation, in der sofort existentielle Ängste aufkommen. Wie geht es weiter? Was ist mit den Kindern, der Familie? Es folgte die Therapie und schließlich die Rückkehr an den Arbeitsplatz. Dort wieder tätig fragte sich Yvonne Ulrich, wo eigentlich all die anderen Krebspatient*innen im Konzern sind, und setzte genau da an. Sie gründete eine Gruppe und begann, eine Kommunikationsplattform für Mitarbeiterinnen zu erstellen, die ebenfalls an Brustkrebs erkrankt waren.

Monat für Monat kamen Betroffene hinzu. Inzwischen ist „Patients Are Us" ein Portal, das auch Mitarbeiter*innen offensteht, die an anderen Krebsarten erkrankt sind. Ein Beispiel für gelebte Selbsthilfe.

Im Umgang mit Mitarbeiter*innen müssen wir uns immer wieder vor Augen führen, dass jeder dieser Menschen seine eigene Geschichte hat, seine täglichen Probleme, die weit über das Themenfeld Arbeitsplatz hinausgehen. Solche Aspekte fanden und finden noch zu wenig Beachtung. Das muss sich schon deshalb ändern, weil die Herausforderungen eines jeden einzelnen im familiären Umfeld immer komplexer werden. Damit steht vollkommen außer Frage, dass man die Arbeitnehmer*innen nicht mehr isoliert betrachten, sondern im übergeordneten Ansatz von **Familie und Beruf** sehen sollte. Hierzu gibt es eine Reihe praktikabler Ansätze, von denen ich nachfolgend das eine oder andere **Beispiel** erwähnen möchte. Auch zum Thema Familie und Beruf gibt es noch Nachholbedarf, wenngleich der erste Schritt sein muss, über bereits vorhandene Angebote zu informieren.

Eines unserer zentralen Module zu Fragen um Familie und Beruf an der UME ist das **Mitarbeiter-Servicebüro**. Darüber bieten wir unterschiedlichste Unterstützungsmaßnahmen an, wie z. B. das Pat*innensystem, wenn jemand in Elternzeit geht. Hierfür wird eine Kollegin oder ein Kollege aus der jeweiligen Abteilung auserkoren, der oder die über die Elternzeit hinweg berichtet, auch zu Fortbildungen oder anderen Maßnahmen, um den Kontakt zur Arbeitsstelle nicht zu sehr abreißen zu lassen.

Vielen noch nicht geläufig, im Klinikum aber absolut relevant, ist die Benennung von **Väter-Beauftragten**. Wir haben in allen Beschäftigtengruppen, also wissenschaftlich Beschäftigte, Mitarbeiter aus Technik, der Verwaltung sowie aus der Pflege Väter-Beauftragte berufen, um zum Beispiel zu Elternzeit und Elterngeld beraten zu können. Erwähnenswert ist in diesem Zusammenhang auch ein **Väterportal**, da gerade Väter spezifische Fragen haben, z. B. zu Vätermonaten und zum Sorgerecht.

Der Begriff Vätermonate adressiert ein Problem, das gar nicht so selten auftritt. Heute hat wie die Mutter auch der Vater die Möglichkeit, Elternzeit zu nehmen. Hätte mich ein Assistent oder Oberarzt vor 20 Jahren damit konfrontiert, dass er für sechs Monate in Elternzeit gehen wird, dann weiß ich wirklich nicht, wie ich reagiert hätte, sehr wahrscheinlich mit

Unverständnis. Heute ist mir sehr wohl klar, wie mit einem solchen Anliegen umzugehen ist, natürlich auch als Resultat meiner Lebenserfahrung. Es kommt aber immer wieder vor, dass Vätern der Wunsch nach Elternzeit von Vorgesetzten in Abrede gestellt wird oder der Vater Sanktionen wie z. B. vorübergehendes Operationsverbot fürchtet. Es gibt sogar Beispiele, dass Väter in Anbetracht solcher Erfahrungen ihre Arbeit gekündigt haben. Auch hier ist Wandel angezeigt. Leistungsgedanken mögen gut sein, aber soziales Handeln nicht minder. Ich kann es nicht oft genug betonen: Krankenhaus braucht Menschlichkeit.

Ein Themenschwerpunkt zu Familie und Beruf sind die Alleinerziehenden. Dazu gehört die Beratung ebenso wie die enge **Kooperation mit dem Verband alleinerziehender Mütter und Väter**, um die Ansprüche der Alleinerziehenden bestmöglich umsetzen zu können, im Notfall oder bei Krankheit.

Der größte Bereich im Themenportfolio Familie und Beruf betrifft die **Kinderbetreuung**. Hier halten wir an der UME eine Betriebskindertagesstätte vor, geöffnet von 6 bis 19 Uhr. Ohne Schließtage wie Ferienzeiten etc. nimmt die Kindertagesstätte ab einem Alter von vier Monaten auf und hat zudem Hortplätze für Kinder bis 14 Jahren. Darüber hinaus haben wir Belegplätze in weiteren Kindertagesstätten und Kindertagespflegeeinrichtungen. Wenn die Kinderbetreuung überraschend ausfällt, haben wir einen Weg mit einem externen Partner gefunden, sodass Kinder spätestens am nächsten Tag in einer sogenannten Back-up-Einrichtung betreut werden können. Ein aktuell in Umsetzung befindliches Thema ist die Betreuung von Kindern an Wochenenden. Eine weitere Maßnahme ist die ergänzende Kinderbetreuung für Alleinerziehende. Damit die Kinder nicht die langen Tage der Eltern mitmachen müssen, kommt eine Betreuungsperson nach Hause, bringt die Kinder in die Tagesstätte oder Schule und unterstützt auf diese Weise ganz praktisch die Alleinerziehenden. All diese Unterstützungsmaßnahmen wurden über Jahre aufgebaut. Die Entwicklung ist keineswegs beendet, zudem ist darauf zu achten, dass solche Angebote auch angenommen werden, besteht ansonsten die Gefahr, dass sie irgendwann im Sande verlaufen.

Ebenso wichtig wie die Unterstützung von Eltern muss für uns die **Fürsorge für Mitarbeiter*innen sein, die keine Familie haben**. Sie haben wiederum ihre besonderen Probleme, die oftmals viel zu wenig Beachtung finden.

Weiterhin ist es unerlässlich, dass wir uns um die **An- und Abfahrten** unserer Mitarbeiter*innen zum und vom Arbeitsplatz Gedanken machen müssen. Analysiert man letztgenannten Faktor im Ruhrgebiet, also im größten Ballungsraum Deutschlands, hat ein nicht unerheblicher Teil des Personals relevante Probleme bei Anfahrt und Parkraumsuche. Je nach Arbeitszeit sind zugewiesene Parkplätze für die allermeisten schier unerreichbar. So kreisen nicht wenige unserer Mitarbeiter*innen jeden Morgen ums Klinikum, bis sie hoffentlich einen Parkplatz finden, ohne Gefahr zu laufen, einen Strafzettel zu bekommen. Vor diesem Hintergrund ist es nur zu gut verständlich, wenn Arbeitnehmer*innen missmutig zur Kenntnis nehmen, dass Vorstände, Chefärzt*innen und andere Führungskräfte ihre festen Parkplätze haben. Natürlich gibt es dafür Argumente. In jedem Fall steckt in dem Thema aber erhebliches Konfliktpotential, das Tag für Tag unzufrieden macht.

Solche und andere Gründe für Unzufriedenheiten, im beruflichen und im privaten Bereich, kommen tagtäglich zusammen. Sie bergen das Risiko für Konflikte, mitunter auch für ein respektloses Handeln, das natürlich nächste negative Folgen haben kann. Auch deshalb starteten wir im Januar 2019 eine **breit angelegte Respektkampagne** an der UME. Zur Vorbereitung wurde mit einer umfänglichen Plakataktion begonnen. Jedes darauf abgebildete Gesicht setzte sich aus drei vertikalen Abschnitten zusammen: einem linken, einem mittleren und einem rechten Gesichtsdrittel, jedes von einem anderen Mitarbeiter oder einer anderen Mitarbeiterin. Diese Aktion unterstrich auch die Diversität unserer Mitarbeiter*innen, die aus über 80 Ländern stammen. Die Plakataktion zog sich durch alle Bereiche des Unternehmens und erinnerte an die Notwendigkeit des gegenseitig respektvollen Umgangs. Daneben gab und gibt es eine Reihe weiterer Initiativen der Respektkampagne, etwa zur Optimierung unserer Lobkultur. Wir verteilten beispielsweise eine hohe Anzahl von Post-its, auf die *Bitte* und *Danke* geschrieben war. Als kleine Denkanstöße zu respektvollen Umgangsformen.

Das **Erwartungsspektrum unserer Mitarbeitenden** an den Arbeitgeber ist breit und muss mit aller Ernsthaftigkeit erfasst, hinterfragt und wenn möglich erfüllt werden. Immer wieder werden Erwartungen oder auch Beschwerden per E-Mail an uns herangetragen. So wie etwa in der folgenden Mail:

Sehr geehrter Vorstand,
ich als Mitarbeiter der Abteilung für XY bin aus bekannten Gründen in
Containern gestrandet. Weitere Anfahrt und damit verbundene Kosten und
ein großer Zeitverlust inklusive. Zum Glück war hier das Essen super, die
Mitarbeiter in der Klinik überaus entspannt und freundlich. Seit einer
guten Woche ist die gute Küche zu. Das „Essen", was es jetzt gibt, wenn man
es denn so nennen will, ist eine absolute Zumutung. Im Plastiknapf in der
Mikrowelle lauwarm gemacht. Wenn man es schafft, das Essen zu sich zu
nehmen, wird einem spätestens danach klar ... Es war ein Fehler! Die
Bezahlung des Essens findet einen Tag vorher statt, was ein immenser Zeit-
verlust ist. Beim Bezahlen muss man mit Wartezeit rechnen, da dort auch
Patienten einkaufen. In der Kantine wartet man aufs Aufwärmen. Eine
Pause von 30 Min. ist so nicht mehr gegeben. Die Wertschätzung aller
betroffenen Mitarbeiter, auch der Kantinenmitarbeiter, wurde so mit Füßen
getreten. Es ist einfach beschämend, was da passiert ist. Sämtliche Leitbilder
und Sprüche sind einfach nicht zutreffend. Schade! Da weiß man, was man
als Mitarbeiter wert ist. Einen Dialog brauche ich nicht. Die Antwort von
Ihnen wird sein: „Wenn es Ihnen nicht passt, können Sie ja kündigen!"
Danke!

Das ist schon ernüchternd, oder? Da ist über Jahre so viel kaputt-
gegangen, eine bedauerliche Situation. Diese Person geht tagtäglich zur
Arbeit und bringt anschließend dort erlebte Eindrücke und Emotionen
mit nach Hause. Man braucht keine Fantasie, um zu verstehen, dass
dieser Mitarbeiter mit Sicherheit kein Botschafter des Unternehmens
sein wird. Ich bin dankbar, wenn ich solche Eindrücke mitgeteilt
bekomme, gelten sie meist nicht nur für die eine Person. Derartige Hinweise können also sogar dann etwas Gutes haben, wenn sie anonym
verschickt werden. Gehen die Schreiben mit Absender ein, versuchen
wir, persönlich ins Gespräch zu kommen. Dieser **Gedankenaustausch**
ist nahezu immer für beide Seiten bereichernd, bietet er doch die
Möglichkeit, Verbesserungen einzuleiten.

Um die Erwartungen und Bedürfnisse der Mitarbeitenden besser erfassen
zu können, entschieden wir uns, analog zum Institut für PatientenErleben
ein **Institut für Mitarbeitergesundheit** in die Gestaltungsphase zu brin-

gen. Dies soll und wird dazu beitragen, das Erleben der Mitarbeitenden bewusster wahrzunehmen und ihre Nöte detaillierter zu erkennen.

Dass unser Bemühen um das Megathema Wertschätzung, das wir auch in Videobotschaften oder Rundschreiben zum Ausdruck bringen, sehr wohl wahrgenommen wird, sieht man an Reaktionen wie der folgenden Mail auf mein Mitarbeiterschreiben zum Ende des Jahres 2021 hin:

Sehr geehrter Hr. Prof. Dr. Werner,
ich möchte mich einmal gerne bei Ihnen persönlich für Ihren Brief an die Beschäftigten der UME und Tochterkliniken der UME bedanken.
Ihren Punkt der Wertschätzung aller Kolleginnen und Kollegen finde ich äußerst wichtig und er bedarf auch mal eines Dankeschöns an Sie persönlich. Denn es spiegelt sich bei Ihnen persönlich wider, dass alle Kolleginnen und Kollegen diese durch Sie auch erfahren und Ihnen das im Tagesgeschäft und Klinikablauf sehr wichtig ist und am Herzen liegt. Dies ist nämlich in diesen schweren Zeiten ein sehr wichtiges und schönes Gefühl der Wertschätzung und auch Achtung aller Kolleginnen und Kollegen. Leider erfährt man dieses nicht immer in und von allen Bereichen und von daher berührt und freut mich Ihr persönliches Wort an alle sehr. Dies wollte ich Ihnen gerne einmal persönlich mitteilen.
Ich freue mich auf einen guten Start in 2022 und die damit verbundenen Herausforderungen, die auf uns alle zukommen und uns fordern und aber auch stolz machen, ein Teil der UME zu sein.

Solche Rückmeldungen stimmen mich natürlich positiv, sie sind aber überhaupt kein Anlass dafür, übermütig zu werden oder den noch extremen Optimierungsbedarf zu unterschätzen.

Beim Blick auf die im Krankenhaus Tätigen möchte ich Ihre Aufmerksamkeit auf einen weiteren Aspekt richten. Gesellschaftliche und politische Entwicklungen wie der demografische Wandel, Zuwanderung oder die Globalisierung haben dazu geführt, dass unsere Gesellschaft immer diverser, pluraler und heterogener wurde, was sich auch in unserer Beschäftigtenstruktur widerspiegelt. Grund genug, sich als Unternehmen mit **Diversität** auseinanderzusetzen, damit eine strukturierte und positive Weiterentwicklung möglich wird. Was können wir tun? Wir haben an der UME ein Diversity-Management aufgebaut, in dem zahlreiche Themen behandelt werden, darunter eben auch unser Umgang mit den unterschiedlichsten Kulturen. Hierzu gehören Sprachprobleme und kulturelle Unterschiede bei unseren neuen Mitarbeiter*innen.

Wir treten mit allem Nachdruck dafür ein, dass bei uns jede und jeder, unabhängig von Geschlecht, Alter, kulturellem Hintergrund und sexueller Orientierung gleichermaßen geachtet wird. Zu den positiven Effekten des Diversity-Managements gehört das intensive Bestreben um ein **diskriminierungsfreies Arbeitsumfeld**. Wertschätzung, Toleranz und Offenheit werden im Unternehmen verankert und gefördert, was dazu führt, dass Mitarbeiter*innen motivierter und zufriedener sind. Die damit zunehmende Attraktivität der UME als Arbeitgeberin wird – so hoffen wir – in eine geringere Fluktuation im Personalbereich münden.

Bei der Qualifizierung von Migrant*innen in Gesundheitsberufen kommt dem **Spracherwerb in der Fach- und Alltagssprache** eine zentrale Bedeutung zu. Dabei geht es nicht nur um ein reines Sprachtraining, die Sprache wird immer auch kontextbezogen vermittelt, Redewendungen müssen verstanden und eingesetzt werden, um nur einen Aspekt zu erwähnen. In einem ersten Schritt gilt es, den Qualifizierungsbedarf der Teilnehmenden zu ermitteln, um ihnen dann entsprechende Kurse anzubieten. Für die Migrant*innen war es in der Pandemie besonders schwierig, nahmen in dieser Phase soziale Kontakte neben der Arbeit ab, die sie so dringend für die Integration benötigt hätten, und auch die Kurse fanden nur noch virtuell statt.

Die vorgenannten Maßnahmen sind einige zentrale Instrumente, um die Unternehmenskultur weiterzuentwickeln. Diese Bemühung darf aber keinesfalls eine Einbahnstraße sein, ganz nach dem Motto, wir warten, bis der Vorstand alles geregelt hat. Alle, die an der gewaltigen Herausforderung mitwirken, mehr Menschlichkeit ins Gesundheitswesen, ins Krankenhaus zu bringen, müssen ständig aufeinander zugehen und an der Verbesserung arbeiten. Das gilt für sämtliche Ebenen des Unternehmens, horizontal wie vertikal. Und wieder sind wir beim Respekt.

Der Vollständigkeit halber sei hier noch eine weitere Möglichkeit genannt, dem Personalmangel zu begegnen. Wir sollten im Krankenhaus über den **zweiten Beschäftigungsmarkt für die über 65-Jährigen** nachdenken, die für weitere sechs bis acht Jahre tätig bleiben wollen. Wir alle kennen solche Personen, die nach ihrer Berentung weitermachen möchten, aber nur zwei oder drei Tage wöchentlich oder viermal die Woche halbtags. Sie sind körperlich weitgehend fit, haben Freude an der Arbeit, strahlen Begeisterung aus, können Jüngere gerade im zwischenmenschlichen Umgang unterstützen und Patient*innen zur Seite stehen. Nun mögen Sie fragen, woran wir die körperliche Befähigung von bereits in den Ruhestand eingetretenen Personen bemessen wollen. Das bleibt natürlich zu definieren, wobei das subjektive Befinden von hoher Relevanz ist. Ich halte von dieser Verlängerungsmöglichkeit einiger Mitarbeitender sehr viel. Dies wird ein gelebtes Beispiel für eine hohe Flexibilität der Personalverwaltung.

Wenn wir über die Weiterbeschäftigung Älterer nachdenken, soll das von unserer ureigensten Aufgabe nicht ablenken. Der schnellstmöglichen Personalgewinnung und Besetzung vakanter Arbeitsplätze. Dabei kommt dem konkreten Ablauf des **Einstellungsverfahrens** beim Wettbewerb um die besten Köpfe eine zentrale Bedeutung zu. An der UME entschieden wir uns im Kontext einer großangelegten Pflegekampagne, diesen Prozess maximal zu beschleunigen, eine App vorzuschalten und auf das geäußerte Interesse der Bewerber*innen innerhalb von maximal zwölf Stunden über ein neu gebildetes Recruitment-Team zu antworten. Zuvor hatten wir weit über 100 verschiedene Möglichkeiten, Bewerbungen an uns zu richten. Dies gilt es zu vereinheitlichen. Ein Vorgang, der ohne Digitalisierung aussichtslos wäre. Mit dieser Initiative bin ich bei dem Thema angelangt, das auch der Politik längst bekannt ist: dem sich schon lange abzeichnenden Pflegenotstand.

5. Pflegenotstand: Ein SOS reicht nicht mehr

Der **Mangel an Pflegekräften** zeichnet sich seit Jahrzehnten ab. Bereits 1991 forderte der 94. Deutsche Ärztetag in Anbetracht der zunehmenden Verschärfung des Personalnotstandes in der Krankenpflege das Bundesministerium für Gesundheit auf, energische Schritte zur Verbesserung der Situation zu unternehmen. Bei dem 10-Punkte-Programm, das im Übrigen immer noch nicht an Aktualität verloren hat, ging es nicht nur um Schaffung neuer Planstellen, es ging auch darum, dafür Sorge zu tragen, dass auf Dauer genügend Mitarbeitende in den Pflegeberufen gewonnen werden. Allerdings war in der Politik offensichtlich der Glaube verbreitet, dass es so schlimm schon nicht werden würde und alles noch eine Zeit lang funktionieren dürfte.

Dabei reicht ein einfacher Blick auf die Zahlen, um alarmiert zu sein: Immer mehr Menschen in Deutschland sind im Zuge des **demografischen Wandels** von **Pflegebedürftigkeit** betroffen. Waren es im Jahr 2000 noch zwei Millionen Pflegebedürftige, die von Angehörigen und Fachpersonal gepflegt wurden, wird sich der Anteil 2030 bereits verdoppelt haben. Dazu zählen neben ambulant und stationär im Krankenhaus oder in Alten- bzw. Pflegeheimen betreuten Menschen auch die im häuslichen Umfeld gepflegten.

Man geht von über vier Millionen im häuslichen Umfeld pflegenden Menschen aus, Tendenz steigend. Diese Gruppe findet in den allermeisten Statistiken keine Erwähnung. Wir erwarten, dass in zehn Jahren 500.000 Vollzeitkräfte in der Pflege fehlen könnten. Schon heute rechnet die Gewerkschaft ver.di mit insgesamt 110.000 zusätzlich benötigten Pflegekräften. Rund 60 % des kommenden Bedarfs beziehen sich auf die Pflege im stationären, 40 % auf die Pflege im ambulanten Bereich.

Wir haben heute eine Million Pflegeplätze in den Heimen, bräuchten in den nächsten zehn Jahren aufgrund des demografischen Wandels aber über 300.000 zusätzliche Plätze. Hierzu müssten wir jedes Jahr laut Schätzungen 400 Pflegeeinrichtungen bauen, eine Mammutaufgabe. Sie erinnern sich? Thema demografischer Wandel, seit langem bekannt.

Fasst man die geschilderte Situation zusammen, gehen die Schätzungen dahin, dass man zur tiefgreifenden Veränderung selbiger bis zu 85 Milliarden € an Investitionen in der Pflege einplanen müsste.

Relevant ist in diesem Kontext auch die Frage, wie sich überhaupt bestimmen lässt, welche **Personalkapazitäten in der Pflege** nötig sind. Ein wichtiger Schritt zur Berechnung ist hier die Einführung des Pflegepersonalbedarfsbemessungsinstruments. Durch dieses Tool – in Anlehnung an die bisherige Pflegepersonal-Regelung (PPR) kurz PPR 2.0 genannt – kann die tatsächliche Pflegebelastung mit den entsprechend kalkulierten Soll-Werten verglichen werden. Der Ansatz gründet auf einer Einigung von

Deutscher Krankenhausgesellschaft, Deutschem Pflegerat und der Gewerkschaft ver.di. Patient*innen werden dafür täglich in je vier Grund- und Spezialpflege-Leistungsstufen eingeteilt. Jeder Stufe ist ein gewisser Minutenwert an Pflegebedarf zugeordnet. Hinzu kommen Grund- und Fallwerte als Basis. In der Summe ergibt sich so pro Patient*in ein Zeitwert, der den Pflegepersonalbedarf abbildet. Die Summe der Bedarfe aller Patient*innen wiederum ergibt den Pflegepersonalbedarf des Krankenhauses. Natürlich kann auch ebenso gut der Bedarf für die einzelnen Abteilungen berechnet werden.

Dieses sicherlich gut durchdachte Verfahren macht aber auch deutlich, dass die Erfassung und Auswertung der Werte aufwendig und ohne digitale Technologie aussichtslos ist. Genau hier treffen wir auf das nächste Problem. Die allermeisten Kliniken können gar nicht sofort in ein **elektronisch basiertes Erfassungssystem** eintreten. Damit wird die Dokumentation zum Personalbedarf noch etwas stocken. Eine manuelle Erfassung ist ausgeschlossen. PPR 2.0 dürfte vom Gesetzgeber aufgegriffen werden und so in die politische Debatte um den Pflegebedarf einfließen, einschließlich der notwendigen Unterstützung zur Einführung der notwendigen elektronischen Systeme.

Beim Schreiben über den Pflegenotstand erinnere ich mich an ein Gespräch mit einem guten Bekannten, der jahrelang ein großes Transport- und Logistikunternehmen leitete. Er verstehe nicht, wo das Problem mit dem Pflegekräftemangel liege. Wenn er bemerkt hätte, dass sein Unternehmen zwei Jahre später über viel zu wenig Lkw-Fahrer*innen verfügen würde, hätte er dafür gesorgt, dass mehr eingestellt worden wären, im Zweifel hätte man sie anderswo abgeworben oder eben mehr gezahlt. Bei aller Begeisterung für seine Durchsetzungsfähigkeit: Unternehmerisches Handeln im Dickicht einer Anstalt des öffentlichen Rechts mit einem ausgefeilten Tarifsystem ist leider sehr beschränkt. Was bleibt, ist die Hoffnung, zeitnah von den zuständigen Ministerien mehr Handlungsfreiheiten zugesprochen zu bekommen. Apropos Ministerien: Die Einrichtung eines **Ministeriums für die Belange der älteren Bevölkerung** könnte die Aufgaben rund um den demografischen Wandel koordinieren.

Zurück zum Pflegenotstand: Mit **Corona** griff die Befürchtung um sich, dass sich der Pflegenotstand drastisch zuspitzen und das Krankenhauswesen kollabieren könnte. Mit einem Mal realisierte die Politik, dass selbst Vertröstungen auf ein höheres Gehalt und bessere Arbeitsbedingungen zur Beruhigung des Pflegepersonals nicht mehr ausreichen würden. Vielleicht kam bei so manchem die Angst hinzu, bei einem möglichen Krankenhausaufenthalt selbst in die Bredouille zu geraten und unter der Mangelsituation leiden zu müssen. Rasch wurde klar, dass mehr passieren muss, um größeren Schaden in einer mittlerweile verfahrenen Situation abzuwenden. Da half auch die Ankündigung einer Sonderprämie nicht.

Wie angespannt die Lage zum **Pflegenotstand in der Pandemie** wurde, konnte man im Januar 2021 in den Medien nachlesen, als die Berliner Charité ankündigte, Assistenzärzt*innen in der Pflege einsetzen zu wollen. Eine Maßnahme, die auch zuvor schon hin und wieder ergriffen worden war, allerdings eher sporadisch im Kontext akut eingetretener Engpasssituationen.

Die in den stationären COVID-19-Bereichen arbeitenden Pflegekräfte haben, wie auch das übrige dort tätige medizinische Personal, die Patient*innen auf hohem medizinischen und pflegerischen Niveau versorgt, trotz des erhöhten Arbeitsanfalls und der immensen psychischen Mehrbelastung. Wir müssen uns dabei vor Augen halten, dass sich diese Mitarbeitenden 2020 in den unmittelbaren Kontakt mit COVID-19-Patient*innen begaben und damit nicht nur ihre eigene Gesundheit gefährdeten, ohne Ausblick auf einen Impfstoff oder eine spezifische Therapiemöglichkeit. Sie mussten zudem das Risiko verarbeiten, die Erkrankung in der eigenen Familie, dem Freundeskreis oder auf andere pflegebedürftige Menschen zu übertragen.

Auf den COVID-19-Stationen, vor allem auf den COVID-19-Intensivstationen, haben sich die Pflegekräfte tagtäglich mit allem Einsatz in die Patient*innenversorgung eingebracht, teilweise die Angehörigen aufgrund der Besuchsverbote ersetzt und immer wieder Patient*innen, die sie lange und intensiv pflegten, sterben sehen. Das geht nicht spurlos an den Mitarbeiter*innen vorbei. Wenn Pflegekräfte die Verstorbenen **in die schwarzen Leichensäcke** legten und den Reißverschluss zuzogen, hat das etwas mit ihnen gemacht. Eine Reihe von ihnen hat unsere verschiedenen Hilfs- und Unterstützungsangebote angenommen. Aber auch deren Wirkung war endlich. Die Pflegekräfte besonders auf den Intensivstationen waren mit Ende der zweiten Welle erschöpft. Ohne Zeit zum Ausruhen begann im

März 2021 die dritte Welle der Pandemie. Die Anzahl der an der UME verstorbenen Patient*innen stieg weiter.

Mich hat sehr berührt, was eine unserer Mitarbeiterinnen aus der Intensivpflege anlässlich des erkennbaren Anstiegs der Zahl an COVID-19-Patient*innen im August 2021 auf Twitter schrieb:

Corona-Welle 4,
ich habe gehofft, dass du nicht kommst. Ich habe wirklich gedacht, dass du uns verschonst. Dass es jetzt besser wird, wir alle unsere Lektion gelernt haben und weitermachen dürfen wie vorher. Ich habe die Zeit, ich glaube es waren ein paar Wochen, mit wenigen COVID-19-Patienten so sehr genossen und mich erinnert, warum mir mein Beruf immer so viel Spaß gemacht hat. Und plötzlich stehe ich wieder zwischen 2 ECMOs, 2 Dialysen, 2 NO-Geräten, 2 Patienten, die meine Aufmerksamkeit mehr brauchen als die Geräte, die sie am Leben halten, und mir kommt der Gedanke: Du stehst mitten in Welle 4. Da bist du! Ich habe dich kommen hören, aber gehofft, du schleichst nur vorbei. Woher nehme ich jetzt die Kraft, mit dir klarzukommen? Du bist die Welle der Ungeimpften, meine Hoffnung besteht jetzt darin, dass die Menschen, die bisher unsicher waren, sich für die Impfung entscheiden werden. Ich weigere mich zu akzeptieren, dass die Welt ab jetzt bestimmt sein wird von Wellen, die uns überrollen. Ich kann nur appellieren: Lasst euch impfen, tragt weiterhin eure Masken, haltet Abstand! Sonst stehen wir weiterhin zwischen ECMOs und Beatmungsgeräten und beten, dass das die letzte große Welle sein wird.

Im November 2021 folgte ihr zweiter Tweet:

„Wie ist es denn zurzeit bei euch?" „Wird es wieder mehr?" „Wie viele COVID-Patienten habt ihr denn jetzt?" „Wie geht es deiner Psyche?" Solche und ähnliche Fragen werden mir fast täglich gestellt. Ich kann keine mehr davon hören. Ich lächele und beantworte jede Frage ehrlich: Ich erinnere mich an eine Woche im Juli, als wir sehr wenige COVID-Patienten hatten. Ich glaube es waren 2 oder 3. Eine Woche! Von 21 Monaten. Ob es wieder mehr wird? Es war kaum merklich weniger. Zeit zum Durchatmen, zum Erholen, gab es nicht. Ich hangele mich seit 21 Monaten von frei zu frei, von

Schicht zu Schicht. Bloß nicht an morgen denken! Bloß nicht an später denken! Der Patient muss JETZT NIV beatmet werden, er bekommt JETZT eine ECMO gelegt, er muss JETZT ins CT. Weiter kann ich kaum denken. Tue JETZT das, was nötig ist, in 2 Stunden kann alles anders sein. Die Frage nach meinem psychischen Heil gibt mir am meisten zu denken. Ich sehe die Veränderung. Meine Zündschnur ist immer kurz, meine Empathie ist weniger geworden. Ich vergesse, zu Hause die Kerze für verstorbene Patienten anzumachen, was ich früher immer getan habe. Ich mache meinen Job und fühle manchmal gar nichts dabei. Keine Freude, keine Traurigkeit, alles ist überwältigt vor Erschöpfung. Der Fokus liegt auf: Bitte funktioniere!

„Ich vergesse, zu Hause die Kerze für verstorbene Patienten anzumachen, was ich früher immer getan habe." Mit dem Satz ist im Grunde alles gesagt. Die Tweets haben mich tief beeindruckt, voller Respekt, Demut und dem gewissen Gefühl einer Ohnmacht, die mich traurig und wütend macht. Sind die Möglichkeiten zur Veränderung der Situation auf Seiten des Vorstands in unserer Unternehmensstruktur weit geringer, als es immer wieder vorgebracht wird.

Allerspätestens mit der eingetretenen Pandemie dürfte also auch der letzte in politischer Verantwortung Stehende begriffen haben, dass wir uns nicht länger darauf verlassen dürfen, dass tiefgreifende Defizite durch das erhöhte Engagement einzelner Mitglieder der Gesellschaft aufgefangen werden. Wir brauchen eine **breit angelegte Offensive gegen den Pflegenotstand**.

Im Zuge der durch COVID-19 offensichtlich gewordenen Personalengpässe folgten vom damaligen Bundesgesundheitsminister Jens Spahn angestoßene Pflegesofortprogramme, die den Missstand beseitigen und die Pflegekräfte entlasten sollten. Das seit 2021 geltende **Pflegepersonal-Stärkungsgesetz** war ein Schritt zur Festlegung verbindlicher Personaluntergrenzen. Damit wurde der Pflegequotient transparenter. Es wurde sichtbarer, ob ein Krankenhaus mit den erzielten Pflegeerlösen die erforderliche Personalausstattung finanziert oder auf Kosten der Pflege spart und das Ergebnis verbessert.

Unter den verschiedenen Gegenmaßnahmen zur Reduktion des Pflegenotstands findet sich auch die **pflegebezogene Vergütung** für Krankenhäuser, über die eine vollständige Refinanzierung der Pflege sichergestellt sein soll. Diese Ausgliederung der Pflegepersonalkosten aus den DRGs, auf die ich später noch eingehe, ist nicht unumstritten. Seitens der Politik bestehe damit die Voraussetzung für die Krankenhäuser, „jede Menge Pflegerinnen und Pfleger" einzustellen, so Jens Spahn im Interview. Das Hauptproblem ist allerdings unverändert der **leergefegte Arbeitsmarkt** bei steigendem Pflegebedarf.

Ehe ich darauf eingehe, welche strukturellen Probleme schon lange vor COVID-19 zu diesem leergefegten Arbeitsmarkt im Bereich der Pflege führten, möchte ich einen kurzen Abriss zum **Arbeitskampf** der Pflegekräfte einschieben. Zu hohe Belastungen im Umfeld der Pflege in Krankenhäusern riefen in den letzten Jahren nämlich immer wieder die **Gewerkschaften** auf den Plan, Missstände für ihre Mitglieder aufzuzeigen und neue Tarifverträge abzuschließen. Federführend dabei ist unvermindert die Gewerkschaft ver.di. Forderungen werden formuliert, Warnstreiks ausgerufen und rasch mündet der Arbeitskampf im Erzwingungsstreik.

Das alles passiert nicht am kleinen kommunalen Krankenhaus. Es passiert an großen Universitätskliniken, dort wo die kränksten Menschen in Deutschland versorgt werden, deren letzte Hoffnung auf Heilung oder Lebensverlängerung an der Universitätsklinik zu hängen scheint. Nachfolgend will ich Sie ein wenig darüber informieren, wie wir diese Situation in den letzten Jahren an der UME erlebten, ist die Außensicht nicht selten auch medial anders fokussiert, als es der Realität in einer Universitätsklinik entspricht.

Im Mai 2018 forderte ver.di einen „Tarifvertrag Entlastung" für das pflegerische Personal an den Universitätskliniken Düsseldorf und Essen. Etwa zwei Wochen später begannen die **Warnstreiks**. Rasch war klar, dass es den Unikliniken rechtlich nicht gestattet ist, Tarifverhandlungen zu führen. Dies hätte der Arbeitgeberverband des Landes NRW tun müssen, mit Zustimmung der Tarifgemeinschaft der Länder. Von beiden Einrichtungen gab es damals eine klare Absage. Nach sechs Wochen konnte der Streik beendet werden.

Im August 2018 schließlich trafen die Gewerkschaft ver.di und die Vorstände der Universitätskliniken Essen und Düsseldorf eine **gemeinsame**

schuldrechtliche Vereinbarung zur Entlastung der Beschäftigten. Diese Vereinbarung sah vor, dass an der UME 180 neue Stellen im Pflege- und Funktionsdienst sowie in anderen Bereichen geschaffen werden sollten.

Ende 2021 gab es während der planmäßigen Tarifverhandlung im öffentlichen Dienst eine weitere Streikserie an NRW-Unikliniken, dieses Mal zum Zeitpunkt der Zuspitzung der Delta-Welle im Pandemiegeschehen, was die Abläufe an der UME, in einem der größten COVID-19-Zentren Deutschlands, ganz besonders belastete. Dieses Vorgehen zeigte einmal mehr, dass es bei der Gewerkschaft ver.di keine rote Linie gibt, um die Forderungen für deren Mitglieder durchzusetzen, ging es hier ja keineswegs nur um Mitarbeitende im Krankenhaus, es ging um verschiedene Berufsgruppen im öffentlichen Dienst. Das Ausmaß an erzielter Aufmerksamkeit und Erregung konnte zum Zeitpunkt der bisher gefährlichsten Virusvariante aber größtmöglich abgerufen werden. Ein langfristiger Streik im Krankenhaus setzt eine emotionale Entkopplung der Streikenden voraus, anders kann man die Aktivitäten vor dem Hintergrund der ansonsten vorhandenen Bindung zu Patient*innen nicht erklären.

Die Geschichte der Auseinandersetzungen mit ver.di aber ging weiter. **Im Januar 2022** entschied sich die Gewerkschaft zur **Einleitung der nächsten Arbeitskampfmaßnahmen**, indem sie den sogenannten „Notruf NRW" auslöste und dem Arbeitgeberverband des Landes NRW sowie der NRW-Landesregierung ein Ultimatum von 100 Tagen stellte, einen „Tarifvertrag Entlastung" für alle Beschäftigten an den Unikliniken in NRW mit der Gewerkschaft ver.di abzuschließen. Damit wurde der Arbeitskampf neu eröffnet. Dieses Mal betroffen waren neben Düsseldorf und Essen auch die Unikliniken in Aachen, Bonn, Köln und Münster.

Außer der Einstellung zusätzlichen Personals nicht nur im Bereich der Pflege forderte die Gewerkschaft diverse Maßnahmen zum Belastungsausgleich der Mitarbeitenden. Eine solche Einigung hatte die Charité mit ver.di im Oktober 2021 in einem Eckpunktepapier als Grundlage zur Vereinbarung eines Tarifvertrages „Gesundheitsfachberufe Charité" getroffen. Konkret ging es in diesem Vertrag um ein Punktesystem (CHEPS). Belastungspunkte erhalten Pflegekräfte beim Unterschreiten der Besetzungsregelungen, bei hohem Leasingeinsatz oder nach Gewaltsituationen. Haben die Pflegekräfte eine bestimmte Anzahl von Belastungspunkten gesammelt, erhalten sie zusätzliche freie Tage. Zudem besteht die Möglichkeit, angesammelte Belastungspunkte in Erholungsbeihilfen, Kinderbetreuungszuschüsse, Altersteilzeitkonten und Sabbaticals zu investieren. Eines aber ist doch auch klar. Die Anzahl von Belastungspunkten wird schneller wachsen, als man es sich vorstellen kann. Die notwendige Entlastung kann aus rein logistischen Gründen nicht umgesetzt werden. Damit ist ein Quell für die nächste Unzufriedenheit gesetzt und Misstrauen gesät.

Im April 2022 folgten an den NRW-Unikliniken die **ersten Warnstreiks**. Wieder lehnten die Tarifgemeinschaft der Länder und der Arbeitgeberverband des Landes NRW Tarifverhandlungen ab. Um keine erneute schuldrechtliche Vereinbarung, sondern einen Tarifvertrag verhandeln zu können, mussten die Universitätskliniken aus dem Arbeitgeberverband austreten. Das Land musste das Hochschulgesetz ändern. Diese Maßnahmen verdeutlichen Ihnen die Komplexität, aber auch die enormen Belastungen, die wiederum von unseren schwerkranken Patient*innen getragen werden mussten, zumal die zunächst noch unterbrochenen Warnstreiks ab dem 4. Mai 2022 in einen **Dauerstreik** mündeten. Mit Abschluss eines Eckpunktepapiers konnte der Streik nach drei Monaten beendet werden. Anschließend ging es dann in die detaillierten Ausarbeitungen des „Tarifvertrages Entlastung".

Nun stellt sich die Frage, wie es nach den bisherigen Streiks weitergehen soll. Wird sich die Gewerkschaft ver.di auf Kosten von Schwer- und Schwerstkranken auch durch die übrigen Bundesländer streiken? Und können die Streiks überhaupt den gewünschten Effekt bringen? An der Charité sollen über drei Jahre 700 weitere Mitarbeiter*innen in der Pflege eingestellt werden. Auch die Berliner Krankenhausgruppe Vivantes hat sich verpflichtet, 1500 zusätzliche Pflegekräfte einzustellen. An den NRW-Unikliniken werden es deutlich mehr als 1000 Pflegekräfte sein. Wo sollen diese alle herkommen? Auch hier besteht das Problem, genau wie bei den letzten Maßnahmen, im leergefegten Arbeitsmarkt. Und noch eines ist klar. Der Streikzug wird aus NRW in Deutschland weiterrollen. Verdammt noch mal, warum muss jedes Land die identische Quälerei durchstehen, warum müssen schwerstkranke Patient*innen immer wieder unter solchen Streikmaßnahmen leiden? Der „Tarifvertrag Entlastung" ist kein Problem einzelner Bundesländer, sondern ein gesamtdeutsches Problem, das sich nicht aussitzen lässt, ohne dass Patient*innen an den Folgen versterben. Streik ist etwas für Gesunde, nichts aber für Kranke und schon gar nichts für Schwerkranke.

Manche vermuten eine Rückkehr von Gesundheits- und Krankenpfleger*innen, die ihre berufliche Tätigkeit nach einer Dauer von durchschnittlich nur sieben Jahren beendet haben. Andere erwarten das **Abwerben von Pflegekräften** aus mittleren und kleineren Krankenhäusern, wobei die daraus resultierende Unterbesetzung wiederum Lücken in der ambulanten Pflege und in der Altenpflege reißen könnte. Eine weitere Hoffnung gründet auf der **Rekrutierung zusätzlicher Pflegekräfte aus anderen Ländern**. So oder so werden sich die allermeisten Stellen sicherlich nicht besetzen lassen. Dies bedeutet die Schließung von Betten. Geschieht das an Universitätskliniken, resultiert daraus wiederum ein Abbau von Studienplätzen, weil diese an bestimmte Bettenzahlen gebunden sind.

Streiks in Krankenhäusern erzeugen sehr schnell **Solidarisierung**. Allerdings nicht mit den Patient*innen, die in diesen Situationen vollkommen unzureichend versorgt sind, nicht selten mit lebensbedrohlichen Folgen. Die Solidarisierung betrifft die Pflege. Das Gute ist, dass auf diesem Weg auch ein Teil der Mitarbeitenden unterschiedlicher Berufsgruppen näher zusammenrückt. So haben sich bei den Streiks an der UME frühzeitig eine Reihe der Ärzt*innen mit den Pflegekräften solidarisiert. Das ist nur zu gut nachvollziehbar. So schrieb etwa eine ärztliche Vertretung auf den Hinweis der streikbedingten Störungen im Betriebsablauf im Newsletter für Mitarbeitende hin:

Sehr geehrter Herr …,
*den Kommentar zum Streik finde ich deplatziert! Der massive Personalmangel und die schlechten Arbeitsbedingungen in der Pflege haben massive Auswirkungen auf die Patient*innenversorgung und wirtschaftliche Folgen. Wir erleben es tagtäglich, dass der OP steht, weil die Pflege es nicht schafft, die Patient*innen rechtzeitig in den OP zu bringen, weil die Pflege auf Station massiv unterbesetzt ist. Der Normalzustand ist eine Belastung für alle!*

Ich finde es wirklich schrecklich, dass jetzt so getan wird, als sei nur der
Streik ein Problem für die Versorgung …
Mit freundlichen Grüßen

Zwei Bemerkungen will ich anfügen. Zum einen ist es gut, wenn sich Vertreter*innen der Ärzt*innenschaft zu Wort melden und ihren Kolleg*innen aus der Pflege zur Seite stehen. Pauschale Äußerungen aber, wie man sie in jedem Streikzelt oder auch in den Talkshows hört, sollten aus ärztlichem Munde deutlich differenzierter kommen. Tatsächliche Belegungen auf der Station, tatsächliche Personalbesetzungen, tatsächliche Erkrankungsschwere der zu versorgenden Patient*innen, das alles ist in einem großen Krankenhaus maximal heterogen. Es gibt eben einen immensen Unterschied zwischen den einzelnen Intensivstationen, den vielen verschiedenen peripheren Stationen, der Hochschulambulanz und weiteren Bereichen. Was wir brauchen, sind differenzierte Analysen und keine Verallgemeinerung, die einen komplexen Berufsstand pauschalisiert. Pflege ist eben nicht gleich Pflege, Station ist nicht gleich Station. Allgemeine Freifahrtscheine für eine Dauerentlastung im Umfeld auch anderer be- oder überlasteter Berufsgruppen kann und darf es selbst für die Pflege nicht geben. Das Pendel schlägt in bestimmten Bereichen bereits über die Maßen hinaus aus. Aktuell ist es aber kaum noch statthaft, in eine eventuell kritische Betrachtung einzutreten. Auch das darf nicht sein.

Wie aber konnte es überhaupt zu einem derartigen Personalmangel kommen? Und welche Maßnahmen taugen dazu, den Pflegeberuf auf lange Sicht so viel attraktiver zu gestalten, dass die zugrundeliegenden Probleme gelöst werden können?

6. Hintergründe und Lösungsmöglichkeiten zum Pflegenotstand

Dass der Bedarf an Pflegekräften derart steigt, hat nicht allein damit zu tun, dass die Zahl der Pflegebedürftigen zunimmt, sondern auch damit, dass die **Menge der in der Pflege Beschäftigten sinkt.** Woran liegt das? Ich bin der festen Überzeugung, dass der Pflegeberuf zu den befriedigendsten und sinnvollsten Tätigkeiten gehört, die man sich vorstellen kann. Dies bestätigen die meisten Pflegefachkräfte. Wie konnten wir dahin kommen, dass ein so wichtiger, befriedigender und sinnvoller Beruf, der kein bloßer Job, sondern vielmehr Passion ist, derart von Frustration und teilweise auch Resignation geprägt ist?

Um bei solchen Fragen weiterzukommen, setzten sich unsere Pflegedirektorin Andrea Schmidt-Rumposch, der Soziologe und Zukunftspsychologe Prof. Dr. Thomas Druyen und ich zusammen, planten eine **Pflegestudie** an der UME und führten diese auch durch. Die Studie wurde dankenswerter Weise von der Stiftung Universitätsmedizin finanziert. Ziel der Studie war es, dass die Mitarbeiter*innen der Pflege in aller Offenheit alles sagen können, was ihnen missfällt und wo sie die Perspektiven sehen. Darüber hinaus haben wir zugestimmt, dass die Studie nach deren Abschluss in Gänze auf der Homepage der UME veröffentlicht wird. Am Ende ist in unserer Pflegestudie sehr deutlich geworden, dass die Veränderung der Situation um den Pflegenotstand nur bedingt von den Krankenhäusern und von der Politik kommen wird. Sie muss von den Bürger*innen kommen, der Druck muss von den Menschen ausgehen, denn sie zahlen am Ende, mit Geld und Leib und Leben.

Ohne auf Details der Pflegestudie einzugehen, denn diese verdient eine Vertiefung außerhalb dieses Buches, lässt sich feststellen, dass **Pflege in Deutschland die letzte Insel der menschlichen und sozialen Dienstleistungen** in Zeiten exponentiellen Wachstums und großer Schnelllebigkeit ist. Eine Insel, die an allen Seiten mit Hochwasser kämpft und durch die Sintflut der Pandemie endgültig an ihre Belastungsgrenzen stieß. Personalmangel, steigende Ansprüche und ständige Überlastung gehen einher mit einer Vielzahl von Zukunftsängsten. Während ein Teil der Pflegekräfte an Ausstieg denkt, gibt es, das zeigt die Studie, auch eine Gegenbewegung: die Rettung des Traumberufs. Nicht wenige Kräfte glauben an eine Zukunft der Pflege, auch wenn sie nicht leicht sein wird. Zwingende Voraussetzung ist eine umfassende gesellschaftliche Anerkennung mit der Umsetzung von Innovationsprozessen und Reformen.

Ich habe mehrfach betont, dass die **steigende Belastung der Pflege** schon lange vor COVID-19 ein Problem war, ein Problem, das sich an bestimmten Entwicklungen festmachen lässt. Als ich Student und junger Assistent war, gestaltete sich die Situation noch anders. Nehmen wir zur Verdeutlichung ein **Beispiel** aus dem Gebiet Hals-, Nasen- und Ohrenheilkunde, die Behandlung des sogenannten Hörsturzes. Die Therapie bestand damals darin, die Patient*innen für zehn Tage stationär aufzunehmen und ihnen ein- oder zweimal täglich eine durchblutungsfördernde Infusion zu verabreichen. Mehr passierte nicht, vielleicht noch eine Sauerstoffinhalation. Für die Pflege bedeuteten diese Patient*innen eine wichtige Entlastung. Dies war bei all ihren anderen Tätigkeiten, wie zum Beispiel der Versorgung onkologisch Schwersterkrankter, auch dringend erforderlich. Was in der HNO-Pflege im anderen Extrem zu bewältigen war, will ich Ihnen am **Beispiel** eines an fortgeschrittenem Oberkieferkrebs erkrankten 50-jährigen Patienten verdeutlichen. Alle Behandlungsversuche zur Beseitigung des Krebses blieben bei ihm bislang leider erfolglos. Der Tumor stinkt durch Zerfall so erbärmlich, dass die Pflege schon genug damit zu tun hat, diesen Geruch einigermaßen im Zaum zu halten. Solche Patient*innen sind vielfach nicht mehr in der Lage Nahrung aufzunehmen. Sie werden durch die Pflege regelmäßig sondiert. Das Tracheostoma, der Luftröhrenschnitt mit eingesetzter Kanüle, muss intensiv gepflegt werden, droht der Patient ansonsten zu ersticken. Seine psychische Verfassung ist mehr als schlecht. Seine Frau hat ihn aufgrund seines Alkoholabusus verlassen. Besuch bekommt der Patient keinen. Der Umgang mit derart schweren Schicksalen hinterlässt Spuren in der eigenen Seele, auch bei Ärzt*innen, aber wegen des intensiven Kontaktes mehr noch bei den Pfleger*innen.

Mit Einführung veränderter Vergütungsstrukturen veränderte sich dann das Patient*innenklientel in den Krankenhäusern, auch in den HNO-Kliniken. Die Behandlung des Hörsturzes erfolgt inzwischen rein ambulant. Damit ist diese Entlastungsmöglichkeit für die Pflege aus dem stationären Schema komplett verschwunden, wie sich überhaupt leicht erkrankte Patient*innen mittlerweile kaum noch im stationären Bereich der Krankenhäuser finden. Schwere und pflegeintensive Fälle nehmen in Relation zu, vor allem in Universitätskliniken.

Bleiben wir beim Beispiel der HNO-Kliniken. Über die Jahre **sank die durchschnittliche Krankenhausverweildauer** hier von sieben Tagen auf vier Tage, und dies **bei angestiegener Fallschwere**. Die Anzahl belegter Betten nahm um vielleicht ein Drittel ab. So waren – bei zunächst noch bestenfalls gleicher Personalzahl – deutlich mehr Patient*innen zu versorgen. Die Folge war unweigerlich eine **Arbeitsverdichtung** und damit eine steigende Belastung des Personals. Es gibt eine Reihe weiterer eindrucksvoller Beispiele, wie sich die Therapie über die letzten Jahre verändert hat. In meiner Studienzeit war es, etwas überspitzt formuliert, fast egal, ob die Patient*innen einen Herzinfarkt oder eine Lungenembolie hatten, sie wurden ins Bett gelegt und liqueminisiert, also mit einer sogenannten Blutverdünnung behandelt – heute sind viele dieser Patient*innen nach einer Woche wieder am Arbeitsplatz.

Hinzu kommt, dass ein zunehmender Finanzdruck und/oder übersteigerte Renditeerwartungen von Krankenhauskonzernen zur **Einsparung von Pflegekräften** führten, womit sich der Arbeitsdruck auf die Verbliebenen nochmals erhöhte. Deren Überlastung war damit unweigerlich eingeleitet. Die Abwärtsspirale nahm ihren Lauf, durch einen zunehmenden Wunsch nach Teilzeitarbeit partiell katalysiert. All das war irgendwie akzeptiert. Schließlich ging doch alles weiter.

Pflege ist eine zutiefst menschliche Handlung. Sie erfordert Empathie und Zuwendung, ist anspruchsvoll und physisch wie psychisch belastend. Pflegenden fehlt nicht selten die Fähigkeit, **sich gedanklich vom Arbeitsplatz abzugrenzen**. Sie springen immer wieder für Kolleg*innen ein und opfern sich mitunter geradezu auf. Das aber kann und darf nicht die Lösung sein. Ich erinnere mich, wie eine Pflegefachperson unserer Pflegedirektorin Andrea Schmidt-Rumposch vorhielt, dass sie so überlastet sei, dass sie nicht einmal aufs Klo gehen oder etwas trinken könne. Frau Schmidt-Rumposch fragte die Pflegekraft, wie sie denn für andere Verantwortung übernehmen wolle, die sich in ihre Obhut begeben haben, wenn sie nicht einmal für sich selbst sorgen könne.

Frau Andrea Schmidt-Rumposch gehört zum Vorstand der UME und verkörpert mit ihrer noch in der DDR absolvierten sehr qualifizierten Ausbildung über ein Fachschulstudium einerseits die fundierte traditionelle Pflege. Andererseits hat Andrea Schmidt-Rumposch die Zeichen der Zeit erkannt und unsere Smart-Hospital-Initiative vorbildlich im Bereich der digitalunterstützten Pflege umgesetzt. Nicht zuletzt erkennbar an geförderten Digitalprogrammen und an der gemeinsam mit Prof. Dr. David Matusiewicz und mir umgesetzten Initiative zur Entwicklung eines neuen Studiengangs zur **Weiterentwicklung des traditionellen Berufs-bildes**. In Kooperation der UME mit der FOM Hochschule haben wir einen neuen, bundesweit einmaligen Studiengang „Pflege & Digitalisierung" konzipiert. Durch Inhalte wie digitale klinische Prozesse, Digital-Changemanagement und digitale Pflege sowie Informationstechnologien werden die Studierenden bestens auf den Praxisalltag vorbereitet.

Bleiben wir aber noch bei der besonderen Belastungssituation von Pflegekräften mit der Folge, dass die **Krankheitsquote höher als in anderen Berufsgruppen** ist. Die krankheitsbedingte Ausfallquote liegt für Pflegekräfte an der UME wie auch an vielen anderen Krankenhäusern bei 8 bis 10 %. Hier wird offensichtlich, wie schwierig es ist, auf der einen Seite den Kranken helfen zu wollen, und sich auf der anderen Seite zurücknehmen zu müssen, um die eigene Gesundheit nicht zu stark zu gefährden. Und dabei immer vor Augen zu haben, dass, wenn man selbst der Arbeit fernbleibt, andere mehr arbeiten müssen bzw. jemand aus dem Frei geholt werden muss.

Wollen wir den Zustand verbessern, müssen wir die Mitarbeitenden dort abholen, wo sie gesundheitlich stehen. Vor allem müssen wir begreifen, was sie ins wiederholte Krank bringt. Der Arbeitgeber Krankenhaus muss sich dabei nicht nur dem körperlichen, sondern auch dem seelischen **Wohl der Mitarbeiter*innen** annehmen. Fallen Mitarbeiter*innen vermehrt aus, folgen Gespräche, in denen versucht wird, Angebote zur Unterstützung zu machen. Dazu gehören Maßnahmen der Prävention, aber zum Beispiel auch ein möglicher Wechsel auf eine andere, vielleicht weniger belastende Station mit einem andersartigen Aufgabenfeld. Mit dem im herkömmlichen Sinne praktizierten betrieblichen Gesundheitsmanagement kommen wir hier nicht wirklich weiter. Es bedarf einer umfänglichen Weiterentwicklung.

Was wird zur Entlastung noch versucht? Immer wieder wird mit den Mitarbeitenden gesprochen, ob die Dienstzeiten stärker an das individuelle Bedürfnis angepasst werden können oder es möglicherweise helfen kann, ihren Stellenanteil für eine begrenzte Zeit zu reduzieren. Inzwischen bieten wir die **unterschiedlichsten Arbeitszeitmodelle** an, um möglichst jeder einzelnen Arbeitskraft den Dienstplan passend zu gestalten, was gar nicht so einfach ist, dürfen wir bei allem Engagement um die Erfüllung der Bedürfnisse von Teilzeitkräften natürlich auch die Vollzeitkräfte nicht vernachlässigen. Die Berücksichtigung möglichst vieler Wünsche bedeutet in der Realität, dass sich an der UME inzwischen mehrere Hundert verschiedene Arbeitszeitmodelle wiederfinden, was wiederum nicht mehr händisch steuerbar ist und zwingend nach Digitalisierung ruft. Auch diese gewisse Ausweglosigkeit belegt die Krankheit des Krankenhauses.

Ein weiterer Schritt war die Einrichtung sogenannter Joker-Dienste. Diese ähneln dem Prinzip des Springer-Pools, wobei es sich hier nicht um ein eigenes Team handelt, sondern jede*r Mitarbeiter*in Springerschichten hat. Inzwischen stehen die Joker-Dienste im regulären Dienstplan bereits fest.

Damit sind wir beim Thema **Dienstplangestaltung**, die sich aufgrund des Drei-Schicht-Betriebes oftmals schwierig gestaltet und ebenfalls ein Grund für erhöhte Belastung ist. Die Dienstplanung erfolgt unter Mitbestimmung des Personalrates. Wird der Plan nach manchmal zahlreichen Rücksprachen endlich genehmigt, ist er auch gültig. Probleme tauchen auf, wenn jemand kurzfristig ausfällt. Dann wird versucht, die sich abzeichnende Lücke über interne Poolmitarbeiter*innen zu schließen. Gelingt dies nicht, werden auf der Station Tätige gefragt, ob sie einspringen können. Sie spüren, wie enorm der Aufwand ist, wie viel Zeit die Stationsleitungen in diese Planung investieren. Oftmals werden die Probleme personeller Engpässe von Woche zu Woche verschoben oder von Wochenende zu Wochenende. Es lässt sich leicht nachvollziehen, wie gut man es hat, wenn man einer ganz regelmäßigen Arbeitszeit in stabilen Verhältnissen nachgehen darf.

Natürlich fragt man sich auch, warum die einen Pflegekräfte erkranken, andere hingegen nicht. Es gibt hierzu kein Regelwerk. Hinweise aber lassen sich finden. Diejenigen, die ein verstärktes Körperbewusstsein haben, das heißt, die Sport treiben, sich bewusst ernähren, auf sich achten, die also eine Verantwortung gegenüber ihrem eigenen Körper tragen, haben deutlich weniger Krankheitsausfall. Neben den Gesundheitsbewussten gibt es eine **Mitarbeiter*innengruppe mit fast schon physiologisch erhöhtem Krankheitsausfall**. Dies sind Ältere mit wenigen Jahren verbleibender Arbeitszeit, teilweise noch eingebunden ins reguläre Drei-Schicht-System, bei denen körperliche Gebrechen hinzukommen. Wenn diese Personen ausfallen, haben sie meist wirkliche Erkrankungen und fallen nicht nur für wenige Tage aus. Diese älteren Mitarbeitenden verdienen eine besondere

Aufmerksamkeit, sind sie es doch, die dem Unternehmen und vielen Patient*innen zum Teil Jahrzehnte gedient haben. Hier gilt es zu klären, ob und welche alternativen Beschäftigungsangebote gemacht werden können. Die bereits beschriebene **Digital Nurse** könnte zum Beispiel ein Weg sein, erfahrene Pflegekräfte, die nicht mehr im Krankenhaus arbeiten möchten, in einer zumindest erweiterten Facette ihres Berufsbildes zu halten. Digital Nurses könnten, ebenso wie zum Beispiel auch Physician Assistants, sogenannte Arztassistent*innen, die verbindende Berufsgruppe sein zwischen Patient*innen, behandelnden Ärzt*innen und High-Tech-Medizin.

Die **politische Sicht auf die Pflege** ist problembehaftet. Im Fokus stehen vielfach immer noch die familiäre und die geriatrische Pflege. Die Pflege im Krankenhaus, all das, was über die Grundpflege – Körperpflege, Mobilisierung, Beseitigung von Ausscheidungen – hinausgeht, was geschulte Krankenbeobachtung und spezialisierte Behandlungspflege angeht, wird zu wenig wahrgenommen. Hier muss man auch der Pflege selbst einen gewissen Vorwurf machen, hat sie es bis in die Gegenwart hinein versäumt, ausreichend auf ihre hohe Professionalität hinzuweisen. Immer noch wird zu global nur über den Mangel an Pflege gesprochen. Die Fragen um die so notwendige **hohe Fachlichkeit** bleiben jedoch viel zu häufig unberührt. So werden wir uns bei der Diskussion um eine optimale, mitarbeiter*innenbezogene Nutzung personeller Ressourcen von Pflegekräften auch überlegen müssen, wie sich die Normalstationen im Krankenhaus entwickeln werden.

Ein Teil der Tätigkeiten im Bereich der Pflege geht – wie bereits an früherer Stelle in diesem Buch erwähnt – Richtung **Service** und Hotellerie, der andere Teil Richtung **hochprofessioneller Pflegemaßnahmen an Patient*innen**. Wir streben an, Servicetätigkeiten bei Servicekräften anzusiedeln, die gegebenenfalls auch mehrere Normalstationen versorgen können. Examinierte Pflegekräfte müssen ihre hohe fachliche Qualifikation zu den Patient*innen bringen, was bedeutet, dass sie durchaus auf Allgemeinstationen auch verschiedener Fachdisziplinen eingesetzt werden können. Dies wird über sogenannte Pool-Pflegekräfte praktiziert. Auch das klingt mitunter leichter als es ist, dürfen wir das hohe Maß an Leidenschaft, das eine Pflegefachperson für ein medizinisches Fachgebiet hat, nicht übersehen. Hier gibt es eben solche, die dafür brennen, auf einer chirurgischen

Station, auf einer internistischen Station oder beispielsweise auf einer psychiatrischen Station zu arbeiten.

Weitergebildete **Intensivpflegekräfte** sind grundsätzlich ebenfalls in der Lage, auf unterschiedlichen Intensivstationen eingesetzt zu werden, wenngleich es bestimmte Disziplinen gibt, die einer zusätzlich hohen Fachexpertise bedürfen. Während der Pandemie wurde viel über den Mangel an Pflegekräften gesprochen. Gemeint waren oftmals die Intensivpflegekräfte, eine hochqualifizierte Spezialdisziplin, die eng am Tätigkeitsspektrum von Ärzt*innen agiert.

Der Mangel an Pflegekräften hängt weiterhin zusammen mit deren **unzureichenden beruflichen Entwicklungsperspektiven**. Nach dem Examen und einer möglichen Weiterbildung in einem bestimmten Gebiet, zum Beispiel der Intensivpflege, vielleicht sogar nach der Geburt von ein oder zwei Kindern, fragt sich die in der höchsten Entgeltgruppe angelangte Pflegekraft spätestens im Alter von 35, wohin die Entwicklung in den folgenden 30 Jahren gehen könnte. Diese erfahrenen Personen wollen und müssen wir im Unternehmen halten, aber mit welchen Anreizen? Möglichkeiten zur angemessenen Weiterentwicklung im Gebiet der fachlichen Patient*innenversorgung fehlen nicht selten.

Ein kleiner Teil der in meinem Beispiel 35-jährigen Pflegekräfte entwickelt sich Richtung Pädagogik, ein anderer kleiner Teil Richtung Akademisierung und/oder Pflegemanagement. Manche verlassen den Beruf, um Medizin zu studieren. Daher müssen wir stärker als bisher darauf achten und ermöglichen, dass erste Schritte ins Berufsleben nicht wie Einbahnstraßen fungieren.

Eine nicht zu unterschätzende Anzahl von Abiturient*innen beginnt eine Ausbildung zur Pflegekraft, wenn Numerus Clausus, Testergebnis oder welches Zulassungskriterium auch immer nicht für einen Studienplatz der Humanmedizin reicht. Wir müssen dahinkommen, dass eine abgeschlossene Ausbildung zur Pflegefachperson spürbare Vorteile nicht nur für die Studiengangzulassung, sondern auch später im Medizinstudium selbst mit sich bringt, in Form von Anerkennung, Credit Points oder anderen Qualifikationsbelegen. Das würde die Attraktivität der Pflegeausbildung erhöhen und die aktuell bestehende Distanz zwischen Ärzt*innen und Pflegefachpersonen reduzieren.

Der Wissenschaftsrat strebt zudem eine **Akademisierungsrate der Pflege** von 10 % an. Universitäten sind gut beraten, nicht alle Pflegestudiengänge den Hochschulen zu überlassen. Wir brauchen akademisch ausgebildete Pflegefachpersonen besonders an Universitätskliniken.

Die Akademisierung in der Pflege ist überfällig und unbedingt zu intensivieren. Damit einher geht neben der persönlichen Entwicklung auch ein Fortschritt des ganzen Berufsstandes. Bei aller auch berechtigten Diskussion um die Akademisierung dürfen wir eines nicht außer Acht lassen. Dieser Schritt darf aber nicht dazu führen, dass sich akademisierte Pflegekräfte nur noch im Management verortet sehen. Ärzt*innen arbeiten als Akademiker*innen primär direkt an den Patient*innen. Die Patient*innennähe sollte auch bei zumindest einem Teil der akademisierten Pflegefachpersonen erhalten bleiben.

Ganz besonders brauchen wir also Pflegefachpersonen, die zunächst einmal diesen Beruf gewählt haben, um eng an Patient*innen zu arbeiten und eine fundierte Ausbildung in der Gesundheits- und Krankenpflege zu erlangen. Diese Mitarbeiter*innen müssen wir befähigen, sich fortzubilden. Hier bietet sich die Chance, ältere Mitarbeitende für die **Aus-, Fort- und Weiterbildung** einzusetzen, auch für die Praxisanleitung in der Pflege. Damit entlasten wir sie um die Routinearbeit, die sie – siehe oben – oftmals aus körperlichen Gründen nicht mehr ausreichend umsetzen können. Dafür nutzen wir ihre fachliche Erfahrung wie auch ihre Lebenserfahrung. Wir wollen diese Arbeitskräfte nicht verlieren, wir müssen sie nur anders einsetzen. Hierzu passend sagte mir kürzlich eine ältere Pflegekraft: „Ich kann das alles nur machen, wenn ich auch die Zeit dafür habe."

Die Politik hat mit dem **Pflegeberufegesetz** einen relevanten Schritt gemacht. Die Pflegefachberufe Altenpflege, Gesundheits- und Krankenpflege sowie Gesundheits- und Kinderkrankenpflege wurden zu einem neuen Berufsbild zusammengeführt. Die **generalistische Pflegeausbildung** befähigt die Auszubildenden zur Pflege von Menschen aller Altersstufen in allen Versorgungsbereichen. Aufgrund der Anerkennung des generalistischen Berufsabschlusses gilt dieser auch in den anderen Mitgliedsstaaten der EU. Wir werden sehen, was diese Ausbildungsform für Auswirkungen auf die Attraktivität der Ausbildungsplätze haben wird.

Was die Perspektiven für Pflegekräfte betrifft, tun sich zudem neue Berufsfelder auf. Ein Beispiel ist die **Spezialisierung im Community Health Nursing**, in öffentlicher Gesundheitspflege. Die sogenannten Public Health Nurses oder auch Community Health Nurses, Pflegekräfte im öffentlichen Gesundheitswesen, arbeiten in Gemeinden und fokussieren auf bestimmte Bereiche, um die allgemeine Gesundheit der Gemeindemitglieder zu verbessern. Hierzu gehören auch Zentren für die Kontrolle und Prävention von Krankheiten.

Die Tätigkeit einer Pflegefachperson erfuhr niemals die **Anerkennung und Positionierung**, die sie verdient hätte, was auch mit der Rolle der Frau in der Gesellschaft – im Bereich der Pflege gibt es deutlich mehr Frauen als Männer – zusammenhing. Richtig, das ist tatsächlich auch ein Genderthema. Männer hätten die immer wieder aufkommende Missachtung ihres Engagements in diesem Ausmaß sicherlich nicht über Jahrzehnte toleriert.

Der lobbylose Pflegeberuf kam in unterschiedlichster Weise unter die Räder, in der BRD deutlich stärker als in der DDR, wo es nicht nur eine andere Wahrnehmung des Berufsbildes gab, sondern auch einen höheren Entwicklungsgrad. So gab es beispielsweise in der BRD die Fachpflege nur in der Kinderkrankenpflege, in der Onkologie und in der Dialyse, in der DDR hingegen in allen Fachdisziplinen. Dieses besser entwickelte System hat man bei der Wiedervereinigung leider nicht übernommen, so wie die DDR bei Fragen zur Übernahme von – auch im Ost-West-Vergleich besseren – Einrichtungen ohnehin fast durchgehend den Kürzeren zog.

Vielfach **fehlt es auch heute noch an Wertschätzung** gegenüber den Pflegekräften, nicht zuletzt seitens der Ärzt*innen. Als langjähriger Mediziner mit Führungsverantwortung weiß ich, dass eine ganze Reihe von Ärzt*innen im Krankenhaus immer noch in hierarchischen Denk- und Verhaltensweisen sozialisiert sind, die einer interprofessionellen Teamarbeit entgegenstehen. Ich erinnere mich an eine Führungskräfteklausur, bei der sich ein Arzt meldete und voller Überzeugung resümierte, dass Ärzt*innen mit anderen Berufsgruppen, das gelte auch für die Pflege, unmöglich auf Augenhöhe sprechen können. Natürlich sind dies Meinungen einzelner. Aber genau diese Personen sind es, die unheimlich viel kaputt machen.

Befragt man heutzutage Ärzt*innen zur aktuellen Pflegeproblematik, fällt das Urteil keineswegs einheitlich aus. Manche Ärzt*innen beklagen, selbst viel zu sehr durch nichtärztliche Tätigkeiten von ihren eigentlichen Aufgaben abgehalten zu werden. Aber auch, dass sie sich in der Öffentlichkeit, insbesondere was die Pandemie betraf, zu wenig im Fokus sahen. Ein von seinem beruflichen Umfeld sichtlich frustrierter Arzt sagte mir vor einiger Zeit: „Die Pflegenden machen Powerpoints, die Patienten pflegen sich selbst und die Polen pflegen die Alten – die Wertschöpfungskette im Gesundheitswesen ist inzwischen total verkehrt." Diese Äußerung weist auf die eine oder andere Dysharmonie im Umgang von Ärzt*innenschaft und Pflegefachpersonen hin. Es ist unbestritten, dass der Anteil an administrativen Aufgaben auch bei Krankenhausärzt*innen viel zu hoch ist und reduziert gehört. Das darf neben dem großen und berechtigten Thema Pflegenotstand nicht in Vergessenheit geraten.

All diese Eindrücke belegen aber vor allem eines, nämlich die Notwendigkeit einer viel stärker gelebten Interprofessionalität von Ärzt*innen und Pflegedienst. Es liegt nahe, dass eine nachhaltige Verbesserung nur dann gelingen dürfte, wenn man die Grundlagen bei den jüngeren Vertreter*innen ihres Berufsstandes schafft. Ein hervorragendes Modell zur Stärkung der Zusammenarbeit ist die **interprofessionelle Ausbildungsstation**, wie sie die Pflegedirektorin Andrea Schmidt-Rumposch in Zusammenarbeit mit der Krankenpflegeschule und dem Studiendekanat der Medizinischen Fakultät an der UME umgesetzt hat. Diese Ausbildungsstation bedeutet, dass Pflegeauszubildende und Medizinstudierende im letzten Abschnitt ihres Studiums über einen Zeitraum von zwei Wochen im Frühdienst in der ersten Reihe stehen und den Tagesablauf auf der Station organisieren – natürlich mit Pflegefachpersonen und Ärzt*innen als Back-up. Vor dem zweiwöchigen Abschnitt finden interprofessionelle Teamsitzungen statt, einschließlich der Festlegung von Lehr- und Lernzielen. Angeboten werden soll dieses Konzept regelhaft und möglichst mehrfach jährlich. Erreicht wird damit eine Stärkung interprofessioneller Kompetenzen und Kommunikationsformen.

Ich selbst habe vom Pflegepersonal unglaublich viel lernen dürfen, während der sogenannten Extrawachen im Studium aber auch als Assistenzarzt. Sie werden mir zustimmen, dass es geradezu absurd ist, wenn ein junger Assistenzarzt einer erfahrenen Dialyse- oder Intensivpflegekraft die Welt erklären will. Das Schlimme daran ist, dass es auch heutzutage immer noch solche Konstellationen gibt, für die Fremdschämen eben nicht ausreicht. Arroganz gepaart mit Unvermögen hat weder in der medizinischen Versorgung noch im übrigen sozialen Umgang etwas zu suchen. Hier muss Klartext gesprochen werden. Auch von den Chefärzt*innen, wenn sie von solchen Vorfällen erfahren.

Wir brauchen auf den Stationen einen **wertschätzenden, teamorientierten Umgang miteinander** sowie eine **partnerschaftliche Kommunikation** zwischen allen Berufsgruppen. Zur Zeit meines Studiums und meiner Assistentenausbildung haben Pflegekräfte und Ärzt*innen gemeinsam gefrühstückt, man hat sich privat ausgetauscht, was eine deutlich festere Bindung beider Teams ausmachte. Dies ist über die Jahre verlorengegangen. Als Grund dafür wird immer wieder die zunehmende Arbeitsverdichtung genannt. Für mich persönlich ist es schwer verständlich, dass es eine ganze Reihe von Kliniken und Abteilungen gibt, in denen interprofessionelle Aktivitäten außerhalb des Arbeitstages fehlen, wie beispielsweise ein Sommerfest, ein Radausflug, eine Weihnachtsfeier oder auch nur der gemeinsame Gang in eine Pizzeria. Dieses Fehlen kann auch an der UME nicht kompensiert werden durch ein Betriebsfest oder ein Fußballturnier mit Familientag, wie es regelmäßig über den Vorstand angeboten wird. Jede Abteilung, jedes Institut, jede Station muss darüber hinaus gemeinschaftliche Aktivitäten anbieten.

Zu wenig Zeit für Patient*innen, Überstunden, fehlende Wertschätzung, zu geringe Bezahlung, ein viel zu hoher Dokumentationsaufwand, das ist heute oftmals Alltag in der Pflege im Krankenhaus. Ich betrachte mit großer Sorge, dass Pflege immer häufiger nur noch über Mangel definiert wird. Hinzu kommt eine andere Erwartung an die Work-Life-Balance bei der jüngeren Generation, als sie früher herrschte. Kein Wunder, dass die **Attraktivität des Berufsbildes Pflege** sowohl im Krankenhaus als auch in den verschiedenen Pflegeeinrichtungen in den letzten Jahren massiv abnahm. Kürzlich sagte mir eine Pflegekraft: „Ich möchte meinen Körper nicht mit immer schwerer werdenden Patienten kaputt machen." Auch dieser Feststellung lässt sich zunächst einmal nichts entgegensetzen – ganz im Gegenteil sollten wir dafür dankbar sein, dass diese Pflegekraft überhaupt noch an Bord ist und sich nicht in eine andere Berufswelt verabschiedet hat.

Es muss die besondere Attraktivität des Pflegeberufs herausgestellt werden. Wir brauchen daher simultan zu allen Anstrengungen um eine Entlastung der Pflege eine **Kommunikationsstrategie**, die die Herausforderungen ehrlich benennt, die einzigartigen Chancen und Perspektiven dieses Berufsbildes aufzeigt und nicht ausschließlich auf Überlastung hinweist. Wir sollten Pflege über ihre Professionalität, ihr Tätigkeitsspektrum und die Chancen in der Weiterbildung, die natürlich weiter zu optimieren sind, definieren. Hierzu gehört auch die Feststellung, dass **Pflege ein krisensicherer Beruf** ist und bleibt. Den möglichen Nachwuchskräften muss vermittelt werden, dass Pflege im Gegensatz zu vielen anderen Berufsbildern eine sichere Zukunft hat. Die Digitalisierung wird Pflegefachpersonen nicht überflüssig machen und ersetzen. Menschen werden auch künftig Menschen pflegen.

Von besonderer Priorität bei der Beseitigung des Pflegenotstands ist die **adäquate Vergütung aller Pflegefachkräfte** und das heißt, eine spürbare Erhöhung der Bezahlung. Dazu gibt es unterschiedlichste Vorstellungen in der Gesellschaft, auch was die Entwicklungsmöglichkeiten des Verdienstes betrifft. Deshalb versuche ich, etwas mehr Klarheit in die Diskussion zu bringen. Vergleichen wir das Einkommen (Stand März 2022, ausgerichtet am Tarifvertrag der Länder) einer 30-jährigen mit einer 45-jährigen Pflegefachperson, beide tätig auf der Allgemeinstation einer Universitätsklinik, beides Abiturientinnen, die im Alter von 19 Jahren ihre dreijährige Pflegeausbildung begannen. Die 30-Jährige kommt auf ein Bruttogehalt von 3510 € (davon, wie bei allen nachfolgenden Gehaltsangaben, 140 € Zuschlag für die Tätigkeit an einer Universitätsklinik), die 45-Jährige auf 3788 €. Handelt es sich um Intensivpflegefachkräfte ohne Fachweiterbildung beträgt das Gehalt 3730 € bzw. 4103 €. Sind die beiden als Pflegefachpersonen mit zweijähriger Fachweiterbildung, abgeschlossen im Alter von 26 Jahren, tätig, verdient die 30-Jährige 3829 €, die 45-Jährige 4258 €. Diese Beispiele verdeutlichen eine relativ geringe Gehaltsdifferenz über den 15-jährigen Altersunterschied und damit die Möglichkeit, ein entsprechendes Anreizsystem zu implementieren. Zudem dürfen wir nicht aus dem Fokus verlieren, dass sich für die Pflegekräfte Schichtarbeit mehr lohnen muss als bisher.

Was die Gehälter der Pflegekräfte betrifft, darf der Hinweis nicht fehlen, dass wir zum Ende des ersten Pandemiejahres 2020 mit 24 Zeitarbeitsfirmen zusammenarbeiteten, um Belastungsspitzen zu vermeiden. Die Zeitarbeit in der Pflege aber birgt das explosive Risiko, die ohnehin angespannte Situation im Gesundheitswesen noch weiter zu belasten. Es darf einfach nicht sein, dass es auf einer Station, auch in Anbetracht der **unterschiedlichen Vergütungen der Zeitarbeitsfirmen**, fünf verschiedene Gehaltsstrukturen gibt, und dies für exakt die gleiche Tätigkeit. Darüber diskutieren die Pflegekräfte natürlich an ihrem Arbeitsplatz mit den Zeitarbeitskräften. Wir erleben Zeitarbeitsfirmen, die ihren Pflegekräften 5000 € Grundgehalt zahlen. Dazu kommen monatlich 150 € für Intensivpflege, ein hundertprozentiger Aufschlag für Arbeit an Feiertagen, 200 € Verpflegungszulage, 44 € auf einer Gutscheinkarte sowie mitunter ein Dienstwagen. Zeitarbeit auf Intensivstationen ist für den Arbeitgeber also deutlich teurer. Hinzu kommt, dass Zeitarbeitnehmer*innen nur bis zum durchschnittlichen Personalkostensatz refinanziert werden, die Mehrkosten trägt das entleihende Unternehmen. Die Kritik an der Zeitarbeit richtet sich nicht gegen die in diesem Sektor Tätigen, ist es doch nur zu gut nachvollziehbar, dass sie sich für eine besser zu ihrem Alltag passende und höher bezahlte Arbeit entschieden haben. Die Kritik geht an die übergeordneten Gremien, die solche Ungleichheiten in einem absoluten Mangelberuf tolerieren und indirekt fördern, wie es beispielsweise in Österreich ausdrücklich nicht passiert. In meinen Augen muss die Politik dringend eingreifen. **Zeitarbeit ist die strukturelle Entledigung von Personalverantwortung.**

In diese Gemengelage mischt sich erschwerend die Problematik um eine angemessene Gewährung von **Zulagen für spezialisierte Pflegekräfte**. Beispiele hierfür sind Extravergütungen für Pflegefachkräfte zum Beispiel in der Endoskopie oder im Herzkatheter-Bereich, also für diejenigen, die außerhalb des Krankenhauses vielfach deutlich besser bezahlt werden und dort zudem den ganz großen Vorteil geregelterer Arbeitszeiten genießen könnten. Warum? Weil die Untersuchungen in den Praxen in den meisten Fällen nach den geplanten Patient*innen enden, während in Kliniken oftmals eben doch nicht pünktlich nach Hause gegangen wird, da Notfallpatient*innen noch versorgt werden müssen, wenn die dann diensthabende Schicht schon mit den nächsten Notfallpatient*innen ausgelastet ist.

Zur adäquaten Vergütung der Pflegekräfte ist es also noch ein langer Weg. Aus diesem Grunde war ich bezüglich des Ansatzes der im Jahr 2020 angekündigten Einmalzahlung einer **Corona-Prämie** in Höhe von bis zu 1500 € skeptisch. Ein einmaliger Bonus löst kein einziges strukturelles Problem im Pflegebereich. Vielmehr stand zu befürchten, dass der politische Druck, die Rahmenbedingungen für die Pflege zu verbessern, mit dem Hinweis auf die Einmalzahlung sinken könnte.

Hinzu kam ein sich später abzeichnendes Potential der prämieninduzierten Unzufriedenheit. 2020 wurde ein Betrag in Höhe von insgesamt 100 Millionen € zur Ausschüttung als Sonderleistung an Pflegekräfte zur Verfügung gestellt. Das Essener Uniklinikum wurde mit einem Betrag von 757.000 € bedacht. Laut Gesetz sollten für die Zahlung einer Prämie neben den Pflegekräften am Bett auch andere Beschäftigte ausgewählt werden, die aufgrund der Versorgung von COVID-19-Patient*innen besonders belastet waren, wie z. B. Mitarbeitende in Notaufnahmen, Reinigungsdienst, Krankentransport, Hygienefachkräfte oder Laborassistent*innen. Die Auswahl der Prämienempfänger*innen sowie die Bemessung der Prämienhöhe wurde mit dem Personalrat festgelegt. Da es sich bei der Corona-Prämie laut Gesetzesbegründung primär um eine Pflege-Prämie handelt, waren die Ärzt*innen davon explizit ausgenommen. Auch die enge Auslegung, dass die Prämie nur an Beschäftigte in der COVID-19-Versorgung ausgeschüttet werden durfte, führte in der Gesamtbelegschaft zu Unzufriedenheit, da es in anderen Bereichen in Folge der Pandemie ebenfalls zu hohen Arbeitsverdichtungen gekommen war.

Im März 2021 wurden weitere 450 Millionen € zur Finanzierung von Prämien der Krankenhäuser für die Behandlung von COVID-19-Patient*innen der zweiten Welle freigegeben. Dem Universitätsklinikum Essen wurden rund drei Millionen € zugewiesen. Ausweislich der Gesetzesbegründung waren Ärzt*innen wiederum ausdrücklich von der Prämienberechtigung ausgeschlossen. Die Benachteiligung hatte erneut Unmut und Frustration bei den ärztlichen Kolleg*innen zur Folge. Vorstand und Personalvertretungen entschieden sich dafür, den nicht-ärztlichen Beschäftigten des Universitätsklinikums eine Prämie aus den zugewiesenen Bundesmitteln zu gewähren und darüber hinaus – trotz schwieriger wirtschaftlicher Lage des Universitätsklinikums – den Assistenzärzt*innen, die in COVID-19-Bereichen tätig waren, eine Prämie aus Haushaltsmitteln zu zahlen.

Meine Ausführungen dürften verdeutlicht haben, wie sehr mich die Situation in der Pflege bewegt. Auch aus der Sicht eines Krankenhausmanagers, der immer häufiger mit der Situation konfrontiert wird, Betten zumindest zeitweise schließen zu müssen, weil das Pflegepersonal fehlt. Und dies wohlgemerkt an einer universitätsmedizinischen Einrichtung mit einer überdurchschnittlichen Attraktivität für Pflegefachpersonen und einem gegenüber manch anderer Institution überproportionalen Personalschlüssel. Wie mag diese Situation erst in kleineren Krankenhäusern sein und vor allem noch werden?

Auf den Punkt gebracht ist der Pflegenotstand ein **tiefgreifendes strukturelles Problem** im deutschen Gesundheitswesen, das sich über Jahrzehnte verfestigt hat und dessen Lösung lange Zeit beanspruchen wird. Es gibt demnach **keinen einfachen und schnellen Weg aus dem Pflegenotstand**, sondern nur eine Kombination aus verschiedenen Ansätzen. Bessere Bezahlung, der Verzicht auf Zeitarbeit, eine signifikant gesteigerte gesellschaftliche Akzeptanz, das Schaffen von Perspektiven zur Weiterentwicklung mit fortschreitender Berufsdauer, mehr Durchlässigkeit des Ausbildungsbereiches zum Beispiel für medizinische Fachangestellte und eine gesteigerte Wertschätzung innerhalb der Krankenhaus-Teams sind zentrale Eckpunkte. **Die Zeit aber drängt sehr!**

Ich wünsche mir, dass jede Pflegefachkraft beim persönlichen Austausch mit Freund*innen und Bekannten wegen ihres Berufs beneidet und nicht bemitleidet wird. Davor liegt noch ein langer Weg. Die ersten Schritte sind gemacht. Jetzt geht es darum, die eingeleiteten Maßnahmen zu bündeln und zu einem stringenten, langfristig angelegten Konzept weiterzuentwickeln. Das wird eine große Aufgabe für die Gesundheitspolitik, aber auch für alle Akteur*innen im Gesundheitswesen.

Maßgeblich zur Entlastung der Pflege beitragen wird im Übrigen die Digitalisierung. Kann sie doch administrative und patient*innenferne Aufgaben auch im Bereich der Pflege minimieren, sodass Pflegefachkräfte sich wieder verstärkt auf ihre eigentlichen Kernkompetenzen konzentrieren können. Wie das gehen kann, beleuchte ich im folgenden Kapitel.

7. Smarte Assistenz: Wie Roboter, Künstliche Intelligenz und Co. das Personal unterstützen

Die Arbeitswelt erlebt aktuell einen Umbruch, der die Auswirkungen der Industrialisierung im 19. Jahrhundert übertreffen dürfte. Damals machten Dampfmaschinen die menschliche Arbeitskraft teilweise überflüssig und viele Menschen arbeitslos. **Heute revolutionieren digitale Technologien die Arbeitswelt**. In Logistikzentren sortieren Roboter Pakete. In Fabrikhallen fügen sie ferngesteuert Montageteile zusammen. In den Büros ersetzen Softwareprogramme zunehmend die Arbeit von Angestellten. Fest steht, dass die Maschine heute Routineaufgaben viel effizienter erledigen kann als der Mensch. Unsere Kinder und Enkelkinder werden verwundert auf Berufe wie Kassierer*in oder – die aktuell noch so sehr gesuchten – Lkw-Fahrer*in zurückblicken. Im Übrigen werden sie auch erstaunt in medizinhistorischen Museen stehen und feststellen, dass bei Menschen einst der ganze Bauch aufgeschnitten wurde, um Kranke gesund zu machen.

Die Digitalisierung bedeutet für die Medizin die größte Veränderung ihrer Geschichte. **Veränderungen erzeugen Angst.** Zum Beispiel schwingt immer die Befürchtung mit, dass durch Maschinen Menschen zu Schaden kommen. Dabei wird übersehen, dass 90 % aller Unfälle auf menschliches Versagen zurückgehen. Die Technologie wird uns dabei helfen, **Sicherheit zu verbessern**. Aktuell verlieren in Deutschland 3000 Menschen jährlich ihr Leben durch Verkehrsunfälle, es waren einmal über 20.000. Die Frage ist: Wollen wir nicht lieber vielleicht noch insgesamt 500 Verkehrstote im Rahmen von immer autonomeren Fahrzeugen akzeptieren gegenüber den 3000 Verkehrstoten unter den heutigen Bedingungen?

Da ist noch eine andere Furcht der Patient*innen, denken nicht wenige beim Thema Digitalisierung erst einmal an Robotik und **fürchten eine Entmenschlichung**, wie Science-Fiction-Filme sie bereits veranschaulicht haben. Die Frage, ob und wann zum Beispiel humanoide Roboter den Alltag im Krankenhaus prägen, halte ich aber in naher Zukunft für noch nicht relevant.

Aktuell denke ich zunächst einmal an zwei realistische **Anwendungsfelder von Robotern**. Zum einen als präzisere Arbeitskraft, wie wir sie seit Jahren im Laborbereich erleben, oder in der Apotheke, wo Robotik auch bei uns an der UME für die Herstellung von Zytostatika eingesetzt wird. Zum anderen als Assistenzsystem bei Operationen von beispielsweise Prostata, Gebärmutter und Eierstöcken oder feststehenden Organen wie Speiseröhre, Niere und Leber.

Zum Einsatz kommt hier die sogenannte **Da-Vinci-Chirurgie**. Dabei bedienen Ärzt*innen Operationsarme und einen Kameraarm via Computer, sodass Eingriffe äußerst präzise und minimalinvasiv durchgeführt werden können. Der Ansatz geht zurück auf Roboter, mit denen das US-Militär während des Vietnam-Krieges aus der Ferne agieren wollte. Sie sollten zum Einsatz kommen, wo es für Ärzt*innen und Soldat*innen zu gefährlich gewesen wäre. Der erste Prototyp, auch für den OP-Bereich geeignet, wurde in den 1980er-Jahren an der Universität Stanford entwickelt. Obwohl das System inzwischen über 20 Jahre auf dem Markt ist, erweist sich die Studienlage in den Augen mancher Kritiker*innen immer noch als spärlich. Hier wird aus Sicht der Befürworter*innen oftmals angeführt, dass eine prospektive Vergleichsstudie zwischen konventioneller und roboterassistierter Chirurgie ethisch nicht mehr zulässig wäre. Da ist schon etwas dran, erinnere ich mich gut, wie vehement manche Chirurg*innen die Einführung des CO_2-Lasers in die Kehlkopfchirurgie ablehnten und dabei immer wieder auf die unzureichende Studienlage hinwiesen, bis die Laserchirurgie einfach nicht mehr wegdenkbar war. Die Technologie hat hier Fakten geschaffen.

In jedem Fall ist die roboterassistierte Chirurgie zwischenzeitlich verbreitet. Sie wird sich weiterentwickeln, Daten von vielen tausend Operationen sammeln, schwierige Situationen analysieren und den Chirurg*innen so immer besser helfen können. Die Firma Intuitive, die Da-Vinci-Roboter vertreibt, dürfte in wenigen Jahren genügend Daten zusammen haben, dass die Roboter einen relevanten Abschnitt der Operation selbstständig ausführen können. Erste Berichte hierzu gibt es bereits.

Unter anderem mit solchen technologischen Entwicklungen verbunden ist die **Angst der Ärzt*innen**, ob bei all der Digitalisierung überhaupt noch ausreichend Platz für ihre Profession bleibt. Das ist nicht nur – ich erwähnte es bereits – die absolut falsche Frage, geht es doch um die optimale Versorgung der Patient*innen und nicht um Ärzt*innensein als Selbstzweck. Die Sorge ist auch unbegründet.

Ärzt*innen sind jedoch in einer schwierigen Situation. Es wird immer mehr von ihnen verlangt. Die administrativen Aufgaben nehmen zu. Dazu kommt die jahrhundertlange Erwartung, dass Ärzt*innen alles wissen müssen. Wenn sie sich primär als Wissensträger*innen verstehen, wird nachvollziehbar, dass sie sich von einer Maschine oder einer App bedroht fühlen können. Aber Ärzt*innen sind viel mehr als das. Sie sind zunächst einmal Menschen, hoffentlich empathische, zugewandte und kundige Menschen. Daten oder Algorithmen hingegen sind nicht empathisch. Sie müssen von Menschen, nicht von Maschinen interpretiert und sinnvoll eingesetzt werden. Insofern entlässt das Smart Hospital die Menschen nicht aus der Verantwortung. Im Gegenteil: Es fordert diese Verantwortung erst recht ein. **Der Mensch macht die Medizin einzigartig** und unterscheidet sie von vielen anderen Branchen. Zahlreiche Produkte werden in Zukunft stärker automatisiert oder gänzlich autonom durch Roboter produziert. In der Medizin ist das anders. Wir behandeln Patient*innen und keine Krankheiten, Maschinen werden die eine oder andere Krankheit behandeln können. **Menschen aber werden Treiber und Seele der Medizin bleiben**, zumindest noch einige Jahrzehnte.

Viele der in diesem Buch vorgestellten Zukunftsthemen benötigen vor allem eins: eine unglaubliche Rechenleistung, sei es dezentral auf einzelnen Endgeräten wie Smartphones und Smart Watches oder zunehmend in großen Rechenzentren. Wir werden uns daran gewöhnen müssen, für den Menschen nicht mehr leistbare Aufgaben in der Medizin an Maschinen zu übergeben. Das ist nicht weiter schlimm, auch wenn es zumindest anfangs am menschlichen Selbstverständnis rührt.

Vor rund 25 Jahren wurde diesbezüglich eine Zeitenwende eingeläutet. Am 11. Mai 1997 verlor der legendäre russische Schachspieler und damals amtierende Weltmeister Garri Kasparov in New York die entscheidende Partie gegen den IBM-Großrechner Deep Blue und damit den gesamten Wettkampf. Kasparov hatte zuvor selbstbewusst kundgetan, er werde in diesem Duell zwischen Mensch und Computer „die Ehre der Menschheit" verteidigen, nachdem er ein Jahr zuvor in Philadelphia gegen Deep Blue noch 4:2 gewonnen hatte. Die Bilder vom 11. Mai zeigen einen am Boden zerstörten Menschen, gescheitert an der eigenen Hybris, vor allem aber an der faktischen Überlegenheit der Maschine. Der Wettkampf zwischen

Kasparov und Deep Blue ging als Meilenstein in die Computergeschichte ein. Spätestens seit diesem Zeitpunkt ist klar: Niemals wieder wird ein Mensch ein Schachprogramm schlagen, trotz aller zutiefst humanen Stärken wie Kreativität, Intuition oder Erfahrung. Die schiere Rechenleistung wird immer siegen. Schachprogramme machen keine Fehler, sondern finden immer den besten Zug, ergo die beste Lösung.

Was sagt uns diese Geschichte? Eine ganze Menge zum neuen **Verhältnis von Mensch und Algorithmen**. Anders als Kasparov damals betrachten die heutigen Schachspieler*innen in kluger und demütiger Selbsteinschätzung Schachprogramme nicht mehr als Feinde, sondern als Helfer. Etwa beim Training oder der Analyse komplizierter Stellungen. Genauso müssen Mediziner*innen mit den neuen Möglichkeiten umgehen.

Es ist so banal wie hochkomplex: **Im Mittelpunkt steht der Mensch.** Und gerade weil der Mensch – mit seinen Fähigkeiten und Unvollkommenheiten – im Zentrum der notwendigen Veränderungen steht, können wir positiv in die Zukunft schauen. Es werden nach wie vor Menschen sein, die bei der Behandlung ihrer Patient*innen Richtlinien und Leitplanken vorgeben. Es sind Menschen, die Diagnosen stellen und Therapieentscheidungen treffen. Es sind Menschen, die die Verantwortung tragen. Die Maschinen aber können sie darin bestärken, nichts übersehen zu haben. Die notwendige Rechenarbeit im Hintergrund wird den Programmen und Algorithmen überlassen. Die Digitalisierung ist ein unersetzliches Hilfswerkzeug, um menschliche Fehler und Fehleinschätzungen zu minimieren. Und gleichzeitig Menschen zu ermöglichen, ihre humanen Stärken – Empathie, Emotionen, Kreativität – umso besser einzubringen. So kommen wir zu einer guten **Arbeitsteilung**, in der **smarte Assistenz** die **menschlichen Arbeitskräfte** zum Nutzen der Patient*innen unterstützt und nicht ersetzt.

Zur smarten Assistenz im Krankenhaus gehört beispielsweise die Schaffung einer **digitalisierten zentralen Notaufnahme** mit dem Ziel, Patient*innendaten schon prähospital, also vor der Einlieferung, zu generieren und die Patient*innen dann ohne Informationsverlust in die nachfolgende Abteilung zu verlegen. Eine solche zentrale Notaufnahme (ZNA) richteten wir 2018 als Herzstück der UME ein. Wir beauftragten Prof. Dr. Clemens Kill, Chefarzt der Marburger Notfallmedizin, eine komplett digitalisierte Notaufnahme im vorgegebenen Baubestand zu planen. Er übernahm auch die Position des Direktors des Zentrums für Notfallmedizin. Ich bin froh, dass wir unsere ZNA-Strategie allen Widerständen seitens der angrenzenden Krankenhausträger und mancher Chefärzt*innen zum Trotz durchsetzen konnten. Man stelle sich vor, das größte Essener Klinikum mit der größten Intensivmedizin in Nordrhein-Westfalen hätte – als zudem forschende und weiterbildende Universitätsmedizin – zur COVID-19-Pandemie keine zentrale Notaufnahme gehabt.

Ein weiteres Beispiel – das im Übrigen durch die Pandemie beschleunigt wurde – ist das inzwischen verfügbare **digitale Register über Intensivbetten**. Gab es in den ersten Wochen der COVID-19-Pandemie noch viel Unklarheit, was die Verfügbarkeit von Intensivbetten in Deutschland betraf, hat die Nutzung digitaler Technologie hier mit bemerkenswerter Geschwindigkeit zur Klarheit beigetragen. Der Deutschen Interdisziplinären Vereinigung für Intensiv- und Notfallmedizin ist es gelungen, ein Register aufzubauen, über das täglich freie und belegte Behandlungskapazitäten in der Intensivmedizin von etwa 1300 Akutkrankenhäusern in Deutschland abgerufen werden können. Im Rahmen der Pandemie wurden auf diese Weise auch aktuelle Fallzahlen intensivmedizinisch behandelter COVID-19-Patient*innen aufgezeichnet.

Digitale Unterstützung optimiert nicht zuletzt ebenso den Einsatz der **Krankhausapotheke**. Sie ist ein zentraler Bereich vor allem größerer Krankenhäuser, versorgt sie doch Ambulanzen, Stationen und weitere Teileinheiten des Krankenhauses u. a. mit Arzneimitteln und typischen Apothekengütern. Die meisten von Ihnen dürften kaum wissen, dass allein die Krankenhausapotheke der UME jährlich 175 Millionen € Umsatz macht und eine sechsstellige Anzahl an Zubereitungen in der Arzneimittelherstellung bewältigen muss.

Damit ist auch die **digital gestützte personalisierte medikamentöse Therapie** von großer Bedeutung. So etwa die sogenannte **Unit-Dose-Arzneimittelversorgung** für Oralia, also Medikamente, die über den Mund aufgenommen werden, und Parenteralia, also Medikamente, die unter Umgehung des Verdauungsweges verabreicht werden, zum Beispiel durch Injektion. Ziel der Unit-Dose-Versorgung ist eine fehlerfreie Zusammenstellung der Medikamente für einzelne Patient*innen. Das Konzept beginnt mit der von Krankenhausärzt*innen – idealerweise elektronisch – durchgeführten Verordnung von Arzneimitteln. In der Krankenhausapotheke werden täglich zu einem festgelegten Zeitpunkt pro Station die Medikationen apothekenseitig inhaltlich validiert und unter Einsatz von Automatensystemen für die nächsten 24 Stunden freigegeben. Die Medikamente werden patient*innenbezogen für jeden Einnahmezeitpunkt zusammengestellt und in Tütchen verpackt. Die Tütchen werden auf die Station geliefert. Patient*innen, die ihre Medikation selbstständig einnehmen, bekommen die Tütchen direkt ans Bett. Per Scantechnologie wird sichergestellt, dass die richtigen Medikamente an die richtigen Patient*innen ausgeliefert werden. Bei Patient*innen, die Tabletten nicht eigenständig einnehmen, erfolgt das Scannen, wenn eine Pflegekraft die Tablette verabreicht. Durch das elektronische Scannen wird vor Ort der Trigger gesetzt, dass das Medikament ausgehändigt wurde. Damit ist der Kreislauf geschlossen. So minimiert das Unit-Dose-Verfahren Fehler bei der Arzneimittelverteilung und entlastet das Personal. Wie wichtig die Themen von Medikamentenverwechslung, Fehldosierung oder falsche Kombination von Medikamenten sind, belegt der Sachverhalt, dass jedes Jahr 250.000 Menschen in Deutschland wegen Fehlmedikationen ins Krankenhaus kommen.

Ein anderes zukunftsweisendes Krankenhausprojekt ist das **digitalbasierte Monitoring bei Diabetes mellitus**. In Deutschland ist mindestens einer von zehn Menschen an Diabetes erkrankt. Damit sind wir trauriger Europameister und stehen weltweit an Platz acht, hinter den Spitzenreitern China, USA und Indien. Patient*innen mit Diabetes leben durchschnittlich sechs Jahre kürzer als nicht Betroffene. Seit Jahrzehnten bekannte Folgen von Diabetes sind außerdem Nierenversagen (Diabetes ist der häufigste Grund, an die Dialyse zu müssen), Erblindungen und die Notwendigkeit der Amputation von Extremitäten. Zudem wissen wir, dass die Krankenhausaufenthalte nicht selten schlechter verlaufen als nötig, weil Diabetiker*innen häufiger Wundinfektionen und Lungenentzündungen bekommen. So verbleiben sie länger auf Intensivstationen und insgesamt im Krankenhaus. Eine Verbesserung der Situation ist nicht nur im Interesse der Betroffenen, sondern auch des Krankenhauses.

Dr. Susanne Reger-Tan erstellte an der UME ein **Smart-Diabetes-Care-Konzept**. Für ein permanentes Monitoring bekommen die Patient*innen einen Sensor an den Arm, der fortlaufend den Blutzuckerspiegel misst. Hierfür werden nicht nur die bereits bekannten Diabetespatient*innen gescreent, sondern auch alle aus anderen Gründen stationär an der UME aufgenommenen Patient*innen, bei denen so gegebenenfalls überhaupt erst Diabetes diagnostiziert wird. In Echtzeit werden die Glukosewerte auf die Smartphones der Patient*innen und die Tablets der Pflegekräfte gesendet. Die Pflege bekommt eine Alarmmeldung, wenn Patient*innen die Unterzuckerung droht, und hat mehrere Minuten Zeit zu helfen, bevor die Notfallsituation eintritt. Für die Pflege bedeutet ein solches Monitoring eine eindeutige Entlastung im Tagesablauf. Mit diesem Ansatz versuchen wir, die Patient*innen schneller und gesünder nach Hause gehen zu lassen und sie mit entsprechenden Monitoring-Informationen an die Hausärzt*innen zu überführen. Smart Diabetes Care bietet durch die Erhebung großer Mengen an Daten außerdem ein erhebliches wissenschaftliches Potential. Die immense Bedeutung einer optimierten Versorgung der großen Anzahl diabetischer und prädiabetischer Patient*innen hat uns veranlasst, an der UME eine eigene Einrichtung zum digitalen Diabetesmanagement aufzubauen, mit unmittelbaren Schnittstellen zum Vorstand und zur Klinik für Endokrinologie. Nach dem Beweis der Wirksamkeit des geschilderten Smart-Diabetes-Konzeptes geht es bei uns aktuell darum, eine langfristige Finanzierung zu generieren.

Smarte Assistenten können aber noch viel mehr. Schon vor vielen Jahren entschloss man sich, **Krankenhausinformationssysteme (KIS)** einzurichten. Inzwischen gibt es eine Reihe solcher Systeme. Das KIS gilt als Herzstück der Patient*innendatenverarbeitung in Krankenhäusern. Besser wäre die Schreibweise „KISS". Denn was wir brauchen, sind Krankenhausinformations- und -steuerungssysteme. Davon allerdings sind wir in Deutschland noch recht weit entfernt. So bleibt es erst einmal bei dem zentralen Datenerfassungssystem, das in die elektronische Patientenakte eines Krankenhauses mündet. Immerhin, Datenerfassungssysteme sind ein erster wichtiger Schritt in die Zukunft.

Es gibt eine ganze Reihe KIS in den unterschiedlichsten Preissegmenten, mit sorgfältig abzuwägenden Vor- und Nachteilen, wird ein KIS doch – mit notwendigen Updates – viele Jahre genutzt. Man muss sich fragen, was das System kann, und ob man dieses Potential wirklich abrufen wird. Braucht man eine begleitende Prozessoptimierung? Sollen Behandlungsqualität und Patient*innensicherheit erhöht werden? Und gegebenenfalls: Über welchen Zeitraum muss sich die Investition amortisiert haben? Bei der Auswahl muss man sich ebenfalls vergegenwärtigen, wie das KIS in die spezielle Kultur des Unternehmens passt. Und da gibt es deutliche Unterschiede zwischen z. B. Deutschland, Frankreich und der Schweiz.

Von 2019 bis 2021 durfte ich das Amt des Präsidenten des Digitalisierungs- und Prozessausschusses der Berner Insel Gruppe AG ausüben und mich so vermehrt in ihre Digitalstrategie einbringen. Hierzu gehörte auch die intensive Befassung damit, welches Krankenhausinformationssystem eingeführt werden sollte. Schließlich fiel die Wahl auf das zukunftsweisende US-amerikanische System EPIC. Man kauft mit EPIC keine fertige Lösung. Die KIS wird vielmehr auf den Standort angepasst. Diese Anpassung endet in einer Optimierungsphase vor Inbetriebnahme. An der Implementierung ist eine Vielzahl von Vollzeitkräften beteiligt, was bedeutet, dass die Einführung dieses KIS nicht im Nebengang zu erledigen ist, also nicht von der hauseigenen IT-Besetzung bewältigt werden kann. Es muss ein viele Vollzeitkräfte umfassendes Team aufgebaut und ausgebildet werden, das vor Ort beim Hersteller für diese Entwicklungsphase trainiert und zertifiziert wird. Diese Vollzeitkräfte bleiben zu einem Großteil im KIS-Umfeld tätig, womit die Kosten für dieses Segment langfristig bestehen. Solche Entscheidungen müssen natürlich von einer Effizienzsteigerung im jährlichen Kerngeschäft begleitet werden.

Ich bin davon überzeugt, dass die Insel Gruppe AG mit der Entscheidung für EPIC einen enormen Schritt in Richtung prozessoptimiertes Universitätsklinikum gegangen ist. Es dürfte bis 2024 oder 2025 dauern, dann aber wird die Schere aufgehen zwischen dem Inselspital und vergleichbaren Universitätskliniken, nicht nur im deutschsprachigen Umfeld. Korrekt, die Investition in das Berner KIS-Projekt ist erheblich, aber besser einmal erheblich als eine in Daueranpassung befindliche Flickenteppichlösung, für die ich eine ganze Reihe Beispiele kenne.

Kombiniert mit Künstlicher Intelligenz schafft ein KIS große Arbeitserleichterung für das Personal an Krankenhäusern. Dies gilt besonders für Aufgaben der **Dunkelverarbeitung**, also Prozesse, die automatisiert und damit für die Menschen „im Dunkeln" ablaufen. Hierzu zählen **immer**

wiederkehrende Prozesse wie Terminvereinbarungen oder die automatisierte Transkription, die bereits heute zu einem Großteil von Maschinen übernommen werden könnten. Bei der Transkription werden Sätze und Schlüsselwörter in zum Beispiel Arztbriefen oder Befunden so identifiziert und transkribiert, dass sie später wieder auffindbar gemacht werden können. Das funktioniert schon heute bei Google in über 200 verschiedenen Sprachen. Solche Aufgaben lassen sich in bestimmten Bereichen autonom von Rechnern erledigen, ohne dass die Patient*innenversorgung in irgendeiner Form benachteiligt ist. Im Gegenteil: Es trägt sogar dazu bei, dass Ärzt*innen und Pflegekräfte sich verstärkt auf die Patient*innen konzentrieren können, weil sie sich weniger mit dem Abschreiben von Befunden etc. befassen.

Dem Einsatz von Künstlicher Intelligenz wird künftig eine immer größere Rolle zukommen. Ein bedeutsames Smart-Hospital-Modul ist daher das 2020 an der UME gegründete **Institut für Künstliche Intelligenz in der Medizin**. Hierfür wurden mehrere Professuren mit Spezialist*innen aus Informatik, Mathematik und Medizin besetzt. In der zuerst digitalisierten Fachdisziplin Radiologie gibt es zwischenzeitlich einige in die klinische Routine eingeführte Anwendungen von Künstlicher Intelligenz. Jetzt geht es darum, die Untersuchungsdaten auch der anderen Fächer, wie beispielsweise Pathologie, Labormedizin, Mikrobiologie oder sogar Augenhintergrunddiagnostik, über Mustererkennung zusammenzuführen und dann hypothesenfrei auszuwerten.

Die Pathologie, das sei an dieser Stelle angemerkt, ist der Goldstandard diagnostischer Verfahren. Das entnommene Gewebe wird speziell angefärbt und markiert und schließlich mit dem Mikroskop untersucht. Hinzu kommen immer häufiger auch molekularpathologische Verfahren, oftmals eine Art von genetischen Untersuchungen. Vor einer Operation wird vielfach eine Gewebeprobe entnommen und auf deren Untersuchung basierend die Entscheidung zu einem bestimmten operativen Vorgehen getroffen. Etwa bei der Prostata, wo eine ganze Reihe von Gewebeproben die Art der Therapieentscheidung beeinflussen. Jetzt kommt die computergestützte Bildgebung dazu, mit der Möglichkeit zu einer immer besseren Gewebedifferenzierung. Die Daten werden mit Hilfe Künstlicher Intelligenz analysiert. Darauf basierend wird die virtuelle Prostatabiopsie greifbar. Irgendwann dürfte sie die klassische Biopsie in einer Reihe von Fällen ersetzen. Es erscheint sogar möglich, dass künftig Prostataentfernungen auf Grundlage nur von Bildgebungsverfahren einschließlich Datenanalytik erfolgen. Sie sehen, hier kommt es, bildlich gesprochen, zur Symbiose von Mikroskopie und Bildgebung.

Künstliche Intelligenz wird also immer stärker auch **in der Diagnostik** eingesetzt. Aktuelle konkrete Anwendungen sind etwa die radiologische Bestimmung des Knochenalters, die Erkennung krebsverdächtiger Areale in der Brust, die Vorhersage des Metastasierungsausmaßes oder die Diagnostik bestimmter Lungenerkrankungen. Die Radiologie war und ist aufgrund ihrer Charakteristik eine Vorreiterin, um die Chancen der Digitalisierung zu nutzen.

In unserem auf die Lunge und die Atemwege spezialisierten UME-Standort Ruhrlandklinik wurde kürzlich erstmals eine Bronchoskopie durchgeführt, bei der mittels eines auf Künstlicher Intelligenz beruhenden Systems der Weg einer Sonde durch die Lunge optimiert und somit ein unklarer Lungenherd millimetergenau angesteuert wurde. An der Klinik für Dermatologie setzen wir Virtual Surgery Intelligence (VSI) mit Hilfe einer speziellen Brille ein. Vorab aufgenommene zweidimensionale Schichtaufnahmen lassen sich durch VSI in 3-D-Bilder umrechnen, virtuell über den Patient*innen positionieren und freihändig durch Gestik und Sprachsteuerung bedienen. So können beispielsweise chirurgisch zu entfernende Lymphknoten zielgerichtet lokalisiert und entfernt werden. Auch hier fließt Künstliche Intelligenz mit ein.

Augenkliniken machen jeden Tag zig Tausende Aufnahmen vom Augenhintergrund. Es wird immer wichtiger, sich abzeichnende Löcher und Schwellungen der Netzhaut sehr frühzeitig zu identifizieren. Die hierfür notwendigen **Bildanalysen** kann kein Mensch mehr im Normalbetrieb bewältigen. Auch für diese Zielsetzung wird KI eingesetzt.

Wir werden erleben, dass mit Hilfe Künstlicher Intelligenz **Zusammenhänge zwischen Symptomen und Untersuchungsbefunden** aufgezeigt werden, die wir heute noch überhaupt nicht kennen oder erwarten. Die sich abzeichnenden Möglichkeiten wurden an der UME bereits vor einigen Jahren im Rahmen spezieller Konferenzen zur Künstlichen Intelligenz in der Medizin beeindruckend präsentiert.

Großes Potential für den Einsatz digital und KI-gestützter Innovationen und damit für effizientere Prozesse bietet aber auch die **Logistik eines Krankenhauses**. Die Steuerung der logistischen Ströme, die Erfassung der Verbrauchsdaten und die Nachverfolgung des Verbleibs der klinischen Güter stellen eine relevante Herausforderung dar. Dabei geht es unter anderem um den Transport von Speisen für Patient*innen, Apothekengüter, Wertstoffe, Wäsche und Abfall.

Die UME will dieses Potential nutzen, transportiert man doch allein am Universitätsklinikum Essen täglich rund sieben Tonnen Frisch- und Schmutzwäsche. Die Transportwege werden derzeit bereits über ein digitales Meldesystem organisiert. Die Rückverfolgung von Medikamenten und Medizinprodukten nach Chargen und Verfallsdaten entlastet die Pflege von lästigen, zeitraubenden patient*innenfernen Aufgaben. Die Steuerung von Patient*innenflüssen und die Vermeidung von Patient*innenansammlungen wird Aufgabe der nächsten Jahre sein. Mancherorts kommen schon Apps zum Einsatz, die Patient*innen über den Campus navigieren.

Über KI könnte weiterhin durch Optimierung von Wegen und Plausibilisierung von Prozessen die Personalstärke angepasst werden. Die Bevorratung mit Geräten, Wagen etc. kann mit den tatsächlichen Anforderungen synchronisiert werden. So wird KI perspektivisch helfen, diese Prozesse zum Wohle der Patient*innen und Mitarbeiter*innen zu optimieren.

Auch robotergesteuerte Lagerflächen und ähnliche digitalisierte Anwendungen sind technisch prinzipiell kein Problem. Man muss allerdings berücksichtigen, dass viele Kliniken in Deutschland zwischen den 1960er- und den 1980er-Jahren erbaut wurden. Es fehlt häufig an baulicher Infrastruktur für robotergestützte Innovationen, an der notwendigen Lagerfläche und natürlich an der Finanzkraft, denn angesichts der wirtschaftlichen Schieflage zahlreicher Kliniken müssen sich Investitionen in die Logistik schnell amortisieren. Auf das Problem der Finanzierung von Bauten und Projekten im Gesundheitswesen komme ich noch zurück.

Auch in **organisatorischen Prozessen** setzen wir zunehmend auf Algorithmen und Künstliche Intelligenz. Ein Beispiel ist das digital gestützte **Betten- und Gerätemanagement** am UME-Standort St. Josef Krankenhaus im Essener Stadtteil Werden. Auf Basis einer Livedaten-Plattform werden dort in Echtzeit Standort und Status von mit Bluetooth ausgestatteten Betten und medizinischen Geräten identifiziert, mit einer Handlungsempfehlung versehen und den prozessbeteiligten Personen auf dem Smartphone angezeigt. In der Konsequenz können medizinische Geräte wie bei einem Car-Sharing-Konzept deutlich besser genutzt werden. Unsere bisherigen Erfahrungen mit diesem System sind sehr positiv. Diese Anwendung wird daher sukzessive in die anderen Häuser der UME übertragen.

Auch digitalbasierte komplexe **Dienstpläne**, wie sie etwa durch eine große Zahl von Arbeitszeitmodellen in der Pflege entstehen, können die Arbeit im Krankenhaus vereinfachen und optimieren und dabei wieder das Personal von zeitaufwendigen Aufgaben entlasten. Auf diesem Wege ließe sich zudem klären, wie wir die Zeit von Freitagnachmittag bis Montag früh besser nutzen können, zumal bestimmte Diagnostik- und Behandlungsverfahren sinnvollerweise auch am Wochenende durchgeführt werden könnten und sollten. Dazu zählen Strahlentherapie und solche Untersuchungsverfahren, die wegen der veränderten Personalbesetzungen an Wochenenden bisher nicht erfolgen. Sollen Bestrahlungseinheiten wirklich ab 16 Uhr stillstehen? Sollen Operationssäle nach 16 Uhr nur noch für Notfalleingriffe zur Verfügung stehen? Aus meiner Sicht nicht. Mir sagte ein aufgebrachter Chefarzt: „Wieso kann Carsten Spohr Lufthansa rund um die Uhr fliegen lassen und wir haben immer wieder Probleme, wenigstens einen Elektiv-OP-Saal regelmäßig bis 20 Uhr laufen zu lassen?" Ich antwortete ihm, dass unser gegenwärtiges Personalmanagement mit den verfügbaren Personalressourcen und einem noch unzureichenden Digitalisierungsgrad nicht in der Lage ist, ein für die Mitarbeiter*innen attraktives Arbeitszeitkonzept längerfristig aufrechtzuerhalten. Denn ein Konzept mit verlängerten Betriebszeiten braucht eine exzellente Planung. Aktuell haben wir selbst innerhalb der regulären Dienstzeiten noch Potential für eine digitalbasierte Prozessoptimierung.

In den Berufsgruppen Pflegekräfte und Ärzt*innen wird an der UME bereits flächendeckend ein gängiges Zeiterfassungssystem zur Dienstplangestaltung genutzt. Schwierig wird es immer bei auftretenden Änderungen, die dann nachgebessert werden müssen. Optimierungsbedarf besteht im Bereich des sogenannten **Self Service**, also dahingehend, dass das Personal elektronisch basiert selbst Lösungen schaffen und damit beispielsweise den

Ringtausch ohne viele Telefonate oder persönliche Gespräche direkt in die Planung übertragen kann.

Künstliche Intelligenz wird in die **Materialwirtschaft** Einzug halten. Es versteht sich von selbst, dass alle damit einhergehenden Abläufe smart gestaltet und digital aufgesetzt sein müssen. Der Weg von einem analogen Bestellprozess mit komplexer Bürokratie hin zu einem komplett digital gesteuerten ist noch weit. Der Beschaffungsantrag wurde bisher – und wird an manchen Häusern nicht selten immer noch – ausgedruckt, ausgefüllt, gestempelt und von den Vorgesetzten unterschrieben. Weiter geht es per Fax über die Beschaffungsstelle in eine Black Box. Keiner weiß, was nach der Bestellung wo und wie passiert, bis die bestellte Ware irgendwann eintrifft. Über das Lager erfolgt die Lieferung innerhalb von Tagen oder schneller. Dennoch gibt es immer wieder Materialien, die nicht vorrätig sind. Hier wären Rückmeldungen nötig, um Mehrfachbestellungen zu vermeiden. Sie spüren, auch hier ist noch viel Luft nach oben.

Gehen wir einen Entwicklungsschritt weiter und sprechen von Plattformen, über die Beschaffungen künftig erfolgen. Der Bestellprozess muss digitalisiert sein, um den bürokratischen Aufwand zu reduzieren und die Transparenz zu erhöhen, damit die Nutzer*innen kontinuierlich wissen, wo die bestellte Ware sich gerade befindet und wann sie eintrifft, so wie man es heute von Paketlieferdiensten und vom Pizza-Lieferservice kennt. Ziel muss sein, die richtige Ware zur richtigen Zeit am richtigen Ort in der richtigen Menge und Qualität und zum bestmöglichen Preis zu erhalten. Hierzu geeignet sind sogenannte Enterprise-Ressource-Planning-Systeme, betriebswirtschaftliche Softwarelösungen zur Steuerung von Geschäftsprozessen. Auf diese Weise werden betriebliche Ressourcen wie Kapital, Personal oder Produktionsmittel optimal gesteuert und verwaltet. Hinzu kommt der digital gestützte Aufbau eines Lagers mit entsprechender Verwaltung.

Der Vollständigkeit halber möchte ich an dieser Stelle noch einmal die bereits in den Kapiteln Patient*innensicherheit, Patient*innenempowerment und Datenschatz genannten digitalen Unterstützungssysteme nennen: die **digital gestützte Kontrolle von Desinfektionsmittelspendern** im Rahmen der Krankenhaushygiene, **Plattformen zur Kommunikation** mit Patient*innen, die **Patientenaufnahme@home**, **Diagnose-Apps** wie

ADA Health und diverse andere digitale Gesundheitsanwendungen. Und nicht zuletzt die **elektronische Patientenakte.** Verschiedene weitere Projekte sind an der UME bereits angestoßen oder in Vorbereitung, zum Beispiel die stärkere Einbindung von **Robotertechnologien in der Sterilgutverarbeitung**, die **Wegeführung via Smartphone**, eine neue Form der **innerbetrieblichen Kommunikation über Messenger-Technologie** und natürlich unser Zukunftsprojekt **Avatarkrankenhaus.** Es gäbe noch eine ganze Reihe solcher Beispiele zur Digitalisierung in unserem Krankenhauswesen. Sie alle zeigen: Es geht darum, Prozesse zu verbessern und Mitarbeitenden durch ein digital gestütztes Arbeitsumfeld die Möglichkeit zu geben, Patient*innen bestmöglich zu betreuen.

Wir brauchen also Lösungen, Ideen und Konzepte, wie wir Daten und Digitalisierung im Sinne einer modernen Gesundheitsversorgung nutzen können. Eine solch durchgreifende Transformation geschieht nur sehr selten in einem vom Grund auf neu geplanten System, sondern wird **getrieben durch Vorreiter*innen und Leuchttürme.** Das Smartphone wurde auch nicht von vielen Unternehmen simultan entwickelt, sondern von Apple erfunden und dann in einem evolutionären Prozess durch Konkurrent*innen zunächst kopiert und später teilweise verbessert. Ähnliches sehe ich für die traditionell eher langsame und wenig datengetriebene Medizin: Sie braucht Vorreiter*innen und Leuchttürme für die datengestützte Gesundheitsversorgung von morgen.

Was wir in dieser Phase auch und besonders brauchen, sind Visionen und Mut. Ganz im Sinne von Steve Jobs' „Stay hungry, stay foolish" dürfen wir uns nicht pragmatisch am schnell Machbaren festhalten, sondern müssen perspektivisch überlegen, was wir uns wünschen würden, möglich zu machen.

Wir können uns leicht vorstellen, welche Vorteile es hat, wenn **alle Daten erfassenden Funktionen** in Krankenhäusern, von der digitalen zentralen Notaufnahme bis hin zur Smart Diabetes Care, **mit dem KIS verbunden** sind. Ist so doch eine automatisierte Erfassung einer großen Menge an Daten samt Einspeisung in die elektronische Patientenakte möglich, die nicht nur verlustfrei weitergegeben, analysiert und zu Forschungszwecken eingesetzt werden könnten, sofern die Patient*innen zustimmen (siehe hierzu die Kapitel Datenschatz und Datenschutz), sondern auch das Krankenhauspersonal von administrativen Aufgaben entlasten würde.

Was ich mir für die Zukunft wünsche, geht aber über die elektronische Patientenakte weit hinaus. Es ist eine Art **Health Map**, also eine Gesundheitslandkarte, die wir ähnlich wie Google Maps nutzen, und auf die Patient*innen wie medizinisches Personal gleichermaßen zugreifen können. In der Makro-Sicht als Gesundheitssystem und in der Mikrosicht als individualisierte Patient*innen-Map. Bei Google Maps finden sich auf den Karten von 220 Ländern und Territorien 200 Millionen Einträge. Die Anwendung dient zur Navigation unter Einbeziehung von Echtzeit-Verkehrsdaten. Mobile Apps nutzen die Kenntnis zum Standort der Anwender*innen. Satellitenbilder sind abrufbar. Die Funktion einer Suchmaschine ist für bestimmte Fragen gegeben. Ein ähnliches System auf **Anamnese**, Diagnostik und Therapie zu übertragen, ist der große Schritt in die **Zukunft der Medizin**. Einzelne Blöcke existieren bereits. So die elektronischen Patientenakten auf der einen, digitale Entscheidungsunterstützungssysteme wie ADA Health auf der anderen Seite.

Zwingend müssten wir hier auch die Brücke zu dem immensen **medizinischen Wissen** schlagen, das bereits heute **zum Beispiel in Form von Leitlinien** vorliegt. Solche Leitlinien sind systematisch entwickelte Hilfen für Ärzt*innen zur Entscheidungsfindung. Sie beruhen auf wissenschaftlichen Erkenntnissen sowie auf in der Praxis bewährten Verfahren und werden laufend aktualisiert. Dieses Wissen, geführt von der Arbeitsgemeinschaft der Wissenschaftlichen Medizinischen Fachgesellschaften e. V. (AWMF), steckt im Grunde in PDFs fest, ohne dass damit wirklich klinische Fragen beantwortet werden könnten. Ebenso fehlt noch der erklärende Weg, wie die spezielle Leitlinie bei Patient*innen konkret angewendet werden kann. Jetzt geht es darum, dieses immense Wissen am Point of Care besser verfügbar zu machen. Dafür muss das Leitlinienwissen natürlich digitalisiert werden. Auf diese Notwendigkeit weist die von mir sehr geschätzte Prof. Dr. Ina B. Kopp, Leiterin des AWMF-Instituts für Medizinisches Wissensmanagement, seit Jahren unermüdlich hin.

Dies ist auch für den Einsatz von Künstlicher Intelligenz von hoher Bedeutung. Warum? Weil Künstliche Intelligenz mit Qualitätssicherung einhergehen muss. **Leitlinienwissen plus zusätzliche Entscheidungs-**

unterstützung kann für die Künstliche Intelligenz einen Kontroll- und Anlernmechanismus bedeuten. So ist es entscheidend zu wissen und zu evaluieren, woran die KI trainiert wird. Auch für dieses Ziel wäre ein digitales Leitlinienregister hilfreich. Am Schluss der Entwicklung brauchen wir **dynamische Leitlinien**. Hierfür muss sichergestellt sein, dass Daten fortlaufend in das System importiert werden können, weil Leitlinienempfehlungen ständigen Aktualisierungen unterliegen. Änderungen gehen zum Beispiel einher mit dem Erscheinen eines Rote-Hand-Briefes, mit dem pharmazeutische Unternehmen heilberufliche Fachkreise über neu erkannte Arzneimittelrisiken informieren, fehlerhafte Arzneimittelchargen zurückrufen oder sonstige wichtige Informationen mitteilen. Entsprechend müssen universelle Schnittstellen konzipiert und programmiert werden, die alle Anbieter*innen leitlinienrelevanter Information einbeziehen.

Auch wenn noch viele Schritte auf dem Weg zum Smart Hospital zu gehen sind, eines ist an der UME bereits erreicht: die **Bereitschaft** vieler Mitarbeiter*innen, in diese Richtung mitzugehen und **digitale Technologien zu nutzen**. So, wie es unserer digitalbasierten zentralen Notaufnahme bedurfte, um das Mindset mancher Chefärzt*innen zu verändern, waren es für Pflegekräfte digitale Dokumentationsverfahren, deren Einführung mittlerweile aktiv gefordert wird, wie die nachfolgende Mail eines Mitarbeiters zeigt:

Sehr geehrter Herr Prof. Werner,
ich wende mich heute mit einer Anregung an Sie, welche meiner Meinung nach erheblich zur Entlastung des Pflegepersonals der Intensivstationen beitragen könnte.
Meine Heimatstation, die XY Intensivstation, ist bisher vom Smart Hospital völlig abgekoppelt. Wir schreiben, dokumentieren, rechnen zweistündlich pro Patient auf Papierkurven mit drei Farbstiften. Wir schreiben Romane an Beobachtungen und Dokumentationen in Handschrift.
Bei einer sehr interessanten Fortbildung unserer Infektiologie vor kurzem habe ich interessiert Herrn Prof. Witzke und seinem Team zugeschaut. Das dortige Pflegepersonal berichtet von einer sehr praktischen digitalen Patientenakte. Viele Werte speichert die Kurve digital allein. Das Pflege-

personal wendet sich anderen Aufgaben zu. Die Dokumentation ist erheblich
vereinfacht. Mega!!

… Warum wird innerhalb einer universitären Familie mit so viel unter-
schiedlichen Maßen gemessen? Gerade die XY Intensiv ist viel zu Patienten-
fahrten, CT- und MRT-Begleitung unterwegs. Da werden ganz realistisch
Werte in einer Kurve nachträglich schnell und natürlich nicht immer zeit-
gerecht dokumentiert und eingetragen. Erheblicher Stress bei der durch-
schnittlichen Versorgung von drei Intensivpatienten.

Ein praktisches, funktionierendes Kurvensystem, digital oder smart, das
wäre es! Im Moment hab ich das Gefühl, das XY ist voll abgehängt. Schade!
Wir sind alle sehr bemüht, unsere Patienten beispielhaft zu versorgen.
Immer so, wie man selbst gerne behandelt werden möchte.

Ich wünsche mir da für uns alle an der Basis XY gerne helfende, smarte
Technik! Vielleicht können Sie da mal an uns denken und an entsprechender
Stelle für uns das Smart-Hospital-Gefühl aufkommen lassen.

Ich danke Ihnen für Ihre Aufmerksamkeit, diese E-Mail gelesen zu haben.
Ich weiß sicher, Sie sind ebenso beschäftigt wie wir.

Mit freundlichen Grüßen

Diese Mail hat mich sehr gefreut, zeigt sie die Bereitschaft zum digitalen
Aufbruch. Was mich ärgerte, war die schlechte Kommunikation auf manchen Stationen über die Abfolge der Digitalisierungsschritte, ging es hier
konkret um die Einführung eines Patient*innendatenmanagementsystems
für die Intensivmedizin, die an die Zuweisung einer höheren Fördersumme
gebunden ist, was den Mitarbeitenden rechtzeitig hätte erklärt werden können.

Immer wieder kommt die Frage auf, **warum man immer noch so wenig
vom Nutzen der Digitalisierung merkt.** Die Routinen werden einfacher,
die notwendige Zeit für die Dokumentation wird minimiert, Diagnosen
werden zuverlässiger. Viele positive Auswirkungen der Digitalisierung laufen
aber im Hintergrund ab und sind auf den ersten Blick nicht offensichtlich.
Weitere positive Effekte der Digitalisierung werden durch andere Faktoren
kompensiert und damit gleichsam unsichtbar gemacht, etwa durch eine
steigende Arbeitsverdichtung. Die elektronische Patientenakte zum Beispiel
führt eben nicht automatisch dazu, dass Pflegekräfte sicht- und spürbar eine

halbe Stunde pro Schicht mehr Zeit für Gespräche mit den Patient*innen haben. Dafür sind Arbeits- und Kostendruck an den Kliniken viel zu hoch und dafür ist auch die Personalausstattung auf manchen Stationen zu gering. Dennoch wirkt die Digitalisierung auch hier positiv, denn ohne sie wäre die Belastung noch viel höher und der Arbeitsdruck größer.

Produktionsfortschritte, und die Digitalisierung gehört ihrem Wesen nach dazu, haben in der Geschichte niemals zu weniger Arbeitsbelastung, sondern nur zu einer Umverteilung der Arbeit geführt. Eine entsprechende Umverteilung im Gesundheitswesen hilft der Medizin, ihre Aufgaben überhaupt wahrnehmen zu können. Die Annahme jedoch, dass diese Effizienzsteigerung durch Digitalisierung schon in Kürze mehr „freie Zeit" während der Arbeitszeit schafft, wäre naiv. Dieses Vakuum wird schon aus Kostengründen sofort durch andere Aufgaben gefüllt, bis ein angemessener Digitalisierungsgrad erreicht ist.

Sehr bald werden die medizinischen Leistungen von Menschen erbracht werden, die anders denken, anders handeln und dafür Sorge tragen, die gewaltigen Potentiale der Digitalisierung zu realisieren. Das birgt Herausforderungen. Manche Expert*innen gehen davon aus, dass in den kommenden Jahren **jeder zweite Job aufgrund der Digitalisierung wegfallen** dürfte. Dies wird zunächst überwiegend Berufe mit niedriger Qualifizierung und Spezialisierung betreffen. Wir werden erleben, wie monotone und repetitive Tätigkeiten durch Technologien ersetzt werden, sodass bei der Suche nach Arbeitskräften bestimmte menschliche Fähigkeiten wie z. B. analytisches und strategisches Denkvermögen, Kreativität, Verantwortungsbewusstsein und Empathie stärker in den Fokus rücken. Berufe, die den Wandel durch Digitalisierung begleiten und beschleunigen, werden an Bedeutung gewinnen.

8. Smart Work? Veränderte Berufsfelder

Neue Arbeit braucht das Land und das Gesundheitswesen ganz besonders, können wir dessen notwendigen Wandel – das wurde in den vorhergehenden Kapiteln deutlich – nicht mit den aktuellen Personalstrukturen vollziehen. Unter dem Strich müssen wir davon ausgehen, dass Digitalisierung auch im Gesundheitswesen heute gängige Arbeitsplätze beseitigen wird. Das ist für eine Reihe von Menschen natürlich beängstigend und soll keinesfalls kleingeredet werden.

Zur Frage, **ob und in welchen Bereichen der Mensch in seinem Beruf durch die Maschine ersetzt wird**, sind die Ergebnisse einer im April 2022 veröffentlichten Studie von Schweizer Forscher*innen der Eidgenössischen Technischen Hochschule Lausanne im Magazin Science Robotics von Interesse. Die Untersuchung analysiert auf Basis von rund 1000 Berufsbildern des amerikanischen Arbeitsministeriums die Gefahr, perspektivisch durch Roboter oder den Einsatz Künstlicher Intelligenz ersetzt zu werden. Dazu haben die Wissenschaftler*innen einen Automatisierungs-Risiko-Index errechnet, der untersucht, welche Fähigkeiten für den jeweiligen Job nötig sind und welche Maschinen über diese Fähigkeiten verfügen, sodass sie den entsprechenden Job oder Teile davon ausführen könnten.

Schlachter*innen und Fleischverpacker*innen haben demnach das größte Risiko, von Robotern ersetzt zu werden, rund 78 % der für die Ausübung der Tätigkeit notwendigen Fähigkeiten haben Maschinen bereits heute. Am anderen, vermeintlich sicheren Ende der Skala finden sich die Physiker*innen mit einem Automatisierungs-Index von 48 %. Das heißt aber im Umkehrschluss: Über fast die Hälfte der Fähigkeiten verfügen Maschinen auch hier bereits heute.

Ein Aspekt der Studie scheint mir erwähnenswert: Sie hat die technischen, nicht die wirtschaftlichen Auswirkungen untersucht. Denn letztlich gilt wie in der gesamten Geschichte der Ökonomie: **Menschen werden nur von Maschinen oder Automaten ersetzt, wenn sich dies rechnet**. Ebenso unbeantwortet bleibt in der Studie eine zentrale Frage der Wirtschaftswissenschaften, nämlich, ob Automatisierung unter dem Strich Arbeitsplätze schafft oder eher zerstört.

Dennoch liefern die Schweizer Wissenschaftler*innen wichtige Hinweise darauf, wie sich Berufsbilder in Zukunft entwickeln werden und welche Fähigkeiten einzigartig „human" bleiben. In diesem Zusammenhang wirft die Studie auch ein Schlaglicht auf das **zukünftige Berufsbild der Mediziner*innen und Pflegefachkräfte** und deren notwendige Fähigkeiten. So stuft die Untersuchung etwa Chirurg*innen und viele andere ärztliche Disziplinen als sicher ein. Ärzt*innen für Strahlenheilkunde oder Radiolog*innen beispielsweise liegen im Ranking aber bereits deutlich zurück – auch wir an der UME beobachten in der Radiologie, eines der am frühesten digitalisierten Fächer, dass Algorithmen und Künstliche Intelligenz in vielen Anwendungen bereits zuverlässiger und zudem ermüdungsfreier arbeiten als die besten Mediziner*innen. Das spricht nicht gegen das Berufsbild von Ärzt*innen in den bildgebenden, oder breiter gefasst: den diagnostischen, datenbasierten Disziplinen, wohl aber für eine signifikante Änderung der traditionellen Aufgabenschwerpunkte. Auch die Pflege bewegt sich laut Studie im Mittelfeld der gefährdeten Berufe, weil Kernkompetenzen nicht ersetzbar sind, einzelne Tätigkeiten perspektivisch aber sehr wohl durch Roboter erledigt werden können.

Die Ergebnisse der Studie sollten uns also nicht zum Irrglauben verleiten, dass in der Medizin alles so bleiben soll und bleiben darf, wie es ist. Ganz im Gegenteil: Gerade in der Medizin mit ihren planwirtschaftlich geprägten, von Partikularinteressen bestimmten Strukturen ist der Reform- und Modernisierungsdruck besonders groß. Aber: Die Disruption des Kerngeschäftes, die viele andere Branchen bedroht oder bereits tiefgreifend verändert hat, wird der Medizin erspart bleiben. Medizin ist und bleibt ein personalintensives „peoples business": Wie in der Vergangenheit werden auch in Zukunft Menschen andere Menschen behandeln und pflegen.

Auf der anderen Seite bietet die Digitalisierung in der Medizin die Chance auf **neuere und bessere Tätigkeiten und Berufsbilder**. So eröffnen sich, wie bereits im vorhergehenden Kapitel aufgezeigt wurde, **für Ärzt*innen Freiräume**, die wir sinnvoll nutzen müssen. Einerseits werden viele patient*innenferne administrative Aufgaben künftig von der smarten Assistenz übernommen. Andererseits haben die Ärzt*innen heute schon das notwendige Wissen verfügbar, wo sie stehen und gehen. Sie müssen nicht mehr mühevoll in eigenen Büchern suchen oder den zeitraubenden Gang in die Bibliothek auf sich nehmen. Die so gewonnene Zeit kann für Patient*innen-Gespräche zur Verfügung stehen, fürs Zuhören, fürs Erklären und natürlich auch für sich selbst.

Ich kann mir sehr gut vorstellen, dass es in vielleicht 30 Jahren gar **keine Ärzt*innen im klassischen Sinne mehr** geben wird. Sondern nur noch Generalist*innen, die das Menschliche ins Zentrum der Medizin stellen, auf der einen, auf der anderen Seite ärztliche Spezialist*innen in teilweiser extremer Diversifizierung bis in die molekularmedizinische Ebene.

Nicht nur aufgrund der molekularen Medizin wird es – siehe Kapitel Datenschatz – in Zukunft eine deutlich **präzisere und schnellere Diagnostik** geben. Auswertungen zur Symptomatik, die bildgebende Diagnostik und viele andere medizinische Befunde werden immer stärker durch Datenwissenschaftler*innen durchgeführt. Ungeachtet der Fächergrenzen wird sich die Diagnostik damit datenbasiert viel breiter aufstellen. **KI-unterstützte Zentren für Superdiagnostik** werden zu tragenden Säulen der Therapie. Damit werden die Grundlagen zur personalisierten Medizin, aber auch zur Prävention gelegt. Die Diagnosen wiederum gilt es, den Patient*innen möglichst verständlich zu erklären und in individualisierte Therapien zu überführen. Ärzt*innen werden deutlich stärker auf die individuellen Besonderheiten fokussieren müssen, um für und mit Patient*innen festzulegen, welcher Weg für den einzelnen Menschen einzuschlagen ist.

Nun sollen meine Ausführungen zur digitalbasierten Medizin der Zukunft die jungen Leute keineswegs davon abhalten, Medizin zu studieren. Ich möchte nur erreichen, dass sie sich bewusst auf einen Weg ins neue Berufsfeld begeben, das bei Interesse zum Beispiel stark wissenschaftsorientiert sein könnte, vielleicht sogar mit einem zweiten Schwerpunkt in den Datenwissenschaften. Gleichermaßen interessant werden **Schwerpunktbildungen** in der Neurobiologie sein oder in der Psychologie.

Was neue Schwerpunkte betrifft, möchte ich nicht versäumen, darauf hinzuweisen, dass schon jetzt manche Universitäten zukunftsweisende Wege beschreiten. So wurde etwa Dr. Eckart von Hirschhausen zum Honorarprofessor der Medizinischen Fakultät in Marburg ernannt. Der Arzt, Wissenschaftsjournalist, Buchautor, Moderator und Bühnenkünstler bildet Medizinstudierende an der Philipps-Universität in den Bereichen „Klimawandel und Medizin" sowie „Sprache in der Medizin" aus.

Die Digitalisierung verändert natürlich nicht nur das künftige Tätigkeitsprofil von Ärzt*innen, sondern auch das Profil einer Reihe anderer Berufsgruppen im Gesundheitswesen. Es ist erforderlich, sich mit weiteren Berufsbildern zu befassen, die Versorgungslücken auf den Stationen und in den Ambulanzen schließen könnten und Pflegekräften die Möglichkeit einräumen, sich beruflich neu auszurichten, beispielsweise im rasch wachsenden **Sektor von Prävention und Health-Style**.

Das Journal Medinside hatte schon im Februar 2017 einen Artikel zu sieben **Gesundheitsberufen der Zukunft** veröffentlicht. Hierzu gehören Gesundheitsdaten-Analyst*innen, die die zahllosen Gesundheitsdaten analysieren, interpretieren und neue Beziehungen in diesen Datenmengen herstellen. Weiterhin erwähnt wurden Gamification-Spezialist*innen als Expert*innen im Grenzbereich zwischen Medizin und Spiel, z. B. zur Entwicklung von therapeutischen Apps. Hinzu kommen KI-Operations-Berater*innen. Sie visualisieren und konkretisieren bevorstehende Eingriffe durch die Schaffung von Organ-Dummies oder virtueller Bildschirm-Realitäten. Patient*innenassistent*innen übernehmen künftig immer häufiger die professionellere Koordination der diversen Aspekte eines Krankheitsfalls. Ebenso Potential haben Lebensende-Therapeut*innen. Sie bieten Beratung, die uns auf den Tod vorbereitet, um bewusst und „richtig" aus dem Leben zu scheiden. Präventions-Strateg*innen beraten Menschen bei der Auswahl der für sie richtigen Wearables/Sensoren und helfen, einen gesunden Lebens- und Ernährungsstil zu pflegen. Schließlich erwähnt sind Telechirurg*innen. Die Kombination von Chirurgie und Robotik könnte zu einem eigenen Fachgebiet werden.

Weitere erwartete neue Berufe sind in alphabetischer Ordnung: Big Data Analyst*innen, Demenzspezialist*innen, 3-D-Druck-Biotechnolog*innen, Extended-Reality-Spezialist*innen, Health-Cloud-Engineers, Health-Designer*innen, Longevity-Berater*innen, Telepflegekräfte wie Digital Nurses, Therapieverlaufsmanager*innen und Virtual Reality Designer*innen. Webseiten- und App-Designer*innen, Social Media Manager*innen wie auch Expert*innen für Telemedizin und Telematik stellen ebenfalls aussichtsreiche Tätigkeitsfelder dar. Weitere neue Berufsbilder werden sich entsprechend der rasch ablaufenden Veränderungen „on demand" möglichst praxisnah herauskristallisieren. Wir stehen also vor einem enormen Wandel des Gesundheitswesens, außerhalb und innerhalb von Krankenhäusern.

Und noch etwas wird sich wandeln: die verbreitete Vorstellung von Berufsanfänger*innen, dass man einen Beruf erlernt, der Sicherheit bis zur Rente bietet. Diese Erwartung lässt sich spätestens im Kontext der Digitalisierung nicht mehr halten. Heute kann man davon ausgehen, dass ein relevanter Teil der Schulabsolvent*innen bis zum Ruhestand verschiedene Berufe erlernen oder zumindest in mehreren Berufen tätig sein wird. Manche dieser Berufsbilder gibt es noch gar nicht. Das macht eine **Bereitschaft zum lebenslangen Lernen, zur Weiterbildung und Weiterentwicklung** sowie zur Flexibilität im Hinblick auf verwandte Tätigkeiten unausweichlich.

Als Arbeitgeber können wir unser Personal in lebenslanger Fortbildung unterstützen. Beispielsweise haben wir an der UME mit einigen Mitarbeitenden am ada-Fellowship-Programm der ada-Learning GmbH teilgenommen (nicht zu verwechseln mit Ada Health). Das einjährige, berufsbegleitende Programm bietet eine Lernplattform und ein Future Lab, um digitale Kompetenzen aufzubauen. Abgerundet mit Live-Events treibt es die Begeisterung oder, auf den Punkt gebracht, den Geist der Digitalisierung weiter voran.

Bei aller Affinität zur Digitalisierung und zum Aufbruch in neue Welten müssen wir auf jeden Fall alles daransetzen, dass ein **guter fachlicher Mittelbau** bestehen bleibt. Dieser wiederum braucht gesellschaftliche Akzeptanz. Schon heute stellen wir zahlreiche Studienabbrüche an den Universitäten fest, über die in der Öffentlichkeit kaum berichtet wird. Wo ist die Anerkennung für einen qualifizierten mittleren Bildungsabschluss geblieben? Gleiches gilt für den Hauptschulabschluss, der in den Augen vieler gar nichts mehr wert zu sein scheint. Das Ergebnis ist das Fehlen einer Reihe talentierter Beschäftigter auch in den klassischen Lehrberufen.

Personalarten und -schlüssel in Krankenhäusern werden sich über die nächsten 20 Jahre relevant verändern. Auf der einen Seite führen Maschinen und Technologien zur Personalreduktion, auf der anderen werden mehr Mitarbeitende für patient*innennahe Tätigkeiten benötigt. Vor allen Spekulationen muss jetzt erarbeitet werden, welche Tätigkeiten zu welchem Anteil maschinell übernommen werden können und für welche Tätigkeiten wie viele Personen benötigt werden. Die Vorbereitung umfänglicher Umschulungen ist unerlässlich.

Man darf nicht aus den Augen verlieren, dass die Transformation zum Smart Hospital hervorragend dazu genutzt werden kann, **Ängste in der**

Mitarbeiter*innenschaft zu säen und Missmut zu generieren. Hierzu passend ein Wahlaufruf der Gewerkschaft ver.di an der UME, der die Angst vor Neuem hervorragend erkennen lässt:

Wie wollen wir arbeiten? ver.di sagt: Smart, aber richtig!

Die „Smartisierung" unseres Klinikums schreitet unaufhörlich fort – zumindest, wenn man den zahlreichen Verlautbarungen hierzu glaubt. Tatsächlich wissen wir, dass außerhalb der immer wieder vorgezeigten Leuchtturmprojekte die Substanz fehlt. Realität am Klinikum ist nach wie vor die analoge Welt; die Digitalisierung geschieht – wenn überhaupt – in homöopathischen Dosen.

Oftmals wurden Projekte begonnen, ohne dass sie zu Ende gedacht wurden. Wenn durch Softwarelösungen Zeit für die Patientenversorgung frei werden soll, gleichzeitig diese Zeitreserve durch veraltete oder nicht ausreichende Hardware aufgezehrt wird: Wo ist dann der Nutzen?

Und was bedeutet Digitalisierung überhaupt für uns persönlich? Werden wir noch gebraucht? Erfahrungen in anderen Betrieben zeigen, dass – entgegen anderslautenden Behauptungen – Stellen oft wegfallen.

Wer braucht noch den Transportarbeiter, wenn Essenswagen so wie Autos autark von selber auf die Stationen fahren, wie es in anderen Krankenhäusern schon normal ist? Wer braucht noch die sogenannten Madis, wenn Patient*innen zukünftig ihre Essensauswahl selbst online an die Küche melden können? Wer braucht noch Schreibkräfte, wenn noch mehr Briefe mit Spracherkennung diktiert und automatisch geschrieben werden?

Wo menschliche Intelligenz und Körperkraft durch künstliche ersetzt wird, ist doch zu erwarten, dass Stellen abgebaut werden. Und bei einigen Tätigkeiten ist das auch durchaus sinnvoll. Aber was wird mit dem Kollegen passieren, der vorher diese Arbeit gemacht hat?

Klar, es werden mit der Digitalisierung auch neue Stellen entstehen. Mindestens im Zusammenhang mit Programmieren, Warten, Administrieren …

Keine Frage, an der zunehmenden Digitalisierung unserer Arbeit führt kein Weg vorbei. Aber wir Beschäftigten müssen hierbei mitgenommen und unsere Sorgen ernstgenommen werden. Statt sich selbst fortwährend medial als erstes Smart Hospital zu feiern, muss unsere Zukunft respektvoll und wertschätzend mit uns zusammen geplant werden.

Damit wir dabei nicht unter die Räder kommen, brauchen wir engagierte Personalräte, die an unserer Seite stehen.

Es wäre falsch, auf solche Rundschreiben beleidigt zu reagieren. Wir müssen im Gespräch bleiben, was allerdings nicht bedeuten darf, das eigene Handeln in diesem lange überfälligen Transformationsprozess zu unterbrechen. Es geht darum, möglichst viele auf den Weg mitzunehmen, sie einzubinden und ihnen Weiterentwicklungsmöglichkeiten anzubieten. Wir müssen die Mitarbeitenden aber auch darüber informieren, dass bestimmte Tätigkeitsfelder schon bald vollkommen andere oder gar nicht mehr existent sein werden. Diese Entwicklung wird niemand mehr aufhalten. Wenn ein Taxifahrer in seinem alten 190er Mercedes sagt, er will weiter Taxi fahren, und zwar genau mit diesem Wagen, dann dürfte es schwierig werden. Aber ist der Taxifahrer über die aufkommenden Probleme überhaupt ausreichend informiert? Damit sind wir wieder bei den großen Themen unserer Zeit, der Information und Kommunikation.

9. Im Gespräch bleiben: Change braucht Kommunikation

Die Transformation zu einem Smart Hospital erfordert einen tiefgreifenden Wandel im Denken oder – wie man es heutzutage formuliert – im Mindset. Eine Transformation anzustoßen, bedeutet zugleich, den unbändigen Willen zu haben, ein Ziel zu erreichen.

Ich selbst habe in meiner **Biografie** einen Wandel aus so einem unbändigen Willen heraus durchlebt, mit allen dazugehörigen Höhen und Tiefen. Im Alter von etwa zehn Jahren stand mein Entschluss fest, Arzt werden zu wollen. Dieses Berufsbild gab es in unserer Familiengeschichte, so weit sie mir zugänglich war, noch nicht. Vielleicht waren es meine häufigen Arztbesuche als eher kränkelndes Kind, die mir diesen Beruf so eindrücklich vor Augen führten. Was ich allerdings nicht frühzeitig begriff, war die Notwendigkeit eines erkennbaren Engagements in meiner Schulbildung als Voraussetzung, um Arzt zu werden. Stattdessen widmete ich mich mit all meiner Energie meinen Leidenschaften, dem Angeln und dem Fußballspielen. So kam es schließlich, wie manche vorausgesagt hatten: Ich musste die siebte Klasse wiederholen. Auch in der zehnten Klasse blieb ich sitzen. Im Wiederholungsjahr verunfallte ich mit meinem Kleinkraftrad, verpasste nach den Sommerferien knapp zwei Monate der Schulzeit, zeigte anschließend aber leider weiterhin denkbar schlechte Leistungen. Meine Eltern erhielten zum dritten Mal einen blauen Brief. „Aus und vorbei", lautete das nüchterne Urteil meiner Klassenlehrerin.

Am letzten Schultag vor den Ferien suchte mein Vater die Direktorin der Schule auf und bat sie, mir auch aufgrund der zweimonatigen Krankenpause noch eine Chance zu geben, in der Hoffnung auf einen dritten Versuch für die zehnte Klasse. Die Direktorin ließ sich überzeugen und berief für den Nachmittag eine Sonder-Lehrer*innenkonferenz ein. Diese stimmte dem Anliegen meines Vaters zu, allerdings mit der Auflage, dass meine Leistungen nach einem Vierteljahr überprüft würden. Und so fand ich mich nach den Sommerferien pünktlich in der Schule ein. Um eine gefühlt lange Geschichte kurz zu machen: Ich änderte mein Verhalten um 180 Grad und schaffte mein Abitur als zweitbester Schüler des Abiturjahrgangs.

Sitzenbleiben ist in den Augen vieler ein Stigma. Wie oft spürte ich im Laufe meines Lebens Unverständnis, verbunden mit der eher peinlich anmutenden Feststellung: „Es ist schon was Besonderes, dass Sie darüber so frei sprechen mögen." Ich kann Ihnen versichern, es ist nach wie vor ein Makel, die Versetzung in die nächste Schulklasse nicht zu schaffen. Diese Erfahrung braucht man nicht, und schon gar nicht zweimal oder sogar dreimal. Das macht etwas mit dem Jugendlichen. Mein Glück war, dass ich ein so gutes Verhältnis zu meinen Eltern hatte, die mich unfassbar unterstützten.

Ich will an dieser Stelle über eine Sternstunde meiner Mutter berichten. Als ich in der elften Klasse war, beschwerte ich mich eines Abends bei meinen Eltern über die Qualität der Schulbücher im Fach Latein. Mein Lösungsvorschlag war, ein eigenes Lateinbuch zu schreiben, worauf meine Mutter im Brustton der Überzeugung mit „Gute Idee" antwortete. Wie klug von ihr, mich zu bestärken, statt mich zu bremsen nach dem Motto: „Mach erst mal dein Abitur und denk vielleicht als Student noch mal über deine Idee nach." Noch am selben Abend schrieb ich dem MANZ-Schulbuchverlag, bei dem meine *„Übersetzungshilfe CAESAR"* in der Rubrik „Tipps Tricks Latein" erscheinen sollte. Die nachfolgende Kommunikation mit dem zuständigen Herausgeber Dr. Gerhard Fink verlief angeregt und konstruktiv. Niemand im Verlag hat je bemerkt, dass es ein Schüler war, der dieses Buch verfasste, und nicht der vermutete Lateinlehrer.

Warum ich Ihnen das berichte? In einem Buch, das sich mit dem kranken Krankenhaus, mit Gesundheit, Digitalisierung und Nachhaltigkeit befasst? Ganz einfach: Weil ich verdeutlichen will, **was man mit unbändigem Willen bewegen kann**. Und ich darauf hinweisen möchte, wie wichtig es ist, Begeisterung in jemandem zu wecken und zu bestärken.

Der **Wille, ein Smart Hospital zu konzipieren**, ist wiederum das Resultat diverser Erlebnisse und Ereignisse in meinem vielfältigen Berufsleben. Ganz sicher folgte ich dabei keiner Anleitung in einem Buch, schon gar keinem zur Ökonomie des Krankenhauswesens. Smart Hospital ist mein Lebensziel, angetrieben von Erfolgen, aber besonders auch von Misserfolgen und Enttäuschungen, die mich schlussendlich immer wieder zum Weitermachen führten.

Transformation lässt sich weder anordnen noch erzwingen. Auch das habe ich über die Jahrzehnte meiner beruflichen Tätigkeit erfahren. Ich blicke **zum Beispiel** zurück ins Jahr 1998, auf meinen Beginn als Chefarzt an der Marburger Universitäts-HNO-Klinik. Hier galt es zunächst, die Mitarbeiter*innen zu einem Team zu formieren. So strukturierte sich der Mitarbeiter*innenkreis in den folgenden Monaten neu. Es trafen unterschiedliche Schulen der Diagnostik und Therapie aufeinander. Bei einem solchen **Veränderungsprozess** geht es darum, Überzeugung, oder zumindest Akzeptanzbereitschaft für Neues zu generieren.

Sehr früh hatte ich in Marburg die Devise ausgegeben, dass wir keine uns aufsuchenden Patient*innen abweisen würden. Ich erwartete eine fachärztliche Stellungnahme, wie mit den uns zugewiesenen Patient*innen verfahren wurde, ob stationäre Aufnahme, ambulante Versorgung oder begründbare Überweisung an eine andere Einrichtung. So füllte sich allmählich die zum Zeitpunkt meines Dienstantrittes nur hälftig belegte Klinik. Eine ärztliche Mitarbeiterin teilte diesen arbeitsintensiveren Kurs nur eingeschränkt. Sie war es dann auch, die in unserer Frühbesprechung mitteilte, dass sich eine von ihr auf der Kinderstation aufgenommene Patientin heftig beschwert hatte. Auf meine Frage nach dem Grund antwortete die Kollegin, dass die Patientin nicht gewillt gewesen sei, länger als vier Stunden in dem ihr zugewiesenen Gitterbett auszuharren. Aus Starrsinnigkeit hatte die Ärztin eine Erwachsene in ein Kindergitterbett gelegt, um zu zeigen, dass sie der Anweisung zur Patient*innenaufnahme Folge leiste. Offen gestanden: Ich war sprachlos. Und froh, dass wir damit nicht in die Medien gekommen waren.

Dieses Beispiel zeigt anschaulich, welche Blüten es treiben kann, wenn Change gegen den **Widerstand des Personals** durchgeführt wird. Leider kommt es dabei nicht selten zu Situationen, in denen leitendes Personal die Geduld verliert. Gerade mit älteren Mitarbeiter*innen. Konflikte sind vorprogrammiert. Auch ich war in Marburg mit manchen Kolleg*innen wohl zu ungeduldig. Das sehe ich heute so, damals fehlte mir die Reife zu einem verständnisvollen Umgang.

Ich halte es durchaus für sinnvoll, neuen Chefärzt*innen für den anstehenden Change-Prozess bei ihrer Aufgabe in bis dahin unbekannter Wirkstätte einen Coach zur Seite zu stellen, prasseln unglaublich viele Aufgaben auf diese Führungspersonen ein. Dann noch nachsichtig zu sein, als Persönlichkeit, die in ihrer vorherigen Funktion als leitende Oberärztin oder leitender Oberarzt immer mit Höchstgeschwindigkeit agierte, kann manchmal sehr schwierig werden und ein gewachsenes Klinikgefüge sprengen. Nicht selten fühlen sich die älteren Mitarbeitenden so unter Druck gesetzt, dass ein Teil von ihnen geht, ohne die sich auftuende Perspektive erkannt zu haben.

Auch beim Wandel einer klassischen Universitätsmedizin in ein Smart Hospital kommt der **Kommunikation** eine enorme Bedeutung zu. Wir müssen uns vergegenwärtigen, dass Digitalisierung weniger mit Technik als mit der Mentalität einer Gesellschaft zu tun hat. Auf den Punkt gebracht glaube ich daher nicht an eine umfassende Digitalisierung, ohne das Thema professionell zu kommunizieren und durch Informations- und Weiterbildungsaktivitäten zu unterstützen. **Veränderung beginnt im Kopf und nicht bei der Hardware-Beschaffung.** Die Steinigkeit dieses Weges war mir 2015 bewusst, als wir an der UME mit der Umwandlung zum Smart Hospital begannen. Wie schwierig es phasenweise aber wirklich werden sollte, konnte ich mir noch nicht ausmalen.

Natürlich wurde das Smart Hospital zunächst als Projekt angekündigt. Ich selbst habe zahlreiche Vorträge an diversen Orten zu unterschiedlichsten

Anlässen gehalten. Die Resonanz war insgesamt recht positiv. Aber wie oft hörte ich als erste Diskussionsanmerkung: „Herr Werner, Ihr Smart-Hospital-Konzept hört sich ja interessant an, aber ich kann Ihnen sagen, dass es schlichtweg nicht finanzierbar sein wird." Meine Standardantwort darauf war, dass ich das als Argument gegen die Einleitung des überfälligen Change-Prozesses nicht akzeptiere. Die erforderlichen ersten Investitionen gehen nicht in die Millionen. Die größte Herausforderung bei der Umsetzung des Smart Hospitals ist eben nicht die Etablierung technischer Systeme, sondern die **Akzeptanz und Überzeugung** der Menschen. Wir setzen an der UME daher darauf, unsere Mitarbeiter*innen vom Konzept des Smart Hospitals zu überzeugen und sie im Idealfall zu Botschafter*innen der Veränderung zu machen.

Der **Weg zum Smart Hospital** ist zuallererst ein **maximaler Change-Prozess**, der alles andere als schnell geht. Schließlich müssen jahrzehntelange Entwicklungen korrigiert werden, in einer Phase, in der die Mitarbeiter*innen immer noch maximal mit Dokumentationen und anderen administrativen Tätigkeiten belastet sind. Wir dürfen nicht außer Acht lassen, dass zunächst einmal jeder und jede im tagtäglichen Arbeitsumfeld verhaftet ist. Der **Zeitaufwand für Veränderung** aber ist hoch und eben zusätzlich. Dies müssen wir einplanen, werden wir das System ansonsten nicht grundlegend verändern können.

Letztlich geht es bei der Umsetzung der Digitalisierung auch um **Erneuerer*innen versus Bewahrer*innen**. Wichtig war es daher, zunächst Begeisterung bei einem Kreis an Mitarbeitenden zu wecken, eine Form von Digitalisierungslust. Wir mussten also diejenigen Beschäftigten im Gesundheitswesen identifizieren, die dieses Zukunftsmodell voller Engagement, Hilfsbereitschaft, Empathie und Nächstenliebe ausgestalten wollten.

Ein wesentlicher weiterer Schritt war auch, dass wir die **Bereiche Kommunikation und Marketing** stärken mussten. Wir, das heißt zunächst einmal, der ein halbes Jahr nach mir gestartete Kaufmännische Direktor, Diplom-Volkswirt Thorsten Kaatze, und ich. Es gelang uns, Thorsten Schabelon, zuvor Journalist bei der WAZ, der größten Regionalzeitung Deutschlands, und Achim Struchholz, vormals Konzernbereichsleiter Unternehmenskommunikation der im M-Dax notierten Rhön-Klinikum AG, zu uns zu holen. Ihnen gilt mein allergrößter Dank und Respekt, weswegen ich das an dieser Stelle hervorhebe und nicht nur in einer Fußnote oder Danksagung. Die Doppelspitze mit den beiden Schwerpunkten Kommunikation und Marketing verstand es exzellent, das Smart-Hospital-Projekt nach innen und außen zu kommunizieren.

Zur Verdeutlichung der Smart-Hospital-Initiative sowohl unseren Mitarbeitenden als auch unseren Patient*innen gegenüber geben wir regelmäßig **Informationshefte** heraus. Die **Mitarbeiter*innen-Zeitschrift** trägt den doppeldeutigen Namen „u&me", also gleichermaßen „Du und ich" als auch „UME" als Abkürzung für die Universitätsmedizin Essen. Die **Patient*innenzeitschrift** heißt „Wie is?" – eine Phrase, mit der man im Ruhrgebiet und Rheinland unter Bekannten salopp nach dem Befinden fragt. Kommunikation mit den Mitarbeiter*innen findet zudem regelmäßig über **Vor-Ort-Besuche**, **Personalversammlunge**n und **Führungskräfteveranstaltungen** statt.

Natürlich war klar, dass die analoge Kommunikation nur eine Säule der Information bilden kann. Informationen bieten wir ebenso an über www.ume.de und www.uk-essen.de. Die **Websites** sind Plattformen für weitere Angebote, etwa unseren **digitalen Jahresbericht**, ein **digitales „Storybook"** zur Erläuterung des Grundgedankens des Smart Hospitals oder auch die **Online-Ausgabe unseres Patient*innen-Magazins**. Teil der internen Kommunikation sind außerdem **Rundbriefe** und **Videobotschaften** an unsere Mitarbeiter*innen.

Ein smartes Hospital, auch das war mir bewusst, musste das **Web 2.0** in die Kommunikation mit einbeziehen. Schon früh wollte ich daher eine weitere Initiative über die sozialen Medien starten, aber wie? Naheliegend war ein Facebook-Kanal der UME. Für dieses Anliegen fand ich zum damaligen Zeitpunkt jedoch keine ausreichende Bereitschaft bei den Mitarbeitenden. Aus Angst davor, dass Patient*innen oder Mitarbeiter*innen negative Eindrücke über den Kanal posten und man diese Mitteilungen nicht schnell genug erkennen würde. Natürlich hätte ich einen Facebook-Kanal der UME aus meiner Position heraus anstoßen können, aber wenn man beim Gegenüber nicht das Feuer für eine Idee spürt, lässt man sie lieber oder wartet auf einen besseren Zeitpunkt. Deshalb entschied ich, meinen eigenen Weg zu gehen.

So habe ich meiner Frau Heike in einem Urlaub zuerst nur provokativ gesagt: „Weißt du, wenn ich die ganzen **YouTuber** sehe, dann müsste man sich eigentlich überlegen, selbst einen solchen Kanal zu machen, auf dem ich meine Statements abgebe. Ich könnte noch einen draufsetzen, ich nenne mich **Medical Influencer**!" Sie wissen, wie das im Urlaub ist. Man ist ausgelassen, ein Wort gibt das andere. Ein paar Stunden später war die Idee geboren. Nein, nicht nur geboren, sie war umgesetzt. Wer Heike kennt, der weiß, wovon ich rede. Kanäle waren eingerichtet und Namen fixiert, bevor wir die Rückreise antraten.

Zurück in Essen setzten wir uns mit einer Social-Media-Agentur zusammen, bauten meine Homepage auf und füllten die Kanäle mit Inhalt. Damit ging es los, die Rederei und die abfälligen Mails über meine Person. Der Druck auf mich wuchs, das Geschwätz und diese Hetzerei belasteten mich zunehmend. Eines Abends kam ich nach Hause und sagte meiner Frau, dass wir alle Kanäle auflösen, die Homepage vom Netz nehmen und den Namen Medical Influencer aufgeben würden. Da hätten Sie Heike erleben sollen: „Wir haben damit jetzt so viel durchgestanden und du gibst klein bei? Denjenigen gegenüber, denen du viel zu viel geworden bist, die du immer Toxiker nennst, die es nicht abwarten können, dass du wieder weg bist?" Letztlich konnte ich dem nichts entgegensetzen. Also entschieden wir uns, alles nicht nur so zu belassen, sondern noch stärker zu aktivieren.

Wenn man in den sozialen Medien eine erkennbare **Community** aufbauen will, bedeutet das **zeitliches Engagement**. Ich frühstückte täglich bei meinem Lieblingsbäcker, postete und beantwortete vor der Arbeit Fragen, kommentierte dies auf allen relevanten Kanälen, im Bewusstsein, dass sich die Social-Media-Welt immer weiter entwickeln wird. Irgendwann kamen die anfänglichen Kritiker*innen zu Instagram und Co und baten mich um den Gefallen, diesen oder jenen Beitrag zu posten, zu liken oder vielleicht auch eine ganze Institution auf den sozialen Medien zu unterstützen. Heike behielt recht. Mein Einsatz hatte sich gelohnt.

Besonderen Einfluss auf meine weitere Entwicklung nahm Prof. Dr. David Matusiewicz, deutscher Ökonom, Professor für Betriebswirtschaftslehre und Dekan der FOM-Hochschule für den Bereich Gesundheit und Soziales. Ich hatte den damals 34-Jährigen eines Abends zu mir nach Hause eingeladen.

Wir sprachen über diverse Themen des Gesundheitswesens und entschlossen uns bei der Verabschiedung dazu, die Gespräche auf einem einzurichtenden YouTube-Kanal fortzusetzen. Mittlerweile blicken wir mit **Digi Health Talk** auf weit über 150 Videobeiträge zurück und haben das Projekt um eine Veranstaltungsreihe zur Zukunftsmedizin weiterentwickelt, eine Kombination aus Informationsplattform und Festival. Ein nächster Entwicklungsschritt zu unserer **Gesundheitsplattform 10xdigitalhealth** gelang durch die Einbindung der Medizinrechtlerin Prof. Dr. Alexandra Jorzig.

Im Rahmen der ersten COVID-19-Pandemie-Welle strahlte ich gemeinsam mit dem Essener Medienunternehmen TAS unter dem Titel „Diagnose Zukunft – Das Corona Special" 50 **Podcast-Folgen** aus. Hinzu kam eine ganze Reihe von Beiträgen in Print- und Funkmedien. All diese Aktivitäten haben dazu beigetragen, das Essener Smart-Hospital-Konzept einer breiten Öffentlichkeit vorzustellen. Es wurde gewissermaßen salonfähig. Und mit ihm der Medical Influencer.

Dem Podcast folgte ein **Videocast**, den ich werktäglich mit dem Gründer des DUP-Unternehmermagazin Jens de Buhr unter dem Titel „19 – Die Chefvisite" ausstrahlte. In diesem Format berichteten wir unter Einbeziehung je eines Talk-Gastes zu aktuellen Themen aus Wirtschaft und Gesundheit. Es ging uns vor allem darum, Corona nicht nur aus Sicht der Medizin zu verstehen, sondern auch Verständnis für die Belange der Ökonomie zu vermitteln. Unsere „Chefvisite" strahlten wir zunächst 150-mal werktäglich um 10 Uhr live aus. Im Hinblick auf die sich abzeichnende Omikron-Welle setzten wir die Sendereihe mit über 50 weiteren Folgen fort, um die Zuschauer*innen über neueste Entwicklungen zu informieren. Das Interesse war unverändert hoch, es gab bis zu über 350.000 Zugriffe auf einzelne Folgen unseres YouTube-Kanals.

Was mich „19 – Die Chefvisite" auch lehrte, war, dass **digitale** Öffentlichkeit sehr dunkle Seiten haben kann. Besonders im Anschluss an die am 12. Mai 2021 ausgestrahlte 128. Folge, in der ich an die Politik adressiert die Aufforderung ausgesprochen hatte, zeitnah Lösungen zu formulieren, wie man im Alltag mit Impfverweigerer*innen umgehen solle, im Einzelhandel, in der Gastronomie, im Flugverkehr und so weiter. Wer sollte die Testungen zahlen, wollte ich wissen. Was wäre mit dem Infektionsrisiko für andere, mit der Möglichkeit weiterer Mutationen.

Die Impfgegner*innen fühlten sich durch meine Fragen offenbar unter Druck gesetzt. Was folgte, stimmte jedenfalls nicht nur mich nachdenklich. Wenige Stunden nach der Sendung schrieb mir jemand, ich müsse vorsichtig sein, laufe über den in Russland entwickelten Messenger Telegram, auf dem sich auch diverse Randgruppen austauschen, eine Hasswelle gegen mich an, die sich rasch auf die sozialen Medien ausdehnte. Eine kleine Auswahl an Kommentaren habe ich nachfolgend zusammengestellt, ohne Korrektur der originalen Schriftform:

Sehr geehrter Herr Werner, der Fairness halber teile ich Ihnen mit, dass ich Sie aufgrund Ihrer unhaltbaren faschistischen Äußerungen auf YouTube wegen Volksverhetzung angezeigt habe.

Vielen Dank, Herr Dr. Werner, für Ihre auf Video festgehaltenen verfassungswidrigen Handlungen und Meinungen. So ist es demnächst einfacher, Sie und Ihre Komplizen strafrechtlich zu verfolgen.

Für so ein Schwachsinn gibt es für solche Leute nur ein Militärtribunal mit anschließenden aufhängen.

Das schaffen wir deutsche allein dieses pack vor ein Tribunal zu stellen.

Ihr gehört doch alle vor Gericht. Ähnlich wie in Nürnberg 1945 und am besten die gleiche Strafe wie ein paar der verurteilten.

Der Geist von Mengele lebt in tausenden Ärzten weiter. Da spucken manche auf den Nürnberger Kodex und auf das Grundgesetz. Wir sehen uns irgendwann vor einem Gericht.

Ja, sie mögen uns das Leben nehmen, aber niemals nehmen sie unsere Freiheit.

Solche und andere Reaktionen mit offenen oder versteckten Androhungen würden vielleicht auch Sie beunruhigen und zum Nachdenken anregen, ob Sie Ihre entsprechende kommunikative Aktivität ungehindert fortsetzen.

In dieser Phase nahm mich ein Bekannter zur Seite und sagte unterschwellig vorwurfsvoll, dass ich meine Meinung zu eventuellen Missständen in der Corona-Politik nicht so deutlich formulieren möge, schließlich sei ich beim Land beschäftigt. Ich widersprach freundlich aber entschieden, dass ich meine Pflicht genau darin sehe, eingetretene Entwicklungen und Unterlassungen zu kommentieren. Es geht um die

Gesundheit der Menschen und sicher nicht um Wahlerfolge von Personen oder Parteien. Also setzten wir unsere Informationsreihe fort.

Sehr dankbar bin ich für all die interessanten Gäste bei unseren Medienformaten, von denen ich einige in alphabetischer Reihenfolge nennen möchte, um Ihnen die Vielfalt der Thematiken rund um die Auswirkungen der Pandemie zu verdeutlichen: Ingo Appelt, Dorothee Bär, Gerhard Baum, Henning Baum, Prof. Dr. Heinrich Bedford-Strohm, Nicola Beer, Quirin Berg, Dr. Wolfgang Bosbach, Reiner Calmund, Prof. Dr. Justus Frantz, Francis Fulton-Smith, Dr. Sigmar Gabriel, Dr. Andreas Gassen, Dr. Michael Groß, Prof. Dr. Dietrich Grönemeyer, Uschi Glas, Dr. Wolfgang Grupp, Dr. Gregor Gysi, Steffen Hallaschka, Prof. Dr. Eckart von Hirschhausen, Dr. Margot Käßmann, Dr. Martin Kind, Dr. Wolfgang Kubicki, Kevin Kühnert, Karl-Josef Laumann, Dr. Sabine Leutheusser-Schnarrenberger, Christian Lindner, Ralf Moeller, Prof. Dr. Frank Ulrich Montgomery, Nelson Müller, Dieter Nuhr, Boris Palmer, Prof. Dr. Andreas Pinkwart, Rainer Schaller, Ursula Schmidt, Dr. Gerhard Schröder, Prof. Dr. Hendrik Streeck, Prof. Dr. Rita Süßmuth, Dr. Sahra Wagenknecht, Dr. Johannes Wimmer, Prof. Dr. Christiane Woopen und Dr. Brigitte Zypries. Daneben gab es weitere interessante Gäste von extern und natürlich Spezialist*innen von der UME. Allen voran der von mir extrem geschätzte Virologe Prof. Dr. Ulf Dittmer mit einer ausgesprochen hohen Zuverlässigkeit zur Berurteilung anstehender Pandemieentwicklungen.

Gefreut habe ich mich über **Rückmeldungen**, die verdeutlichten, dass auch engagierte Beschäftigte anderer Klinikbetreiber von meiner Kommunikationstätigkeit inspiriert und gestärkt wurden, in ihrem Arbeitsumfeld für eine entsprechende Tätigkeit zu werben. Ein Beispiel hierfür gibt die folgende Mail wieder:

Lieber Professor Werner,
ich höre gerade den Podcast „Be your brand" und muss sagen, ich bin überhaupt keine Podcast-Hörerin, aber ich klebe gerade an jedem einzelnen Wort, was Sie sagen. Hierarchie, Wertschätzung, Digitalisierung etc. Alles Themen, die mich selbst so beschäftigen. Und dann noch der Satz: Wir haben ein Problem in der Kommunikation. JA!! Super. Vielen Dank, dass Sie so öffentlich gehen. Sie waren mein Motor, im XY Klinikum so nervig

zu werden, dass man mir tatsächlich jetzt 0,2 VK (Anm.: Vollkraft-Stelle)
Social Media und eine Weiterbildung gegeben hat. Ein Anfang. Zu wenig,
aber ein kleiner Schritt, den man ausbauen kann. Ich bewundere Sie und
Ihre Frau sehr.
Herzliche Grüße

Unser Kommunikations- und Informationskonzept war von Beginn an sehr breit angelegt. Bei der Transformation zum Smart Hospital hat auch die Einstellung von Dr. Anke Diehl als **Digital Change Managerin** relevant zum Erfolg beigetragen. Dr. Anke Diehl brachte wesentliche Eigenschaften mit sich, die den Change-Prozess eines Uniklinikums unterstützen können. Sie hat als Ärztin gearbeitet und so die Vielfalt an Interaktionen innerhalb, außerhalb und übergreifend von Fachgebieten und Berufsgruppen des Essener Universitätsklinikums kennengelernt. Darüber hinaus hat sie verschiedene Tätigkeiten im Ministerium ausgeübt, mit all den dortigen Besonderheiten, und schließlich ist sie eine hochgradig kommunikative Persönlichkeit mit großem Interesse auch an Genderthemen. Kurzum: Wer einen relevanten Change-Prozess nicht nur anstoßen, sondern auch umsetzen will, braucht genau eine solche Person. Mittlerweile übt Dr. Anke Diehl an der UME das Amt des **Chief Transformation Officers** aus und wurde mit dem German Medical Award als Medizinerin des Jahres 2021 ausgezeichnet. Über ihre Entwicklung freue ich mich extrem. Dr. Diehl verkörpert die Digitalisierungsinitiative wie kaum jemand anderes. Exzellent! Zu recht wurde Anke Diehl 2022 ins siebenköpfige Expert*innengremium Interop Council in der Koordinierungsstelle der Gematik berufen, in dem sie die IT-Anwender*innen vertritt.

Informationsangebote ersetzen auf keinen Fall **das persönliche Gespräch mit den Mitarbeitenden**, das wiederum eine gewisse Offenheit der Gesprächsparteien erfordert. Immer wieder trieb mich die Unzufriedenheit, noch zu wenig mit den Mitarbeitenden in direkte Kommunikation zu treten. Hier konnte mir das Video-Format „Kurz und knackig" helfen, zu dem die Mitarbeitenden einen 15-minütigen Gesprächsslot mit mir buchen und ihr persönliches Anliegen schildern können. Den einen oder anderen Missstand konnten wir dadurch beseitigen. Manchen 15-Minütern folgten längere Gespräche zur Vertiefung der Problemschilderungen.

Einige smarte Themen sind sehr komplex. Dazu gehört neben Fragen zum Datenschutz, die im Buch bereits beleuchtet wurden, die Frage nach **Einhaltung von ethischen Aspekten der Digitalisierung**. Welche Entwicklungen legitim, gesellschaftlich akzeptabel und moralisch wünschenswert sind, wird daher auch im Rahmen des Smart-Hospital-Ansatzes der UME offen und kritisch diskutiert. Aber brauchen wir hier wirklich ein deutlich höheres Maß an Ethik als beispielsweise in unserem Umgang miteinander? Braucht Künstliche Intelligenz mehr Ethik als Datenmanager*innen im Finanzamt? Mitunter denke ich, dass aktuell eine Illusion zum Umgang mit der Ethik aufgebaut wird, die wir als neue Monstranz vor uns hertragen können, wenn wir uns über eine Intensivierung der Digitalisierung unterhalten oder den Datenschutz auf eine angemessene Ebene zurückstufen wollen. Wir brauchen keine neue Ethik. Die Ethik hat lediglich neue Handlungsfelder hinzubekommen. Um uns mit diesen auseinanderzusetzen, haben wir 2018 die Ethik-Ellipse Smart Hospital berufen, frei in ihrer eigenen institutionellen Gestaltung und koordiniert durch den ehrenamtlichen Sprecher Prof. Dr. Stefan Heinemann, Professor für Wirtschaftsethik, Philosoph und Theologe.

Wenn man einen Change-Prozess kommunikativ begleitet und damit Erwartungen generiert, ist es natürlich nur zu gut nachvollziehbar, dass Mitarbeiter*innen ihren **Unmut** über andauernde oder neu auftretende Unzulänglichkeiten äußern. Ich freue mich sehr über jede einzelne dieser kritischen Äußerungen, zeigen sie mir doch, dass die Mitarbeiter*innen noch nicht mit dem Unternehmen abgeschlossen haben. Die Nachrichten können anonym sein, idealerweise jedoch unter Nennung der Absender*innen, damit ich mit ihnen ins persönliche Gespräch treten kann.

Damit Sie sich eine Bild von solchen Nachrichten machen können, will ich Ihnen die folgende Nachricht zeigen, die mich als E-Mail eines Nachts erreichte:

Sehr geehrter Herr Prof. Werner,
ich und alle anderen Ärzte der Uniklinik haben heute mal wieder sehr viele
Überstunden gemacht, da Ihr Hospital leider nicht so smart ist, wie wir alle
es uns wünschen und hoffen, und das KIS einfach mal wieder Stunden lang
nicht funktioniert hat.

Erst wurde mein PC über 1 h ausgetauscht, weil zu alt und Windows 7, dann funktionierte das KIS über mehrere Stunden nicht. Die Zeit habe ich am Ende meines Arbeitstages drangehängt …

Letzten Freitag funktionierte der Drucker nicht. Da sind wir Ärzte immer in die zweite Etage gelaufen, an einen PC, wo es einen funktionierenden Drucker gab, um die Briefe auszudrucken …

Ich könnte Stunden so weitermachen. Mittlerweile arbeite ich nämlich schon 4 Jahre am Smart Hospital und kann mich an 2–3 Fälle erinnern, wo ich wg. kranker Patienten Überstunden gemacht habe. Der Rest nur aufgrund nicht funktionierender IT, schlechter Infrastruktur (Blut ins Labor bringen, Pat. auf Station fahren etc.) und Organisation (Bettenplanung, täglich Untersuchungen und Befunden hinterhertelefonieren).

Den Mitarbeiter der Zentralen Informationstechnologie habe ich heute gefragt, ob er verstehen kann, dass diese Arbeit maximal frustrierend ist, und warum er und seine Mitarbeiter nicht endlich mal etwas an diesen Zuständen ändern können. Da hat er gesagt, das könne nur der Vorstand ändern. Darum schreibe ich Ihnen.

… Mehr Geld für den nächsten Avatar im Eingangsbereich wär dann vielleicht auch noch über und vielleicht würden die Mitarbeiter dann sogar mal Werbung für ihren smarten Arbeitgeber machen … Und dann wär da letztendlich vielleicht sogar ein gutes Gefühl, mit dem man jeden Abend das Smart Hospital verlassen würde … und sich lieber auf den nächsten Tag freut, anstatt solche E-Mails um 20 Uhr zu schreiben …

Mit freundlichen Grüßen

Dieser Mail folgte ein längerer, konstruktiver Gedankenaustausch mit der Verfasserin über die aktuelle Situation, der mir weitere Klarheit zum Alltagsgeschehen gab. Besonders zwei Sätze haben mich in dem Gespräch aufhorchen lassen. „Der tägliche Kampf mit all diesen Kleinigkeiten, die nicht funktionieren, ist unglaublich ermüdend." Und: „Ich verliere langsam die Lust daran, als Ärztin zu arbeiten." Ist das nicht schrecklich? Bei einer – wie mir der Gesprächsverlauf zeigte – sehr engagierten Person besiegt das Leiden die Leidenschaft für originäre ärztliche Tätigkeiten. Selbstverständlich gibt es in einem großen Betrieb wie der UME viele Unzulänglichkeiten, was aber keineswegs bedeuten darf, dass diese zu akzeptieren sind. Im Gegenteil. Wir müssen mit allem Nachdruck daran arbeiten, diese Missstände zu beseitigen.

So, wie mich diese Mails nachdenklich gestimmt haben, gab es andere Mails, die mich berührt und auf dem Weg zur Transformation bekräftigt haben. Eine solche erreichte mich Ende 2020:

Sehr geehrter Herr Professor Werner,

ich möchte Ihnen einfach Danke sagen.

Die Arbeit am Klinikum macht mir seit Beginn meiner Zeit als studentische Hilfskraft vor fast 6 Jahre Spaß und hat mich sowohl beruflich als auch persönlich sehr vorangebracht. Das Uniklinikum hat mir die Möglichkeit gegeben, meine Stärken auszuleben und auch neue Fähigkeiten zu entwickeln, die ich vor Beginn hier im Unternehmen nie für möglich gehalten hätte. Dennoch gibt es immer wieder Tage, an denen ich die Sinnhaftigkeit der Arbeit in Frage stelle, vor allem aufgrund der mit der Unternehmensgröße oft einhergehenden Schwerfälligkeit. Sätze wie „Typisch öffentlicher Dienst" fallen da schnell.

Aber Ihr Verhalten rückt meine Zweifel immer wieder gerade. Sie agieren eben nicht unerkannt im Hintergrund, ohne Interesse für die Belange der Beschäftigten, sondern geben sich nahbar und bringen auch kontroverse Themen ehrlich und klar auf den Punkt. Sie sind in meinen Augen eine Führungsperson, die sich die Zeit nimmt, mit den Mitarbeitern zu kommunizieren, ihnen Themen wie aktuell die Folgen der Pandemie per Rundbrief zu erklären, und die offen für Entwicklung und Fortschritt ist. Allein dieser Brief zeigt mir noch einmal das große Ziel der Arbeit und motiviert mich, mich zusammenzureißen und die Anforderungen, die ich an das Klinikum stelle, bei mir selbst zu suchen und besser zu werden. Vielen Dank für Ihre unermüdliche Arbeit, das Beste für das Klinikum zu fördern!

Mit der Kampagne zu Beginn des Jahres sollte der Respekt für die Mitarbeiter gefördert werden – ich möchte Ihnen sagen, dass Sie mein Vertrauen und meinen Respekt auf jeden Fall genießen.

Ich wünsche Ihnen und Ihrer Familie eine ruhige Weihnachtszeit und einen guten Start in ein neues, hoffentlich mit vielen erfreulichen Ereignissen gespicktes Jahr 2021!

Als kürzlich ein Mitarbeiter im Rahmen einer Online-Fortbildungsveranstaltung sagte: „Wir sind stolz darauf, ein Teil des Teams der Universitätsmedizin Essen zu sein und unsere kreativen Ideen einbringen zu dürfen, um zum Erfolg des Smart-Hospital-Projektes beitragen zu können", habe ich mich natürlich sehr gefreut. Beide Richtungen sind wichtig: **Kritik und Zustimmung**.

Davon unbenommen brauchen wir Verhaltensänderungen, ein, wie man heute sagt, **anderes Mindset in der Mitarbeiter*innenschaft**, ganz besonders bei den Führungskräften und hier vor allem bei den Chefärzt*innen, womit die schwierigste Aufgabe für den Change-Prozess Smart Hospital an der UME definiert war. Wolfgang Pföhler, ehemaliger Vorstandsvorsitzender der Rhön-Klinikum AG, hat mir einmal gesagt: „Herr Werner, die Professoren an Unikliniken sind einfach nicht führbar. Sobald es gegen deren Interessen geht, steigen sie aus." Und genau das ist der Punkt. Man muss einen Anreiz schaffen, die ersten Chefärzt*innen auf dem Weg mitzunehmen.

Dies ist alles andere als leicht. Auch in Essen war die Resonanz auf das Smart-Hospital-Projekt bei manchen Chefärzt*innen zu Beginn – milde ausgedrückt – zurückhaltend. Ich erinnere mich sehr gut an den Anruf eines Chefarztes, der mir sagte: „Herr Werner, Sie sprechen davon, Smart Hospital sein zu wollen und mein Drucker funktioniert schon seit Wochen nicht. Wie passt das zusammen?" „Da muss ich mich entschuldigen", antwortete ich, „offensichtlich ist es mir nicht gelungen, Ihnen hinreichend verständlich zu machen, was ich unter Smart Hospital verstehe. Denn das hat mit Ihrem Drucker primär einmal gar nichts zu tun. Im Übrigen war ich lange genug Chefarzt, um Ihnen sagen zu können, dass ich mir definitiv nicht vorstellen kann, dass ich es über vier Wochen nicht hingekriegt hätte, einen Drucker repariert zu bekommen." Dieses Beispiel verdeutlicht sehr schön, wie wichtig eine stringente Kommunikation ist.

Stringenz in der Verfolgung meines Ziels zur Transformation war schon zu Beginn des Smart-Hospital-Projekts erforderlich. Ich erinnere eine Führungskräftetagung, bei der ich einen Impulsvortrag zum Smart Hospital hielt. Anschließend meldete sich ein einflussreicher Chefarzt zu Wort: „Herr Werner, wenn man Ihnen zuhört, kommt der Eindruck auf, als wäre der Weg festgelegt, als hätten wir nicht mitzureden, ob Smart Hospital als

Ziel verfolgt werden soll." „Ihr Eindruck ist absolut richtig, Herr XY, es ist keine Frage, ob Smart Hospital weiterverfolgt werden soll. Das Ziel ist gesetzt, über den Weg dahin können wir reden. Aber eines ist zu beachten, ich werde mich immer an denen orientieren, die mitgehen, wer dies nicht will, der bleibt an der Haltestelle stehen", entgegnete ich. Diese Strategie ließ sich weitgehend einhalten. Der Grundentscheid zur Digitalisierung war und ist nicht verhandelbar.

Wir erleben jeden Tag bei der Umsetzung des Smart Hospitals an der UME, dass dieser Prozess vorankommt, manchmal in nur sehr kleinen Schritten, aber unendlich viel Überzeugungsarbeit und intensive Kommunikation mit allen internen und externen Bezugsgruppen erfordert, weil vor allem Denkmuster aufgebrochen werden müssen. Die Digitalisierung braucht neben Mut daher auch viel **Beharrlichkeit und eine hohe Frustrationstoleranz**, wie etwa die elektronische Patientenakte des Bundes mit ihrer langen Vorgeschichte beweist.

Digitale Transformation ist – ich erwähnte es bereits – Entwicklung „on the flight". Wir können die Wandlung zum Smart Hospital mit der Städteplanung vergleichen. Hier wie dort muss man auf Vorhandenem aufsetzen, im Bewusstsein, dass man an mancher Stelle zunächst eine Lehmhütte errichten wird, die man im Zweifel wieder abreißt. Erst mit der Zeit wird der Plan sichtbarer. Auch das müssen wir den Mitarbeiter*innen, die sich verständlicherweise schnelle perfekte Lösungen wünschen, immer wieder kommunizieren.

Ebenso habe ich gemerkt, dass **Veränderungen gar nicht so oft auf Widerstände stoßen**, wie dies kolportiert wird. Häufig soll diese pauschalisierte Aussage stattdessen das eigene Scheitern kaschieren und darüber hinwegtäuschen, dass z. B. eine neue unternehmerische Strategie mangels Unterstützung misslungen ist. Die meisten Unternehmen scheitern nicht an der Strategie, sondern an der operativen Umsetzung.

Manchmal glaube (oder hoffe) ich, dass vielmehr das genaue Gegenteil richtig ist, dass also Menschen als Individuen und als Gruppe absolut bereit zu Veränderung und Anpassung sind, ebenso wie die Geschichte der gesamten Menschheit vom Australopithecus bis zum Homo Sapiens doch gerade und in erster Linie eine Geschichte der permanenten Veränderung und Anpassung ist.

Eine absolute Voraussetzung dafür ist aber **eine Vision**, ein **klar definiertes Ziel**, eine **positiv besetzte Projektion**. Wenn ein Glaube an diese Vision vorhanden ist, schaffen Menschen großartige Bauwerke und besiedeln Wüsten, Tropenwälder und Polarregionen. Da sollte es doch mit den richtigen Führungskräften möglich sein, Orientierung und Motivation zu geben und die Medizin von innen heraus zu verändern. Antoine de Saint-Exupéry hat dies in einem wunderbaren und bekannten Zitat zusammengefasst: „Wenn du ein Schiff bauen willst, dann trommele nicht Männer zusammen, um Holz zu beschaffen und die Arbeit einzuteilen, sondern lehre die Männer die Sehnsucht nach dem weiten, endlosen Meer.“

IV. Das Finanzierungsdebakel

1. Steigende Kosten und fehlende finanzielle Mittel

Fast eine halbe Billion €, nämlich 440 Milliarden, betrugen die **Gesamtausgaben des Gesundheitssystems** in Deutschland im Jahr 2020, wie das Statistische Bundesamt im April 2022 zum Weltgesundheitstag mitteilte. Damit waren die Ausgaben um rund 27 Milliarden € (6,5 %) höher als im Vorjahreszeitraum. Erstmals seit Beginn der Aufzeichnungen im Jahr 1992 wurde die rein rechnerische Schwelle von 5000 € pro Bürger*in überschritten. Besonders frappierend: Der **Anteil der Gesundheitsausgaben am Bruttoinlandsprodukt** lag 2020 bei 13,1 % und damit 1,2 Prozentpunkte höher als 2019. Wir müssen also – auch in Relation zur gesamtwirtschaftlichen Wertschöpfung – immer mehr Geld zur Gesunderhaltung und Gesundwerdung der Bevölkerung aufbringen. Der größte Teil der Ausgaben entfiel mit 81,5 Milliarden € auf den Krankenhausbereich. Etwa halb so groß war das Ausgabenvolumen für die ambulante Versorgung mit 44 Milliarden €.

Natürlich hatte die **Corona-Pandemie** einen Anteil an dieser massiven Steigerung, schließlich betrugen die Ausgaben der öffentlichen Haushalte zur Bekämpfung der Pandemie rund 18 Milliarden €. Dazu zählten Ausgleichszahlungen für pandemiebedingte Einnahmeausfälle von Krankenhäusern, Vorsorge- und Rehabilitationseinrichtungen, Corona-Prämien und natürlich kostenlose Tests. Man macht es sich aber zu einfach, die finanziellen Probleme mit einer historischen Ausnahmesituation zu begründen. Im Februar 2022 analysierte die F. A. Z. zu Recht, dass die Pandemie für diese Entwicklung eher nebensächlich sei. Corona habe das Kostenwachstum zeitweilig sogar gebremst, da weniger Patient*innen zu Ärzt*innen, Zahnärzt*innen, zur Rehabilitation oder Vorsorge gegangen und teure Operationen verschoben worden seien.

Den steigenden Ausgaben im Gesundheitswesen stehen **fehlende finanzielle Mittel gegenüber.** Dies betrifft zunächst einmal das erste Standbein der sogenannten dualen Krankenhausfinanzierung, nämlich die **Erstattung**

der Betriebskosten durch die Krankenkassen mittels DRG-System. Zu diesen Betriebskosten gehören alle Kosten, die bei der Versorgung unserer Patient*innen anfallen. Das umschließt die Kosten für Personal, diagnostische Untersuchungen und Medikamente. Insgesamt 63 % tragen gesetzliche und private Krankenversicherung zur Finanzierung des Gesundheitssystems bei, allein die gesetzlichen Krankenkassen finanzieren 55 % aller Ausgaben. Die älter werdende Bevölkerung und die damit einhergehend abnehmende Zahl an Beitragszahler*innen ist – vergleichbar mit den Problemen des demografischen Wandels in Bezug auf die Rentenversicherung – eine tickende Zeitbombe. Und hier herrscht – unabhängig von Corona – mittlerweile **Alarmstufe Rot.**

2021 verbuchte die gesetzliche **Krankenversicherung mit einem Fehlbetrag** von 5,8 Milliarden € das größte Defizit ihrer Geschichte, insgesamt lagen die Ausgaben bei rund 284 Milliarden € nach 241 Milliarden € im Jahr 2020. Die ganze Dramatik zeigt sich auch darin, dass noch 2018 ein Überschuss von rund zwei Milliarden € erwirtschaftet werden konnte. Für 2023 wird ein Defizit zwischen 17 und 25 Milliarden € erwartet.

Ich wollte Sie mit diesen Zahlen nicht langweilen. Sie sind aber notwendig, um zu verstehen, innerhalb welch kurzen Zeitraums sich die **Finanzierungsgrundlage unseres Gesundheitssystems massiv verschlechtert** hat – dieser Trend wird nach Ansicht aller Expert*innen weiter anhalten und noch an Fahrt gewinnen, wenn wir nicht gegensteuern. Die anstehende Beitragserhöhung der Krankenkassen wird als Rettungsanker kaum reichen. Wir sehen bereits überdeutlich, wie sich die bekannten, aber lange Zeit negierten oder verharmlosten Systemfehler des Gesundheitswesens nunmehr auch finanziell und wirtschaftlich manifestieren. Es droht die realistische Gefahr, dass schon bald entweder eine gute Medizin nicht mehr finanziert werden kann oder die Beiträge der Versicherten erheblich angehoben werden müssen.

Wir zahlen aber heute, so Jens Baas, Vorstandsvorsitzender der Techniker Krankenkasse, in unserem Podcast „19 – Die Chefvisite", bereits 15 bis 16 % unseres Einkommens für die Krankenversicherung. Wo soll das enden? Bei 20 oder gar 30 %? Bis Ende 2019 lebten wir mit der Vorstellung, dass alles gut zu finanzieren sei. Heute gibt es einen Kostenanstieg, der auch mit positivem Wirtschaftswachstum nicht mehr kompensierbar sein wird.

Die **dramatische Entwicklung der Finanzsituation der Kranken-kassen** ist ein Warnschuss, den wir unbedingt ernst nehmen müssen. Die Gesundheitspolitik ist in der Verantwortung, ohne Verzug ihre Konsequen-zen zu ziehen. Wir brauchen eine Änderung der Krankenhausfinanzierung. Dass sich die Feuerwehr aus Erlösen der Brandversicherung finanziert, dass die Polizei über die durchschnittliche Anzahl von Straftaten bezahlt wird, ist genauso abwegig, wie zu glauben, dass sich das ganze Krankenhauswesen über die Krankenkassen finanzieren lässt.

Das Finanzierungsproblem betrifft auch das zweite Standbein der dualen Krankenhausfinanzierung, die **Übernahme der Investitionskosten durch die Bundesländer**. Sie umfassen zum Beispiel Kosten für bauliche Maß-nahmen, Geräte und digitale Infrastruktur, wie sie für die Entwicklung einer Universitätsmedizin – und insbesondere auch für die Transformation in ein Smart Hospital – nötig sind.

Die Idee der dualen Krankenhausfinanzierung ist vom Grunde her rich-tig. Sie setzt aber voraus, dass beide Partner, die Krankenkassen und die Bundesländer, ihrer Verpflichtung nachkommen. Und genau da wird es schwierig, kommen die Bundesländer ihren Finanzierungsverpflichtungen immer weniger nach. Vielen Universitätskliniken fehlen zig Millionen € für eine angemessene bauliche und digitale Infrastruktur. Daneben gibt es immer wieder Notwendigkeiten für kleinere Finanzierungen, auch zum Anschub digitaler Projekte. Die Mittel, die seitens der Bundesländer für Investitionen zur Verfügung stehen, reichen bereits heute nicht mehr aus, um die Krankenhäuser nachhaltig zukunftsfähig zu machen. Mittlerweile haben wir in Deutschland einen **Investitionsstau** von etwa 30 Milliar-den €. Mit fatalen Folgen. Fehlen nämlich die Mittel für die Investitions-kosten, dann versucht eine Geschäftsführung, das resultierende Delta aus-zugleichen. Woher? Aus dem Topf der Betriebskosten. Vielerorts regiert auch das Prinzip „von der Hand in den Mund", um zumindest die not-wendigsten Investitionen zu stemmen und die Klinik funktionsfähig zu halten.

Entspannung ist nicht in Sicht, im Gegenteil: Angesichts der im Zuge der Corona-Krise und der Kriegsfolgen gigantischen Neuverschuldung der öffentlichen Haushalte steht dauerhaft zu befürchten, dass die von den Ländern zu tragenden **Investitionssummen tendenziell weiter sinken** werden. Richtig, manche von Ihnen werden jetzt auf das Krankenhaus-zukunftsgesetz hinweisen, das die genannten Probleme allerdings auch nicht lösen wird. Ich komme in Kürze darauf zurück.

Bundesärztekammer-Präsident Dr. Klaus Reinhardt forderte 2022 auf dem 126. Deutschen Ärztetag, dass der **Bund die Länder finanziell unterstützen muss**, da sie den Investitionsstau alleine nicht abbauen können. Einfach gestaltet sich aber auch diese Forderung nicht. So sagte Bundes-gesundheitsminister Dr. Karl Lauterbach auf dem Sommerempfang der Deutschen Krankenhausgesellschaft 2022 in Berlin: „Bei den Investitions-kosten sind die Länder in der Pflicht. Sie wollen ja auch nicht auf die Krankenhausplanung verzichten. Wenn die Länder bereit wären, dem Bund bei der Krankenhausplanung Rechte abzugeben, wäre ich bereit, dar-über nachzudenken, dass sich der Bund an den Investitionskosten beteiligt. Der Bund wird aber nicht zahlen, ohne Rechte bei der Krankenhaus-planung zu gewinnen." Sie sehen: Man bewegt sich auch hinsichtlich der Finanzierung von Investitionen im Kreis. Offensichtlich gab es während der Erstellung des Koalitionsvertrages der Ampelkoalition Bestrebungen, dass sich der Bund auch bei der Krankenhausfinanzierung einbringt. In der letzten Fassung war dieses Thema aber nicht mehr enthalten.

Wie also sollen und können notwendige Investitionen gestemmt werden? Universitätskliniken haben kaum Möglichkeiten, Kredite aus dem opera-tiven Geschäft zu tilgen. Vor allem dann, wenn sie durch frühere Verein-barungen finanzielle Bindungen zu tragen haben, wie beispielsweise die UME durch das Westdeutsche Protonentherapiezentrum in fast drei-stelliger Millionenhöhe. Zwar ist es, natürlich und zum Glück, nicht die originäre Aufgabe der Medizin, Gewinne zu erwirtschaften, sondern Men-schen gesund zu machen und gesund zu halten. Aber **gute Medizin kann nicht dauerhaft defizitär sein**. Wir brauchen wirtschaftlich gesunde Krankenhäuser für notwendige Investitionen in die Digitalisierung, in medizinische Geräte, moderne Gebäude und insbesondere in die Quali-fikation und eine angenehme Arbeitsatmosphäre des medizinischen Perso-nals.

In Essen sind wir derzeit in der glücklichen Lage, im Rahmen eines Landesprogramms zentrale Neubauten wie etwa unsere neue Kinderklinik oder die neue Nuklearmedizin zu errichten. Aber diese Bauprojekte, so wichtig sie auch sind, beheben teilweise nur Jahrzehnte alte Investitionsrückstände. Noch bedrohlicher wird das Delta, wenn man sich die im Zuge der notwendigen Steigerung der Nachhaltigkeit erforderlichen Investitionen etwa in Gebäudedämmung und Photovoltaik oder in Mobilitätskonzepte für E-Autos und E-Bikes vor Augen hält. Die mangelnde Investitionsbereitschaft der öffentlichen Hand ist ein zentrales Problem für die Krankenhäuser und damit die Gesundheitswirtschaft insgesamt.

Letztlich erklärt sich auch daraus das notwendige Ansinnen diverser Krankenhäuser, **gewinnbringend arbeiten** zu wollen. Erschwert wird die Finanzierbarkeit zusätzlich, wenn auch noch Renditeerwartungen bestehen. Relevante Stellschrauben zur besseren Finanzierbarkeit des Krankenhauswesens sind Personalkosten, Materialkosten und – entsprechend der Vergütung durch die Krankenkassen – die Leistungszahlen bei den Patient*innenbehandlungen, sofern die erwarteten Verweildauern eingehalten werden und die Fallzahl den festgelegten Rahmen nicht sprengt. Dann würde der sogenannte Fixkostendegressionsabschlag greifen, der die im Vergütungssystem vorhandenen Anreize zur Erbringung von Mehrleistungen auf Ortsebene dämpfen soll. Sie sehen, das Ganze hat etwas mit bestmöglicher Steuerung an der oberen Behandlungsgrenze zu tun. Einbrüche in der Patient*innenzahl drohen, das Ergebnis in die Tiefe zu reißen. So ist es nachvollziehbar, wenn die Leitungen von Krankenhäusern den Wunsch nach einer Marketingstrategie äußern.

Marketing und Krankenversorgung aber sind ein hochsensibles Konstrukt, sollte doch das Gesundheitswesen grundsätzlich auf einer sorgfältigen Behandlungsindikation und vor allem auf Wahrheit, nicht auf Marketingversprechen aufgebaut sein. Mit zunehmendem Konkurrenzdruck und überhöhten Renditeerwartungen greift das Marketing immer wieder und weiter wie eine Krebsgeschwulst ins Gesundheitswesen ein. Geworben wird mit Ärzt*innen, Diagnostikverfahren, bestimmten Behandlungsprozeduren und diversen anderen Dingen. Ein Teil dieser Werbung ist klar als solche erkennbar, aber vieles läuft über die verfügbaren Printmedien, die sozialen Medien, Radio und Fernsehen. Wie sollen Patient*innen den Wahrheitsgehalt solch versteckter Werbemaßnahmen überprüfen? Objektive Qualitätsparameter sind nur erschwert zugänglich und werden vielfach nicht einmal erhoben.

Zusammenfassend lässt sich festhalten: **Das Krankenhauswesen steht ökonomisch am Abgrund.** Steigende Bau- und Betriebskosten sowie unausweichliche Investitionen in die Digitalisierung, Einstellungs-initiativen von Pflegepersonal und überfällige Investitionen Richtung Nachhaltigkeit werden von einer sich bereits aktuell abzeichnenden Dimension an nicht gegenfinanzierten vorhandenen Personalkosten (steigende Lohnkosten bei abnehmender Arbeitszeit in einer Phase des Arbeitskräfte-mangels) übertroffen. Dieser bedrohlichen Entwicklung steht eine abnehmende Ertragskraft im Gesundheitswesen gegenüber. Ehe ich auf Möglichkeiten zu sprechen komme, wie Kosten auf smarte Weise eingespart werden können, möchte ich noch auf zwei Optionen der Finanzierung, ergänzend zur dualen Krankenhausfinanzierung, hinweisen.

Die erste davon ist die **private Förderung**. Solch eine Unterstützung kann beispielsweise von einer **Stiftung** kommen, aus meiner Essener Sicht konkret von der Stiftung Universitätsmedizin, in deren Kuratorium ich nach meinem Tätigkeitsbeginn herzlich aufgenommen wurde. Ich möchte bei dieser Stiftung, die inzwischen sehr viele Projekte auch zur Pandemie-bekämpfung gefördert hat, kurz innehalten, hat sie selbst eine besondere Geschichte: Anfang 2006 nämlich sammelten Professor*innen der Essener Universitätsklinik in privater Initiative Geld und trugen auf diese Weise ihren Teil zu den 210.000 € Grundkapital der neuen Stiftung Universitäts-medizin bei. Heute gehört sie zu den erfolgreichsten Stiftungen deutscher Universitätsklinika. Sie unterstützt andere Stiftungen, erhielt bedeutende Preise und konnte wichtige Initiativen ins Leben rufen.

Die durch derartige Stiftungen mögliche Förderung medizinisch relevanter Vorhaben ist aus dem US-amerikanischen Krankenhaussystem bereits nicht mehr wegzudenken. An den US-Kliniken finden sich regelmäßig **Abteilungen zum Funding**, also zum Einwerben von Geldern, mit denen Forschung gefördert wird, Geräte beschafft oder bauliche Investitionen getätigt werden. Und natürlich sieht man in den Kliniken eine Reihe von Beschilderungen und Namenstafeln, die auf die Spender*innen hinweisen. Anerkennung, die den Investor*innen zusteht. Im deutschen Krankenhaus-system gibt es solche Finanzierungen viel zu selten.

Berichten möchte ich außerdem von meinem väterlichen Freund Prof. Dr. Dr. Reinfried Pohl, dem Gründer der Deutschen Vermögensberatung.

Ich lernte ihn zu meiner Zeit als Studiendekan in Marburg kennen. Ich wollte dort unbedingt ein Trainingszentrum aufbauen, an dem Studierende der Medizin Trockenübungen durchführen könnten, die auf die Arbeit an Patient*innen vorbereiten. Auf der Suche nach einer Finanzierungsmöglichkeit also traf ich auf Dr. Reinfried Pohl. Ein außergewöhnlich netter, enorm interessierter älterer Mann, dem es sehr wichtig war, dazu beizutragen, die Studierenden der Medizin zu unterstützen, praktische Fertigkeiten zu erlernen. Mein Projektvorschlag faszinierte ihn. Dr. Pohl finanzierte einen exzellenten Neubau, den die Marburger Medizinische Fakultät der Philipps-Universität als Dr. Reinfried Pohl-Zentrum für Medizinische Lehre in Betrieb nahm, die Beschaffung eines Da-Vinci-Robotersystems vor allem für Lehr- und Forschungszwecke sowie weitere Projekte im Bereich der Krebsmedizin, etwa das Anneliese Pohl Krebszentrum.

Solche Förderinitiativen können das Grundproblem nicht beseitigen, aber einzelne Projekte ermöglichen, die ansonsten nicht oder nur sehr verzögert umgesetzt würden. Umso verstörender empfand ich eine in der Professor*innenschaft aufgekommene, dann aber glücklicherweise rasch beendete Diskussion, ob man die Spende für das Krebszentrum überhaupt annehmen wolle. Natürlich, man kann Externe davon ausschließen, unverrichtete Projekte über deren **private Spenden** finanzieren zu lassen. Man kann Dankbarkeit offen zurückweisen, weil man auf immer noch fehlende Landes- oder Bundesmittel hofft oder in irgendeinem Sozialneid verhaftet ist. Man kann sich unentwegt darüber aufregen, wenn man auf Namenszüge und Dankestafeln in Universitätskliniken blickt. Meine Meinung ist definitiv eine gänzlich andere. Ich bin extrem dankbar, wenn Persönlichkeiten ihr Geld in Forschung, Lehre und verbesserte Krankenversorgung investieren und ihnen weitere Personen folgen. Dann gehört es sich auch, den Donatoren Bericht zu erstatten, was mit dem Geld passiert ist, um ihnen die damit verbundene Freude zu erweisen.

Das Marburger Zentrum für unerkannte und seltene Erkrankungen, das im Kapitel Datenschatz beschrieben wurde, ist ein **weiteres Beispiel** dafür, wie private Finanzierung Krankenhausprojekte voranbringen kann. Wieder war es Dr. Pohl, der mit der Stiftungsprofessur den Anstoß gab und das Projekt über viele Jahre finanzierte. Als Krankenhausunternehmen trug die Rhön-Klinikum AG die Kooperation mit dem KI-Partner IBM finanziell.

Mit einer reinen DRG-Finanzierung, bei der Patient*innen gegebenenfalls zwangsläufig wieder entlassen werden müssen, wenn keine Diagnose gestellt werden kann, weil der weitere Krankenhausaufenthalt einschließlich aufwendiger Diagnostikverfahren nicht ohne weiteres über Fallpauschalen abgerechnet werden darf, wäre auch ein solches Zentrum schlichtweg nicht finanzierbar. Das Beispiel zeigt, dass wir die Privatwirtschaft deutlich stärker als bisher üblich in **Projektförderung** aber ebenso in die **Erlösbeteiligung** einbeziehen sollten, wenn die Forschungsinitiativen gewinnbringend sind.

Ähnliches gilt auch für die zweite das duale System ergänzende Finanzierungsmöglichkeit. Mit dem Fortschreiten des Digitalisierungsprozesses erschließt sich nämlich eine **weitere mögliche Form der Finanzierung**: der **Datenkommerz**, also der Verkauf von Gesundheitsdaten zum Zwecke der Forschung und Entwicklung. Wir müssen die Chance nutzen, unter Einhaltung der Datensouveränität der Bürger*innen Daten gegen Bezahlung pseudonymisiert oder anonymisiert zur Verfügung zu stellen. Die Alternative wären profitorientierte Monopolisten oder staatliche Kontrolle. Wie ich das meine? Aktuell sind es große US-Konzerne wie Google oder Apple, die mit den von uns eingespeisten Gesundheitsdaten Geld machen und noch viel stärker machen werden. Auf der anderen Seite führt China unzählige Gensequenzierungen bei Neugeborenen durch und analysiert deren Gesundheitsdaten, deren physische und psychische Verfassung konsequent über Jahre. Nicht, dass ich diese staatliche Kontrolle befürworte. Wir wären aber blauäugig anzunehmen, das hätte keinen Einfluss auf die westliche Welt. In 30 Jahren wird in China derart viel Wissen über den Gesundheitsstatus der Bevölkerung sowie über dessen Steuerung und Überwachung samt Verhaltensbeeinflussung vorhanden sein, dass wir gut beraten sind, unsere Strategie in Europa länderübergreifend auf diese Situation hin auszurichten.

Wir machen als Gesundheitssystem, aber auch als Universitätsmedizin, die die Gesundheitsdaten der Patient*innen treuhänderisch verwalten könnte und müsste, **einen ganz großen Fehler, wenn wir jegliche Form der Kommerzialisierung der Gesundheitsdaten ausschließen.** Warum? Zum einen, weil wir dann die Chance verpassen, sehr interessante und wichtige Erkenntnisse zu gewinnen. Bei allem Respekt vor der Universität dürfen wir nicht vergessen, dass nicht nur dort gute Wissenschaft betrieben wird. Auch die Industrie macht exzellente Forschung.

Daten bringen nebenbei bemerkt auch eine gewisse **Verhandlungsmacht** mit sich, wie wir im Hinblick auf die COVID-19-Impfstoffe gesehen haben. Hätten wir zu Beginn der Pandemie bereits eine bundesweit verfügbare elektronische Patientenakte gehabt, wie es in Israel seit über 25 Jahren der Fall ist, wäre in Deutschland vieles besser gelaufen. Israel hat auch deshalb frühzeitig ausreichend Impfstoff erhalten, weil es eben nicht nur früh Impfstoffe orderte und vielleicht erhöht bezahlte, sondern zusätzlich Daten an Biontech und Pfizer zu geben bereit war und vor allem geben konnte. Natürlich wäre es auch in Deutschland möglich, anonymisierte Daten so zu erheben und aufzubereiten, dass man die zugrundeliegenden Fragestellungen zur Impfung deutlich besser abschätzen könnte. Das Fehlen einer elektronischen Patientenakte in Deutschland aber hat die Forschung und das Reagieren in der Pandemie erheblich erschwert und die Bürger*innen benachteiligt.

Durch Datenkommerz kann aber vor allem auch sogenanntes **frisches Geld** in das Gesundheitssystem einfließen, das eben nicht von den Beitragszahler*innen der Krankenkassen oder aus klammen Landeshaushalten kommt. Die **Pharmaindustrie** zahlt für die Daten viel Geld, nicht aus obszönen Gründen, sondern weil diese Daten helfen, bessere Medikamente zu erzeugen und bessere Studien aufzulegen. Das kann nicht schaden, solange die Unabhängigkeit gewahrt wird und Compliance-Richtlinien beachtet werden.

Studien besser zu designen, ist für die Pharmaindustrie von extrem hoher Bedeutung, wenn man sich überlegt, wie teuer es ist, ein Medikament zur Marktreife zu bringen. Die Entwicklung eines Medikaments für die Onkologie zum Beispiel kostet nicht selten zwischen einer und zwei Milliarden €.

Wenn wir in Deutschland zum Beispiel einen **genbasierten Datenpool** für Krebspatient*innen aufbauen, wie ich es im Kapitel Datenschatz beschrieben habe, könnten Pharmaunternehmen gemeinsam in diesen einzahlen und auf die Daten in anonymisierter Form zugreifen. Die Wertigkeit eines solchen Datenpools wird davon abhängen, wie genau und wie konstant die langzeitverfolgten Daten sind. Hier sind wir in Deutschland noch weit vom Optimum entfernt. Wir müssen Behandlungsergebnisse viel besser erfassen. Auch über die Sektorgrenzen hinweg. Die Bewertung der Behandlungsergebnisse muss in Echtzeit erfolgen.

Die pharmazeutische Industrie, jahrelang unmittelbare Verdienerin durch Medikamentenverkauf, ändert zudem spürbar ihre Aktivitäten. Ihre Akteur*innen möchten nicht mehr nur Pharmazieunternehmen sein, sondern auch gesellschaftliche Verantwortung übernehmen. Dabei zielen sie verstärkt auf Gesundheitslösungen mit dem klaren Ansatz, dass Patient*innen über den medikamentösen Ansatz hinaus gesunden.

Hoffmann La Roche, ansässig in Basel und nach Umsatz das größte Pharmaunternehmen der Welt, hat aus gutem Grund Foundation Medicine und Flat Iron gekauft, zwei Unternehmen, die molekulargenetische Patient*innendaten sammeln, auswerten und vermarkten. Roche hat dafür mehrere Milliarden US-Dollar ausgegeben, ein Hinweis darauf, wie wertvoll diese Daten sind. Die Genanalyse kann aber nur ein Teil der Diagnose sein. Es gibt eine ganze Reihe weiterer Informationen, die in diagnostische und letztlich therapeutische Entscheidungsprozesse einbezogen werden müssen. Hierzu gehören diverse Laborbefunde, Informationen aus der Bildgebung und ganz besonders natürlich der Zustand der Patient*innen, somatisch und mental.

Die folgenden **zwei Beispiele** dürften Ihnen verdeutlichen, wohin die Reise mancherorts schon gegangen ist. Foundation Medicine kollaboriert bereits mit EPIC, dem US-amerikanischen Anbieter eines Krankenhausinformationssystems, das elektronische Patient*innenakten verwaltet. Mit dieser Kollaboration werden die von Foundation Medicine erhobenen genomischen Profilierungsdaten der Patient*innen ins System eingebracht. Ein zweites Beispiel betrifft die Mayo Clinic. Sie nutzt ebenso EPIC und kollaboriert mit Google. Das daraus resultierende Potential erklärt sich von selbst.

EPIC, ich hatte Ihnen bereits bei meinen Ausführungen zur Berner Insel Gruppe darüber berichtet, zählt zu den besten Krankenhausinformationssystemen der Welt. In Deutschland gibt es keinen einzigen Krankenhaus-Standort, der EPIC nutzt. In anderen Ländern wird dieses KIS zunehmend eingeführt. Richtig, man kann die Meinung vertreten, wir bauen alles selbst auf, wollen weder Kollaborationen mit Pharmaunternehmen noch mit

Google. Aber dann sollten wir das bitte auch machen – und zwar schnell. In der Sanduhr sind die allermeisten Körnchen leider schon im unteren Teil angekommen.

Nicht nur Pharmaunternehmen haben Interesse an derlei Daten. **Datengetriebene Medizin befördert neue Geschäftsmodelle.** Digitale Technologien spielen beim individuellen Gesundheitsverhalten und bei der Gesundheitsversorgung eine immer größere Rolle. Sie ermöglichen eine bessere Interaktion zwischen Patient*innen, Mediziner*innen und Dienstleister*innen. Zum Beispiel können Telemedizinanbieter Ärzt*innen zu Diagnosediensten einstellen und ein „digitales Krankenhaus" entwickeln. Ein weiteres Beispiel stellt der Zusammenschluss der Unternehmen Cerner und Amazon dar. Über Cerner steht Amazon eine große Menge an Gesundheitsdaten zur Verfügung, aus denen zum Beispiel eine durch Künstliche Intelligenz gesteuerte Alexa als Gesundheitsberaterin entwickelt werden kann.

Die Ausgaben für digitale Gesundheit werden weltweit bis zum Jahr 2025 auf fast eine Billion € geschätzt. Der Zugang zu einem **großen Netzwerk von Plattformen** wird hier einen besonderen Erfolgsfaktor für Unternehmen im Gesundheitswesen darstellen. Akteur*innen müssen und werden den Markt beobachten und für sich eine Plattformstrategie formulieren. Sie werden vor die Entscheidung gestellt, selbst eine Plattform zu entwickeln oder eine Partnerschaft mit Zugriff auf eine Plattform einzugehen. Hier sind kreative strategische Planungsansätze gefragt, sehr zeitnah.

In **Deutschland** haben wir ein anderes **Verständnis zur kommerziellen Datennutzung** als in manch anderem Land. An dieses Thema traut sich naturgemäß keiner ran, denn wenn es falsch in der Öffentlichkeit ankommt, ist Aufregung Programm. Wir neigen dazu, zunächst die Gefahren und Risiken zu sehen, mitunter sogar Ängste zu schüren. Bevor aber eine Skandalisierung einsetzt, sollten wir die Diskussion dringend versachlichen. Denn wie Daten genutzt oder vertrieben werden dürfen, ist immer noch nicht umfänglich geklärt.

Fragt man Patient*innen, ob sie ihre persönlichen Daten Institutionen gegen ein Entgelt zur Verfügung stellen würden, folgt zumeist Ablehnung. Erklärt man, dass sie dies schon in der Breite praktizieren, blickt man in verwunderte Gesichter. Menschen laden kostenfrei Gesundheits-Apps aufs Smartphone und geben im Gegenzug Apple oder Google ihre sensiblen Daten zur eingeschränkten Nutzung. Das begreifen die meisten aber nicht, vermuten sie hinter diesem Konzept kein Geschäftsmodell.

Wir haben als Gesellschaft den Auftrag, uns mit dieser Thematik auseinanderzusetzen und der Bevölkerung die **Chancen aus dem Datenkommerz** verständlich zu machen. Wir dürfen nicht den US-Monopolist*innen den Markt überlassen. Vom **Wissenszuwachs durch die Forschung von Pharmaunternehmen und Co** profitieren Gesunde und Kranke auf der ganzen Welt, vom Frühchen bis zum alten Menschen. Wie schnell ein solcher Wissenszuwachs erfolgen kann, erlebten wir in der Corona-Pandemie. Weltweit wurden und werden Ergebnisse unterschiedlichster mit COVID-19 zusammenhängender Untersuchungen zusammengeführt, unter anderem aus Einzelbeobachtungen, klinischen Studien und experimentellen Untersuchungen.

Aber auch – und nicht zuletzt – die **finanziellen Möglichkeiten** für das Gesundheitssystem stellen eine große Chance dar. Natürlich wirft dies die Frage auf, wer das Geld zu welchem Anteil bekommt. Wir müssen Wege finden, die Erträge nach einem gewissen Schlüssel aufzuteilen. Erhoben werden die Patient*innendaten meist in den Universitätskliniken, wo sie idealerweise treuhänderisch verwaltet werden sollten. Das könnte bedeuten, dass die Universitätsmedizin das Eigentum über dann anonymisierte Daten hat und damit die Verantwortlichkeit über die entsprechenden Rahmenbedingungen. Aber auch die Unternehmer*innen, die das unternehmerische Risiko tragen, müssen finanziell beteiligt werden, weil sie mit den Daten in der Regel erst einmal investieren, bevor sie sie in irgendeiner Form verwenden. Von 100 €, die über Datenkommerz ins System fließen, könnten vielleicht je 30 € an das Universitätsklinikum und die Industrie gehen, je 10 € an das Gesundheitsministerium und die Versicherungen und 20 € an die Patient*innen. Dies ist ein vollkommen unabgestimmter, sicherlich nicht zu Ende gedachter Verteilungsmechanismus, der jedoch die Gedanken in eine gute Richtung anstoßen könnte. Wie wir es auch angehen, eines sollten wir nicht vergessen: Spricht man über Kommerzialisierung von Gesundheitsdaten, ist zum Schluss Vertrauen die Kernwährung und muss es auch bleiben.

2. Arzneimittel – zwischen Heilung und Kostenexplosion

Mit Blick auf die schwierige finanzielle Situation im Gesundheitssystem ist eines klar: Wir sollten lernen, **dauerhaft mit weniger Geld auszukommen**. Die guten Jahre mit gleichsam ungebremstem Mittelzufluss sind auf lange Zeit vorbei. Die finanzielle Stabilität unseres Gesundheitssystems muss auf Grundlage eines schwachen Wachstums, einer spürbaren Inflation und ganz grundsätzlich auf Basis einer volatilen Weltwirtschaft sowie unsicherer politischer Rahmenbedingungen erreicht werden.

Wie also können Kosten gesenkt werden? Ein möglicher Lösungsweg, so Jens Baas, Vorstandsvorsitzender der Techniker Krankenkasse, in Folge 119 unseres Podcasts „19 – Die Chefvisite", könnte darin bestehen, Qualität in der Medizin nach vorne zu stellen und **ausufernde Arzneimittelpreise** in den Griff zu bekommen. Hohe Arzneimittelpreise sind ein relevanter Kostentreiber. Die GKV wendete 2020 allein für die Arzneimittelversorgung 43,3 Milliarden € auf.

Die **pharmazeutische Industrie** hat in den vergangenen 20 Jahren **enorme Erfolge** zu verzeichnen gehabt. Ich denke da etwa an die erste Antikörpertherapie gegen Brustkrebs (Herceptin), die im Jahr 2000 verfügbar wurde. Ebenso soll der Kampf gegen Erblindung durch die altersbedingte feuchte Makuladegeneration Erwähnung finden, der 2007 mit der ersten Antikörpertherapie (Ranibizumab) aufgenommen wurde. 2013 konnte die Heilungschance von Hepatitis C durch neuartige Virostatika (z. B. Sofosbuvir), kombiniert mit weiteren Medikamenten, auf über 90 % erhöht werden. Ein Jahr später kamen die sogenannten Checkpoint-Inhibitoren als erste breit gegen Krebs einsetzbare Immunonkologika auf den Markt, die eine Bremswirkung des Immunsystems lösen. 2015 wurden PCSK-9-Hemmer eingeführt, die Cholesterinwerte auch bei Patient*innen mit extrem überhöhtem Cholesterinspiegel erheblich senken können. 2017 starteten die ersten Krebstherapien mit gentechnisch veränderten T-Zellen, den CAR-T-Zellen. 2017 und 2018 wurden zum ersten Mal in der Krebsmedizin zwei tumoragnostische Krebsmittel zugelassen (Pembrolizumab und Larotrectinib). Der Begriff „agnostisch" bedeutet „ohne Wissen". Gemeint ist, dass die Behandlung – anders als in der klassischen Krebsmedizin – nicht mehr danach erfolgt, wo der Tumor lokalisiert wird und welche Krebsart vorliegt.

Stattdessen basiert sie auf dem Nachweis spezifischer molekulargenetischer Veränderungen (Biomarker) im Tumor. Besagte tumoragnostische Mittel zeigten gute Wirksamkeit und langes Ansprechen der Therapie bei Patient*innen mit soliden Tumoren in fortgeschrittenen Stadien, die einen bestimmten Biomarker aufwiesen. Für 2020 will ich auf drei medikamentöse Entwicklungen verweisen: die ersten Impfstoffe gegen COVID-19 als zugleich am schnellsten entwickelte Impfstoffe aller Zeiten, ein wirksames Medikament gegen Mukoviszidose, das bei der Mehrzahl der Patient*innen einsetzbar ist, und das erste Medikament gegen die Viruskrankheit Hepatitis D. Das alles und noch viel mehr sind sensationelle medizinische Fortschritte über nur zwei Dekaden. Wir ahnen, dass in den nächsten zehn Jahren viele weitere Erfolge hinzukommen könnten.

Faszinierend ist dabei auch der medizinische Fortschritt, den wir im Rahmen der **Gentherapie** erleben. In Amerika hat die Arzneimittelbehörde FDA über zehn Zulassungen für Gentherapie erteilt, mehrere hundert Gentherapien befinden sich aktuell weltweit in klinischen Studien. In den nächsten Jahren ist mit einer steigenden Zahl an zugelassenen Präparaten zu rechnen, die sich sowohl gegen Krebserkrankungen als auch Erkrankungen anderer Organsysteme richten.

Durch die Entschlüsselung des menschlichen Genoms und die Weiterentwicklung der Gentherapie wurden Behandlungsformen entwickelt, die als **Präzisionsmedizin** oder **personalisierte Medizin** zusammengefasst werden. **Individualisierte Medikamente** stellen eine neue Dimension für die medikamentöse Behandlung von Krebs und seltenen Erkrankungen dar. So ist die medizinische Forschung heute in der Lage, für einzelne Krebserkrankungen die zugrundeliegende genetische Mutation zu bestimmen, die für das Wachstum des Krebses verantwortlich ist. Durch das Einbringen eines unschädlich gemachten Virus, das als Transportvehikel für ein intaktes Gen dient, kann dieser Gendefekt behoben werden. 2020 wurden Prof. Dr. Emmanuelle Charpentier und Prof. Dr. Jennifer Doudna für die Entdeckung der molekularen Schere Crispr/Cas-9 mit dem **Nobelpreis für Chemie** ausgezeichnet. Aktuell wird intensiv daran gearbeitet, dieses im Labor und bei Pflanzen erprobte Verfahren beim Menschen einzusetzen. Erste Erfolge gibt es bereits, zum Beispiel bei einer seltenen Lebererkrankung.

Eine der wohl öffentlichkeitswirksamsten Behandlungsformen ist die Therapie der sogenannten Spinalen Muskelatrophie mit Zolgensma, die sogar die Zwei-Millionen-Euro-Marke überschreitet. Es gibt mehrere **Gründe für die hohen Preise**. Zum einen ist die medizinische und pharmakologische **Entwicklung und Herstellung** dieser Medikamente **langwierig und aufwändig**. Zum anderen können die Medikamente nur **bei einer sehr begrenzten Anzahl von Patient*innen angewandt** werden, sodass sich Forschungs- und Entwicklungskosten sehr langsam amortisieren. Diese Konstellation treibt die Kosten pro Patient*in und Behandlung in die Höhe und stellt die Solidargemeinschaft vor die ethische und ökonomische Frage, wie viel ein Medikament und damit die Gesundheit eines Menschen kosten darf. Sechsstellige Therapiekosten pro Jahr pro Patient*in würden ihn als Krankenkassenchef kaum noch schockieren und gehörten schon fast zur Normalität, so Jens Baas im Podcast.

In den Kontext der Diskussion über Arzneimittelpreise muss einfließen, dass die Wirkungsweise der neuen Gentherapien stark von denen herkömmlicher Substanzen abweicht. Ein Teil dieser Arzneimittel wird **optimalerweise nur einmalig im Leben** der Patient*innen verabreicht und behandelt die Ursache der Erkrankung an der Wurzel, nämlich durch einen „Eingriff" in die Erbsubstanz. Hierdurch werden teure Folgeoperationen oder Nebenwirkungen von konventionellen Chemo- oder Strahlentherapien vermieden, was sich dann gegenrechnen ließe.

Nicht immer sind die hohen Preise für die Arzneimittel aber durch Forschungskosten **gerechtfertigt**. Während die Therapiekosten pro Jahr und Patient*in mittlerweile auch siebenstellige Beträge erreichen, berichtet Jens Baas, würden Pharmafirmen gleichzeitig auf Investor*innen-konferenzen mitteilen, mit neuen Medikamenten bereits im ersten Jahr Milliardengewinne gemacht zu haben. Auch das oben erwähnte Zwei-Millionen-Euro-Medikament Zolgensma sei bereits im zweiten Jahr nach Einführung in der Gewinnzone gewesen. Eine Anpassung der Preise wäre hier demnach dringend erforderlich, kann aber natürlich nicht die einzige Maßnahme sein.

3. Konzentration aufs Wesentliche: Krankenhausschließungen

Was wir in Deutschland brauchen, sind bundesweite Digitalisierungsoffensiven zur Gesundung erkrankter Krankenhäuser. Ein zur Verbesserung der Krankenhäuser konzipiertes Investitionsprogramm startete der ehemalige Bundesgesundheitsminister Jens Spahn mit dem bereits vorerwähnten **Krankenhauszukunftsgesetz (KHZG)**. Den Bundesländern kommt über diesen Umweg eine Bundesförderung von drei Milliarden € zugute, zusätzliche 1,3 Milliarden € werden von Ländern und Trägereinrichtungen gestellt. Das Krankenhauszukunftsgesetz bedeutet darüber hinaus für viele Beratungs- und Digitalfirmen eine große wirtschaftliche Chance. Leider beobachtete ich schon sehr früh, dass es einigen Unternehmen primär darum ging, möglichst viele neue Kund*innen zu akquirieren, ohne die nachhaltige Betreuungssicherheit der bereits vertraglich angebundenen Häuser sicherzustellen. Das Resultat und die entsprechenden Folgen werden wir in Kürze sehen, wenn es dann um die Umsetzung geht. Natürlich dauert es, bis die damit finanzierten Projekte ans Laufen kommen, und natürlich wird ein gewisser Teil scheitern, sind weder Krankenhäuser noch Unternehmen in der Lage, alles Angekündigte in den erwarteten Zeiträumen umzusetzen. Auch reicht es leider nicht aus, nur das Krankenhauszukunftsgesetz beschlossen zu haben. Gleichermaßen muss es um die Formulierung eines Praxiszukunftsgesetzes mit der Zielsetzung gehen, den intersektoralen Ansatz deutlich zu optimieren.

Zur Information über die Möglichkeiten der Digitalisierung in der Medizin gehört es auch, die **Grenzen der Digitalisierung** aufzuzeigen. Diese liegen da, wo die zugrundeliegenden Prozesse und Strukturen nicht für die Digitalisierung geeignet sind. Das gilt mikroökonomisch für das eigene Krankenhaus und makroökonomisch für weite Teile des Gesundheitswesens, insbesondere für die deutsche Kliniklandschaft mit ihren viel zu vielen kleinen, leistungsschwachen Krankenhäusern. Hier kann Digitalisierung nur bedingt Fortschritte in einem angemessenen Zeitraum bringen.

So ist auch das KHZG zwar ein Schritt in die richtige Richtung. Eigentlich notwendig wären allerdings vorbereitende Maßnahmen gewesen, um zu vermeiden, dass mit dem Geld aus dem KHZG Krankenhäuser gerettet werden, die man schon lange hätte schließen oder in Gesundheitszentren umwidmen müssen. Vergleichbares haben wir mit nicht erhaltungswürdigen Krankenhäusern über deren Rettung durch Freihaltepauschalen während der COVID-19-Pandemie erlebt.

Digitalisierung entbindet keineswegs von der Pflicht, zunächst eine funktionierende Basis zu schaffen. Kurzum: Nur die **Parallelität von Strukturreformen und Digitalisierung** garantiert den Erfolg. Denn ein zukunftsfähiges Gesundheitssystem braucht eine digitale Infrastruktur, ebenso wie Digitalisierung ein reformiertes Gesundheitssystem benötigt, um nicht an Reibungsverlusten zu scheitern.

Hier sind wir bei einem relevanten **Einsparungspunkt** angelangt: der **Schließung von Krankenhäusern**. In Europa liegt Deutschland mit durchschnittlich knapp acht Krankenhausbetten pro 1000 Einwohner*innen in der absoluten Spitzengruppe. Frankreich kommt mit rund 5,8 Betten aus, die Schweiz mit 4,6, die Niederlande mit 3,8 und Dänemark mit 2,6 Betten auf 1000 Einwohner*innen. Die USA liegen bei durchschnittlich 2,8 Betten, Neuseeland bei 2,5. Werden die Menschen dadurch bei uns signifikant älter? Mitnichten! Die durchschnittliche Lebenserwartung in Deutschland lag 2020 mit 83,7 Jahren bei Frauen und 79 Jahren bei den Männern ungefähr im Mittel aller OECD-Länder. **Scheinbar ist es also möglich, mit der Hälfte an Krankenhausbetten auszukommen, ohne die Lebenserwartung der Menschen negativ zu beeinflussen.**

Mit einem modernen, digitalen, effizienten Gesundheitssystem und dem daraus folgenden reduzierten Ressourceneinsatz ist eine mindestens ebenso hochwertige medizinische Versorgung möglich, wie uns viele Länder demonstrieren. In Dänemark etwa wurde die Anzahl der Krankenhäuser dramatisch reduziert, von 100 auf 32. Fünf Superkrankenhäuser, eins pro Region, wurden neu gebaut oder durch Anbauten modernisiert. Diese Häuser sind komplett digitalisiert. Sowohl in Bezug auf Prozesssteuerung und Logistik – mit einem tiefgreifenden Tracing- und Trackingsystem von Geräten – als auch in Bezug auf Personal und Patient*innen. Die Steuerung erfolgt über diese digitale Basis. In der Zwischenzeit verfügen die Einrichtungen über einen sehr großen Datenschatz zu Personen- und Gerätebewegungen sowie Häufungen von Krankheitsbildern in Abhängigkeit von

Witterungslagen etc., mit deren Hilfe Vorhersagen für zukünftige Entwicklungen und damit auch bessere Entscheidungen getroffen werden können. So wirken diese Krankenhäuser tatsächlich prädiktiv.

Um es kurz und knapp zu sagen: **Wir haben in Deutschland viel zu viele Krankenhäuser**, wie schon 2019 eine Studie der Bertelsmann Stiftung nachgewiesen hat. Laut Statistischem Bundesamt gibt es in Deutschland insgesamt 1903 Krankenhäuser, davon sind viele kleine und kleinste Einrichtungen mit maximal 200 Betten: Das deutsche Gesundheitswesen ist teuer, marode und ineffizient. Zahlreiche Kliniken stehen vor der Pleite. Laut Deutscher Krankenhausgesellschaft wären für den Erhalt des Bestands mehr als sechs Milliarden € erforderlich. Wir werden kleine und leistungsschwache Krankenhäuser schließen, fusionieren oder in Gesundheitszentren umstrukturieren müssen. Ich bin davon überzeugt, dass am Ende dieses Prozesses das Smart Hospital in einem Verbund digitalisierter, leistungsstarker Kliniken seine Stärken optimal ausspielen kann.

Dass mittel- und langfristig **mindestens ein Drittel der Häuser geschlossen, zusammengelegt oder umstrukturiert werden müsste**, ist unter Expert*innen unstrittig. Bisher ohne nennenswerte Folgen. Zwar gab es ab Mitte der 1990er-Jahre bis 2012 eine Reduzierung von gut 2400 auf 2017 Krankenhäuser und damit einhergehend eine Verringerung der Bettenzahl von 665.000 auf rund 500.000 – in den letzten zehn Jahren ist dieser Trend allerdings quasi zum Erliegen gekommen.

Ich halte es leider nicht für ausgeschlossen, dass die Gelder der Krankenkassen-Beitragszahler*innen bundespolitisch noch sehr lange in die falsche Richtung umgeleitet werden, können **defizitäre Krankenhäuser** durch die Unterstützung der Kommunen fast endlos künstlich am Leben gehalten werden. Dies alles aber bedeutet letzten Endes eine Quersubventionierung anachronistischer Strukturen, das weitere Aufschieben von ungelösten Problemen und damit einen Raubbau an der Zukunft.

Es steht also zu befürchten, dass dies noch länger so bleibt. Das liegt vor allem daran, dass jeder Versuch der Strukturveränderung vor Ort im Grunde **politischen Selbstmord** bedeutet. Welcher Landrat oder welche Landrätin will denn ernsthaft für die Schließung des Kreiskrankenhauses vor Ort mit seinen 150 Betten werben, mag es auch noch so schwer sein, Ärzt*innen und Pflegekräfte dafür zu finden? **Partikularinteressen** werden hier immer einer vernünftigen Lösung entgegenstehen, weil nur bis zum eigenen Kirchturm gedacht wird. Aktuell ist die Krankenhausplanung und damit die Entscheidung über Schließungen Landeshoheit.

Gesundheitspolitik und vor allem die Bedarfsplanung bei Krankenhäusern darf aber nicht länger Lokalpolitik sein. Notwendig ist ein bundespolitischer oder zumindest landespolitischer Masterplan, ohne persönliche Betroffenheit von einer übergeordneten Leitwarte, nach rein sachlichen Kriterien gesteuert. Die zentralisierte Steuerung ist die Grundvoraussetzung dafür, häufig vorhandene Über- und Unterversorgung von Regionen zu nivellieren und die Qualität der medizinischen Versorgung bundesweit hoch und bezahlbar zu halten.

Vielleicht brauchen wir auch, in Anlehnung an die Bundesnetzagentur, eine Institution zur Marktregulierung und Marktanpassung im Krankenhauswesen. Und bevor es nun den großen Aufschrei gibt: Diese Marktsteuerung ist bei Sitzen von Kassenärzt*innen absolut üblich. Auch dieses System wäre nicht perfekt und fehlerfrei, würde aber die bestehenden Unwuchten deutlich abflachen.

Das alles mag unbarmherzig klingen, ist aber in der Grundausrichtung ohne Alternative. Gerade wir im Ruhrgebiet wissen sehr wohl, wie **schmerzhaft der Strukturwandel** ist. Das jahrzehntelange Zechensterben, das mit der Stilllegung der letzten deutschen Zeche im Dezember 2018 endete, der Kampf gegen die Schließung des Stahlwerks in Duisburg-Rheinhausen in den 1980er-Jahren oder des Opel-Werks in Bochum 2014 nach über 50 Jahren Produktion, das alles waren Zäsuren, die sich tief in das kollektive Gedächtnis eingebrannt haben. In anderen Regionen Deutschlands gab es ähnliche Einschnitte, etwa das Werftensterben, den Niedergang der Textilindustrie und später der Unterhaltungselektronik. Immer hat der Markt mit seiner Dynamik und seinen manchmal unbarmherzigen Kräften dafür gesorgt, dass unausweichliche wirtschaftliche Entwicklungen bestenfalls verzögert und hoffentlich sozial abgefedert, aber letztlich nie verhindert werden konnten.

An dieser Stelle hervorzuheben ist die vom nordrhein-westfälischen Gesundheitsminister Karl-Josef Laumann angestoßene Initiative zur **konstruktiven Neugestaltung des Krankenhausplans** seines Bundeslandes. Karl-Josef Laumann ist mittlerweile zum dritten Mal Gesundheitsminister in NRW. Darüber hat er sich eine Position erarbeitet, die ihm Glaubhaftigkeit bezüglich der Notwendigkeit tiefgreifender Veränderungen verleiht. Eine Tatsache, die jetzt als Speerspitze einer nachhaltigen Initiative zur stärkeren Zentralisierung der Krankenhauslandschaft im Bundesgebiet dienen könnte. Andere Bundesländer zeigten sich hier weniger zukunftsgerichtet. In Bayern zum Beispiel hat man nach der Landtagswahl 2018 in der Koalitionsvereinbarung zwischen CSU und Freie Wählern zuvor schon den Pflock Richtung Verharren in der aktuellen Situation eingeschlagen und den Krankenhäusern quasi Bestandsschutz zugesprochen.

Die **Monopolkommission**, ein ständiges, unabhängiges Beratungsgremium, das die Bundesregierung berät, hat 2022 weitreichende **Reformvorschläge** zur Krankenhauslandschaft vorgelegt. Monopolkommissions-Chef Prof. Dr. Jürgen Kühling befürwortet mehr Wettbewerb, auch zur Festlegung, wo es eine Über- oder Unterversorgung gibt, ebenso klare Kriterien zur Krankenhausschließung und neue Wege der Finanzierung. Es gelte zu definieren, so Kühling, welche Versorgungsleistungen flächendeckend vorzuhalten sind und welche in spezialisierten Zentren.

Immer wieder werde ich gefragt, was ich denn ergänzend zu meinen Forderungen nach einer massiven Digitalisierungsoffensive konkret vorschlage, um das Gesundheitswesen zu stabilisieren und in die Zukunft zu führen. Die von Karl-Josef Laumann angestoßene Initiative weist da meiner Meinung nach, genau wie die Vorschläge der Monopolkommission, in die richtige Richtung. Ich meine, dass wir bei sich zuspitzender Finanzlage und dem bereits eingetretenen Personalmangel die Kräfte viel stärker als bisher bündeln, bundesweit Oberzentren ausweisen und Sektorengrenzen niederlegen müssen. Dies bedeutet im Klartext, dass die föderale Planung durchlässiger werden muss, mit dem übergeordneten Blick auf das ganze Bundesgebiet. Die stationäre Versorgung sollte über Oberzentren koordiniert werden, zumeist von Universitätskliniken. Diese Koordinatoren müssen abgestimmt in die hierzu erforderliche Lage versetzt werden. In den Verantwortungsbereich der Zentren gehören explizit auch Fragen zur Lehre und Forschung. Die notwendige Schließung oder Umwidmung von Krankenhäusern kann nicht der unternehmerischen Freiheit überlassen werden.

Kommen wir zunächst zu den **spezialisierten Zentren**: Sind wir oder unsere Liebsten erkrankt, erwarten wir die qualitativ bestmögliche Therapie in einem medizinischen Umfeld, das über ausgewiesene Expertise verfügt, und dies nicht nur am OP-Tisch, sondern in allen Punkten, an denen wir als Patient*innen Kontakt mit medizinischem Personal haben. Ausgewiesene Expertise bedeutet auch, dass die Diagnostiker*innen und Therapeut*innen auf dem Gebiet unserer Erkrankung sehr erfahren sind. Geht es hierbei um seltenere oder besonders komplizierte Krankheiten, übersteigen Diagnose und Therapie oftmals das Kompetenzlevel kleiner oder mittlerer Krankenhäuser. Bei der Neugestaltung des Krankenhauswesens darf das Ziel daher nicht nur sein, Krankenhäuser zu schließen, sondern auch Kompetenzen zu bündeln und komplexe Krankheitsfälle in spezialisierten Zentren mit großer Expertise zu behandeln. Dafür gibt es bereits verschiedene **Positivbeispiele**, wobei diese Art von Zentren auch keinen wirklichen Problembereich im deutschen Krankenhauswesen darstellt.

Während meiner Marburger Zeit hatte ich die Gelegenheit, das sogenannte **Hessische Onkologiekonzept** in der Anfangsphase begleiten zu dürfen. Dabei ging es darum, koordinierende Krankenhäuser zu definieren, die in der Versorgung krebskranker Patient*innen besonders erfahren sind, und diese mit kooperierenden Krankenhäusern zusammenzubringen, die beispielsweise Therapieentscheidungen ihrer Patient*innen gemeinsam mit den koordinierenden Häusern über Tumorkonferenzen treffen konnten. Die Erfahrungen aus dem Hessischen Onkologiekonzept haben auch bei der strukturierten Pandemiebewältigung in Hessen geholfen.

Mit meinem Wechsel nach Essen fand ich das älteste deutsche Krebszentrum in meinem Zuständigkeitsbereich, das **Westdeutsche Tumorzentrum (WTZ)**, Standort auch des Deutschen Konsortiums für Translationale Krebstherapie. Ich freue mich sehr darüber, dass wir diesen Schwerpunkt weiterentwickeln konnten. Zum einen als enge Partnerschaft mit dem Krebszentrum in Münster unter gemeinsamem Dach des WTZ. Diese Kooperation hat sich exzellent entwickelt und wurde als Onkologisches Spitzenzentrum ausgezeichnet. Zum anderen ging es um einen großartigen nächsten Entwicklungsschritt, um die vom Land Nordrhein-Westfalen geförderte Zusammenarbeit mit dem Krebszentrum der Kölner Universität. Die Krebszentren von Essen und Köln sind in ihrer Gemeinsamkeit seitens der Deutschen Krebshilfe auf dem Weg zum Nationalen Krebszentrum West, als eine von insgesamt sechs Einrichtungen in Deutschland. Diese

Entwicklung in der deutschen Krebsmedizin ließe sich auf eine Reihe weiterer medizinischer Disziplinen übertragen.

Die Notwendigkeit und Sinnhaftigkeit der **Bildung von Fachzentren** zeigte sich nicht zuletzt **in der Pandemie.** Die den deutschen Universitätskliniken zustehende Spitzenstellung in der Krankenversorgung wurde bereits nach wenigen Wochen evident, weil hier klinische Versorgung auf Wissenschaft traf, diverse Studien und Ad-hoc-Forschungsverbünde initiiert wurden und der Informationszuwachs in Echtzeit anderen Arbeitsgruppen und natürlich den Patient*innen zur Verfügung gestellt wurde.

Schon deutlich vor der Pandemie nahmen wir das Angebot der Rudolf-Ackermann-Stiftung an, eine eigenständige Professur für Infektiologie einzurichten. Wir nutzten diese Entscheidung zum Aufbau einer Klinik für Infektiologie, inmitten der vorhandenen internistischen Disziplinen. Anstatt aber solche Kliniken und weitere speziell qualifizierte, nicht universitäre Krankenhäuser mit infektiologischem Schwerpunkt offiziell zu **COVID-19-Zentren** auszurufen, wurden die COVID-19-Patient*innen zunächst vollkommen unkoordiniert in zahlreichen Krankenhäusern behandelt, oft im einstelligen Bereich, passend zu dem bekannten Motto, in Deutschland darf jeder alles behandeln. Wo es kein anderes Krankenhaus mit Möglichkeit zur Behandlung von COVID-19 weit und breit gab, ist diese Vorgehensweise natürlich absolut korrekt – aber doch nicht dort, wo in Ballungsräumen Hunderte freistehende, auch universitätsmedizinische Betten mit der Möglichkeit zur hochqualifizierten intensivmedizinischen Versorgung einschließlich wissenschaftlicher Begleitung von Patient*innen mit einer komplett neuen Erkrankung wie COVID-19 nicht genutzt wurden. Spätestens als Vorbereitung auf eine zweite Welle hätten stationäre COVID-19-Patient*innen an Zentren zusammengeführt werden müssen.

Zum Spätsommer 2020 haben wir an der UME diesen Schritt in Eigeninitiative vollzogen. Nach Absprache mit unmittelbar benachbarten und ganz besonders mit den ortsansässigen Krankenhäusern ernannten wir uns in dieser Zeit zum COVID-19-Zentrum, das koordinierende Funktion gerade in Bezug auf die Schwerstkranken übernahm und in wenigstens wöchentlichen Absprachen die Krankenversorgung mit den kooperierenden Krankenhäusern plante. In Anbetracht der hohen Anzahl von an der UME versorgten COVID-19-Patient*innen entschieden wird uns außerdem recht früh, nämlich im Mai 2020, **eine Post-COVID-Ambulanz** als eine der deutschlandweit ersten Ambulanzen dieser Art in der Essener Universitätsklinik für Infektiologie einzurichten. Hier lässt sich ergänzen: Die Universitätskliniken behandelten etwa 25 % der COVID-19-Patient*innen und 75 % derjenigen Patient*innen, die wegen COVID-19 mit einer ECMO, also mit einem Lungenersatzverfahren, therapiert werden mussten.

Neben der Intensivmedizin richtete sich ein besonderes Augenmerk während der Pandemie auf die **Notfallmedizin**, das Herzstück eines Krankenhauses, dessen heutige Situation keinesfalls als flächendeckend zufriedenstellend angesehen werden kann und darf. Zum Aufbau dieser Einrichtung an der UME mit Nutzung digitaler Technologien habe ich mich bereits geäußert. Auch die Notfallmedizin sollte **zentral organisiert** sein. Mit dem Direktor unseres Zentrums für Notfallmedizin, Professor Dr. Clemens Kill, sprach ich über die Zukunft der Notfallmedizin.

Die Essenz des Gesprächs lässt sich wie folgt resümieren: Zuallererst dürfen wir niemals außer Acht lassen, dass die Notfallversorgung der Bevölkerung eine ganz besondere Herausforderung für die Krankenhäuser darstellt. In einer idealen Welt wären die Wege kurz und an jeder Stelle im Lande gäbe es für alle Notfälle optimal ausgestattete Krankenhäuser, die rund um die Uhr diese Leistungen in höchster Qualität erbringen. Das kann aber niemals funktionieren, denn auch in der Notfallmedizin erfordert eine gute Behandlungsqualität eine Mindestanzahl an Fällen. Jeder von uns kennt das Sprichwort „Übung macht den Meister". Und dies gilt eben auch und ganz besonders für die optimale Versorgung kritisch erkrankter Menschen.

Unmittelbar lebensbedrohliche Notfallsituationen wie beispielsweise Schwerverletzte oder Fälle mit Wiederbelebung aufgrund eines Herz-Kreislauf-Stillstands treten glücklicherweise eher selten auf**, benötigen** jedoch **maximale Kompetenzen des versorgenden Krankenhauses.** Diese Notfallpatient*innen, bei denen es wortwörtlich um Leben und Tod geht und deshalb höchste Eile geboten ist, profitieren nicht von einer Versorgung in einem schnell erreichbaren, lokalen Krankenhaus der Basisversorgung. Die begrenzten medizinischen Möglichkeiten wie auch die zu beschränkte Erfahrung in einer solchen Einrichtung führen zu geringeren Überlebens-

raten. Im Gegensatz zu dieser Feststellung wird vielerorts die Existenz-
berechtigung lokaler, kleinerer Krankenhäuser genau mit dem Argument
der Notfallversorgung begründet, was jeder wissenschaftlichen Grundlage
entbehrt. Die Notfallversorgung muss neu strukturiert werden. Es geht um
eine moderne sektorenverbindende Versorgung. Wir müssen Portal- und
Bereitschaftsdienstpraxen noch deutlich stärker als bisher an Krankenhäuser anbinden.

Eine Behandlung im Krankenhaus stellt für die überwiegende Mehrzahl
der Menschen einen seltenen Vorgang dar, dennoch haben wir aktuell ein
Netz an Krankenhäusern für die Notfallversorgung in Deutschland, das
weit dichter ist als das Netz großer Möbelhausketten. Nur wenige
beschweren sich über die Fahrtstrecke zum Möbelhaus, viele erwarten
jedoch maximale medizinische Leistungsfähigkeit im Krankenhaus „um die
Ecke". Da maximale Leistungsfähigkeit bei minimaler Entfernung flächendeckend aus oben genannten Gründen schlichtweg nicht möglich wäre, ist
es dringend geboten, diesen Irrtum in der Bevölkerung, in der Politik und
sogar gegenüber manchen Mediziner*innen aufzuklären.

**Notfallmedizin muss als spitzenmedizinische Versorgung zentrali-
siert werden, damit mehr Menschen überleben.** Dies erfordert nicht nur
ein Umdenken, sondern auch eine Weiterentwicklung der sogenannten
präklinischen Strukturen. Digitalisierung wie auch Miniaturisierung von
Medizingeräten helfen, die Versorgungskette vor Eintreffen in einem
Krankenhaus der Maximalversorgung zu optimieren. Die Strukturen des
Rettungsdienstes müssen für längere Transportdistanzen optimiert werden. Insbesondere der Rund-um-die-Uhr-Einsatz der Luftrettung mit
hochspezialisierten Rettungshubschraubern muss weiterentwickelt werden.

Zurück zur notwendigen Neuordnung des Krankenhauswesens: Neben –
miteinander vernetzten – Fachzentren sollten **mittelgroße und kleinere
Einheiten vor Ort die Basisversorgung** für weniger komplexe Krankheitsbilder übernehmen.

Zudem sollte **Telemedizin** in die **Gesundheitsversorgung im ländlichen
Raum einfließen**, etwa über Haus- und Fachärzt*innen sowie die Einbindung medizinischer Versorgungszentren. Auch könnten Apotheken in
die Teleberatung eingebunden werden und zudem in dem einen oder ande-

ren unterbesiedelten Bereich letzte verbleibende Vertreter*innen unter den klassischen Gesundheitsberufen werden.

Überhaupt sollte über die **künftige Rolle der Apotheken** nachgedacht werden. Sie haben in der Pandemie an Bedeutung gewonnen. Immer wieder kam die Frage auf, ob nicht auch Apotheker*innen frühzeitiger hätten mitimpfen sollen. Es gab im Vorfeld bereits Versuchsprojekte zu Grippeimpfungen, um auszuprobieren, ob sich mehr Menschen impfen lassen würden, wenn es dieses Angebot direkt in den Apotheken gäbe. Schließlich versorgen Apotheken jeden Tag drei Millionen Menschen in Deutschland. Zur Zeit der Omikron-Welle starteten auch tatsächlich einige Apotheker*innen mit Impfungen gegen schwere COVID-19-Verläufe. Manche mieteten zusätzliche Räume an, in denen die Impfungen erfolgten.

Schließlich könnte der Stützpunkt Apotheke mit den 18.500 zusätzlichen Lagern schneller ausliefern als der zentrale Versand, flächendeckend und nicht nur in Ballungsräumen. Damit würden Apotheken zum systemrelevanten HUB werden. Der Vorteil: Alle Patient*innen haben Zugang zu Apotheken. Apotheker*innen dürfen – anders als Ärzt*innen – über passende zusätzliche Angebote beraten, auch über solche der Krankenkasse. **Der mögliche Impact von Apotheken ist groß und noch nicht ausreichend genutzt.** Ebenso könnten in Apotheken Labordienstleistungen erfolgen, sinnvollerweise in enger Kooperation mit Ärzt*innen. Im Grunde könnten Apotheken auch als sogenannte Digital Agents agieren. Sie würden dafür bei der Erbringung bestimmter Befunderhebungen mitwirken und wichtige Informationen direkt in die elektronische Patientenakte einfließen lassen, auswertbar dann wiederum über die behandelnden Ärzt*innen.

Resultat dieser gesamten Umstrukturierungen wäre eine **numerisch ausgedünnte, aber extrem leistungsfähige und effiziente Krankenhauslandschaft**, in der Patient*innen wohnortnah auf hohem Niveau basisversorgt werden – durch mittelgroße Krankenhäuser, Telemedizin und Apotheken – und bei komplexen Eingriffen und Krankheitsbildern das entsprechende Zentrum aufsuchen. Ist es doch einleuchtend, dass die Qualität der medizinischen Behandlung in Kliniken mit hohen Fallzahlen höher und stabiler ist als in Krankenhäusern mit niedrigen Fallzahlen. Oder, wie der ehemalige Bundesgesundheitsminister Hermann Gröhe sagte: „Nicht alles kann in gleicher Weise überall in gleicher Qualität geleistet werden. Deswegen ist es richtig, zu einer vernünftigen Arbeitsteilung zwischen ortsnah und gut erreichbarer Grund- und Regelversorgung und Spezialisierung zu kommen. Das wird auch zu einem Umbau in der Krankenhauslandschaft führen." Ermutigend, dass die Gesundheitspolitik dies erkannt hat und scheinbar zu den notwendigen Entscheidungen bereit ist. Ernüchternd aber: Dieses Zitat stammt aus der Bundestagsrede zum Krankenhausstrukturgesetz vom 5. November 2015! Seit nunmehr sieben Jahren ist also, obwohl Analyse und entsprechende Maßnahmen unumstritten sind, im Grunde nichts passiert.

Durch eine Konzentration der Ressourcen auf weniger und dafür größere Häuser können **Economies of Scale** oder Skaleneffekte genutzt werden. Dabei geht es darum, durch Größenvorteile Produkte und Dienstleistungen effizienter und kostengünstiger herzustellen und anzubieten, ein bewährter Mechanismus in der Industrie. Auch in der Medizin gibt es dazu erste Trends, ich denke etwa an medizinische Versorgungszentren, aber auch den zunehmenden räumlichen und organisatorischen Zusammenschluss von privaten Arztpraxen zu größeren Gemeinschaften. Im Krankenhausbereich jedoch herrscht noch weitgehend Kleinstaaterei. Man muss kein Betriebswirt sein, um nachzuvollziehen, dass eine große, moderne Klinik mit 1000 Betten die gleiche Leistung deutlich effizienter erbringen kann als vier kleine Häuser mit jeweils 250 Betten.

Wie viel besser könnte zudem das **vorhandene Pflegepersonal** in solchen konzentrierten Strukturen eingesetzt werden als zersplittert über 1900 Einheiten? Dies ist besonders brisant, wenn man bedenkt, dass sich die Zahl der bundesweit offenen Stellen in der Pflege von 2016 (7050) bis 2021 (22.300) verdreifacht hat. Es liegt auf der Hand, dass eine Konsolidierung der Krankenhäuser verbunden mit einer Reduzierung der Gesamtbettenzahl die **begrenzten Ressourcen der Beschäftigten viel besser verteilen und Konkurrenzkämpfe um Personal abmildern** könnte. Das allein wird den Pflegenotstand nicht beseitigen, aber einen extrem wichtigen und spürbaren Beitrag leisten. Dies gilt nicht nur für die Pflege. Auch darüber hinaus würde eine Verringerung der Klinikenzahl die Situation in vielen für die Medizin essentiellen Berufsbildern signifikant entspannen. Der gesamte Bereich der IT gehört etwa dazu. Auch hier gilt: Konzentriert eingesetzt nutzt das vorhandene Personal mit seiner Expertise deutlich mehr als verteilt über viele Standorte.

Krankenhausschließungen haben noch einen weiteren positiven Effekt. Sie **wirken dem Klimawandel entgegen**. Dieser großen Zukunftsaufgabe muss sich die Medizin mit deutlich mehr Nachdruck als in der Vergangenheit stellen, wie ich an späterer Stelle noch ausführlicher beleuchte. Natürlich benötigen auch große Häuser Energie. Allerdings kann in größeren Strukturen, mit mehr Finanzkraft und einem umfangreichen Baubestand, nicht nur klimaschonender gebaut, sondern auch nachhaltiger gewirtschaftet werden, weil die Effizienz deutlich größer ist.

Zudem wird die **Bereitschaft der Politik**, im Rahmen der dualen **Krankenhausfinanzierung** in ökologisch moderne Technologien zu investieren, naturgemäß bei großen Zentren größer sein als beim kleinen Kreiskrankenhaus. Gleiches gilt für die 4,3 Milliarden € aus dem **Krankenhauszukunftsgesetz**. Es ist nur logisch, diese Summe mit einem großen Hebel zielgerichtet in wirksame Projekte zu investieren, statt sie mit der Gießkanne über 1900 Krankenhäuser zu verteilen. Die Gefahr, dass die Gelder ohne wirklichen Nutzen versickern oder gar den Erhalt des analogen Status Quo befördern ist – siehe oben – sonst zweifellos groß.

Die Bildung von Zentren erfordert **sektorenübergreifendes Management**. Prof. Heinz Lohmann aus Hamburg, erfahrener Experte im Gesundheitswesen, fordert u. a., dass entstehende Netzwerke, die zum Beispiel ambulante und stationäre Institutionen stärker verbinden, ein eigenständiges Management brauchen. Die Neustrukturierung des Gesundheitswesens braucht zudem definitiv Züge und Einbindung des Unternehmertums. Die Beschränkung auf althergebrachtes Krankenhausmanagement wird das anstehende Aufgabenspektrum definitiv nicht erfüllen können.

Meiner Meinung nach muss den **Universitätskliniken bei der anstehenden Neustrukturierung der Krankenhauslandschaft eine tragende Rolle** zukommen. Sie sollten – als zudem lehrende und forschende Institutionen – an die Spitze von Organisationseinheiten der Krankenhauslandschaft gesetzt werden. Dieser Ansatz darf allerdings nicht dazu führen, das Label Universitätsklinik inflationär auf immer mehr Einrichtungen zu setzen, wie es häufig passiert. Aktuell erleben wir einen **Anstieg entstehender Unikliniken und Medical Schools**, die keineswegs nur innerhalb Deutschlands ansässig sind, sondern auch international agieren: Kassel-Southhampton, Hamburg-Budapest, Nürnberg-Salzburg. Maximalversorgende Krankenhäuser durch Kooperation mit ausländischen Universitätskliniken zu zusätzlichen Universitätskliniken zu machen, ist aus meiner Sicht nicht der beste Weg, wenn es tatsächlich darum geht, mehr Medizinstudierende auszubilden.

Die Philipps-Universität Marburg ist einen anderen Weg gegangen. Sie hat die seit Jahrzehnten bestehende erfolgreiche Zusammenarbeit mit dem Krankenhaus in Fulda über eine Kooperation mit der dort ansässigen Hochschule intensiviert und so bestehende Kompetenz ausgelagert. Entstanden ist die „Universitätsmedizin Marburg – Campus Fulda". Hier ging es nicht um einen schnellen, öffentlichkeitswirksamen Auftritt. Der Campus-Gedanke ist über viele Jahre gewachsen.

Die Gründung immer weiterer Ausbildungsstandorte und Fakultäten ist auch in Anbetracht der **begrenzten finanziellen Ressourcen** zumindest zu hinterfragen. Die Vorstellung, man könne neue Medizinuniversitäten aufbauen, ohne dass die vorhandenen Universitätskliniken weniger Geld zur Verfügung haben, entspringt einem Optimismus, der sich mir nicht erschließt. Es wäre wesentlich sinnvoller, die vorhandenen Mittel auf die existierenden, heute wirtschaftlich sehr unter Druck stehenden Fakultäten zu konzentrieren, in denen sich Forschungseinrichtungen über viele Jahrzehnte wissenschaftlich entwickelt haben. Forschung erfolgreich zu starten, dauert Jahrzehnte und kostet erhebliche Summen.

Dass bereits ausreichend Fakultäten vorhanden sind, sieht man zum **Beispiel an Nordrhein-Westfalen.** Hier existieren sechs Landesuniversitätskliniken: in Aachen, Bonn, Düsseldorf, Essen, Köln und Münster. Daneben gab es das sogenannte Bochumer Modell, die Vorläufereinrichtung des Universitätsklinikums Bochum. Es ermöglichte den Studierenden der Medizin an der Ruhr-Universität Bochum, ihre klinischen Ausbildungen an nichtuniversitären Krankenhäusern zu absolvieren. Das Universitätsklinikum Bochum ist dezentral organisiert, mit Standorten in Bochum, Hamm, Herne, Bad Oeynhausen, Herford und im Kreis Minden-Lübbecke. Ebenfalls in NRW gibt es die nichtstaatliche Universität Witten/Herdecke, die 1983 als erste deutsche Privatuniversität den Lehrbetrieb aufnahm. Seit 1987 ist sie in gemeinnütziger Trägerschaft. Unter Einbeziehung des Helios Universitätsklinikums Wuppertal ist in Witten/Herdecke ein Medizinstudium möglich. 2019 startete zudem die Medizinische Fakultät Ostwestfalen-Lippe mit dem Evangelischen Krankenhaus Bethel, dem Klinikum Bielefeld und dem Klinikum Lippe. Die Aufnahme des Studienbetriebs begann zum Wintersemester 2021/2022. Ab 2025 sollen sich dort bis zu 300 Studierende pro Jahr einschreiben können. Ziel an diesem Standort soll es sein, dem Mangel an allgemeinmedizinischer Versorgung – insbesondere auf dem Land – zu begegnen. Die Wirksamkeit dieses Vorhabens wird in vielleicht 15 Jahren abschätzbar sein, dürfen wir nicht vergessen, dass die in Frage kommenden Landärzt*innen nach dem Medizinstudium noch ihre Fachärzt*innenweiterbildung absolvieren müssen, mit Unterbrechung von nicht selten ein oder zwei Geburten. Fest steht jedenfalls: Auch in Bezug auf die Ausbildungsstandorte dürfen wir nicht zu sehr in Kleinstaaterei verfallen, wollen wir Kompetenzen bündeln und Kosten sparen.

Die **Digitalisierung** als zentrale Kraftanstrengung geht also mit einer **nachhaltigen Konsolidierung der Krankenhauslandschaft** Hand in Hand, um die volle Kraft zu entfalten und nicht an Reibungsverlusten und suboptimalen Prozessen zu scheitern. Wir müssen jetzt proaktiv handeln, ehe der Druck aus der Finanzierungslücke des Gesundheitssystems so groß ist, dass er sachgerechte Lösungen verhindert.

Zur Steigerung von Betriebseffizienzen und damit zur Senkung der Kosten müssen wir auch in **Innovationen investieren**. Dies wiederum betrifft insbesondere digitale Strukturen, die das Smart Hospital ja ohnehin braucht. Viele der im Kapitel smarte Assistenten aufgeführten digitalen Unterstützungssysteme helfen Kosten zu sparen, indem sie Betriebsabläufe optimieren. Ich würde mir wünschen, dass die Digitalisierung zumindest in Teilbereichen dazu führt, zugrundeliegende **Prozesse, Strukturen, aber auch Denkweisen und Einstellungen zu entschlacken**. Dann hätte sich der Nutzen wahrlich potenziert: für eine bessere und empathischere Medizin, aber eben auch für ein effizientes, funktionales und damit zukunftssicheres und dauerhaft finanzierbares Gesundheitswesen. Allerdings müssen dazu wiederum zunächst einmal ausreichende finanzielle Mittel zur Verfügung stehen.

Ich habe mich daher sehr gefreut, dass wir als UME vom Ministerium für Wirtschaft, Innovation, Digitalisierung und Energie des Landes Nordrhein-Westfalen unter der Ausschreibung Spitzencluster NRW zum Kern-partner im Landesprojekt **SmartHospital.NRW** ausgewählt wurden. Die Gesamtsumme für das Konsortialvorhaben liegt bei ca. 14,5 Millionen €, die Fördersumme für die UME bei 5,8 Millionen €. In SmartHospital. NRW werden u. a. drei auf Künstlicher Intelligenz basierende sogenannte Use Cases entwickelt, zur Textextraktion, zu Sprach- und Dialogsystemen und zur KI-gestützten Gesundheitsdatenanalyse für Früherkennung, Risikobewertung und Dialogunterstützung.

4. Probleme des DRG-Vergütungssystems

Spricht man über die schwierige finanzielle Situation von Krankenhäusern und ganz besonders von Universitätskliniken, kommt man unweigerlich auf das Thema der **Vergütung stationärer Leistungen** aus den Mitteln der Krankenkassen. Vielleicht haben Sie schon die drei magischen, englisch ausgesprochenen Buchstaben gehört, die auch in diesem Buch bereits mehrfach am Rande erwähnt wurden: DRG, die Abkürzung für **Diagnosis Related Groups**. Darüber will ich Ihnen nachfolgend einen kurzen Über-blick geben. Ich versuche, es so einfach wie möglich zu halten, ein paar Begriffe kann ich Ihnen jedoch nicht ersparen.

Zu unterscheiden sind zunächst einmal das **EBM-System zur ambulan-ten Abrechnung** und das **DRG-System für die stationäre Abrechnung**. Beginnen will ich mit dem EBM, dem Einheitlichen Bewertungsmaßstab, der die Grundlage für die Abrechnungen der vertragsärztlichen Leistungen bildet. Der EBM untergliedert Vergütungen durch die Krankenkassen in hausärztliche, fachärztliche und gemeinsam abrechnungsfähige Leistungen, einschließlich der Sachkosten.

Demgegenüber werden Krankenhausfälle anhand von medizinischen Daten einzelnen Fallgruppen zugeordnet. Dieses Klassifikationssystem für ein pauschalisiertes Abrechnungsverfahren trägt die vorerwähnte Bezeichnung **DRG**. Die Grundidee besteht darin, dass ähnliche Fälle ähnliche Kosten erzeugen. Jeder Fall wird nach Diagnosen und Therapie-maßnahmen, aber auch nach Kriterien wie Alter, Geschlecht und Vor-erkrankungen codiert und so einer Fallpauschale zugeordnet.

Im Gegensatz zum vorherigen Vergütungssystem, bei dem die Krankenhäuser danach vergütet wurden, wie viele Tage die Patient*innen im Krankenhaus verweilten, gibt das DRG-System **Pauschalbeträge zunächst unabhängig von der Verweildauer** an. Nur wenn ein gewisser Verweildauerkorridor unter- oder überschritten wird, erfolgt eine Anpassung. Das Krankenhaus bekommt dann entweder weniger oder mehr Geld, wobei insbesondere Abweichungen nach oben gut begründet werden müssen.

Eingeführt wurde das DRG-System 2003 in Deutschland mit dem vordringlichen Ziel, Strukturveränderungen im Krankenhauswesen herbeizuführen. Erhofft hatte man sich Leistungspreise, die eine Marktbereinigung anstoßen sollten, also zur Schließung nicht rentabler Krankenhäuser führen würden. Bereits zur Zeit der Einführung des DRG-Systems wusste der Bundesgesetzgeber aber, dass er damit nicht an die Länderhoheit bei der Krankenhausplanung rühren würde. Stehen dem doch lokale Budgetverhandlungen mit Schiedsstellenentscheidungen im Wege.

Auf den Punkt gebracht und ein wenig akzentuiert formuliert war die politische Zielsetzung zur Einführung des DRG-Systems in Deutschland also bei Weitem nicht nur das Ansinnen, ein leistungsgerechtes Vergütungssystem zu etablieren. Die treibende Intention war der Wunsch nach Marktbereinigung im Krankenhauswesen, was explizit nicht funktioniert hat. Stattdessen hat man ein System aufgebaut, das Anreize setzt, bestimmte Leistungen mehr zu erbringen und andere zu unterlassen. So lädt das deutsche DRG-System Krankenhausträger, Geschäftsführungen und Chefärzt*innen dazu ein, sich Behandlungen herauszusuchen, mit denen besonders viel Geld zu verdienen ist, die mit wenigen Komplikationen einhergehen und wenig Vorhaltungen maschineller oder personeller Art brauchen. Manche bezeichnen diese Art der Versorgung auch als **Fließbandmedizin**.

Fließbandmedizin ist aber nicht das, was Universitätskliniken anbieten können und wollen. Damit war von Beginn an absolut klar, dass die pauschalierte Vergütung die in Universitätskliniken anfallenden Kosten wesentlich unzureichender abdecken würde, als es in Krankenhäusern der Grund- und Regelversorgung oder an speziellen Fachkliniken der Fall ist. So ist auf der Vergütungsseite etwa der immense Weiterbildungsaufwand in keiner Weise abgebildet, wie es beispielsweise in den Niederlanden der

Fall ist. Die fehlende finanzielle Anerkennung sagt im Übrigen auch etwas über die Wertschätzung des damit verbundenen Aufwands aus.

Die Universitätsmedizin braucht daher zwingend einen relevanten **Vergütungszuschlag**. Warum ist es bloß so schwierig, eine vernünftige Lösung zu finden? Im Laufe der Jahre gab es zwar Anpassungsbemühungen und damit einhergehend eine Verlagerung von der wenig komplexen zur komplexeren Medizin. Die Defizite im universitätsmedizinischen System konnten damit bislang jedoch nicht ausreichend ausgeglichen werden.

Mit den Koalitionsverhandlungen 2021 entschied sich die Ampelkoalition, das bisherige Vergütungssystem um ein nach fünf Versorgungsstufen (Primär-, Grund-, Regel-, Maximalversorgung und Universitätskliniken) differenziertes System erlösunabhängiger **Vorhaltepauschalen** zu ergänzen. So sollen Krankenhäuser nicht nur Geld für tatsächliche Leistungen bekommen, sondern auch dafür, dass sie Personal und Geräte für den Behandlungsfall vorhalten. Im Rahmen einer solchen Form der Krankenhausvergütung sollen etwa finanzielle Mittel für die Weiterbildung künftig nur an die Krankenhäuser und Kliniken ausgezahlt werden, die tatsächlich weiterbilden. Eine „auskömmliche Finanzierung" für die Pädiatrie, Notfallversorgung und Geburtshilfe will man kurzfristig sicherstellen. Wir dürfen gespannt sein, wie sich diese Maßnahmen einführen und umsetzen lassen. Der aufgezeigte Weg zumindest führt in die richtige Richtung. Nach Urteil der Monopolkommission, die einen solchen Vorhaltezuschlag fordert, soll dieser von der gesetzlichen Krankenversicherung getragen werden, die bisher nur die Betriebskosten finanziert.

Es wird interessant sein, in welcher Form das Gutachten der Monopolkommission Einfluss auf die aktuell laufende Umstrukturierung des Krankenhausplans auch in NRW haben könnte. Hoffentlich keinen verhindernden. Ich bin zum Beispiel davon überzeugt, dass wir für die Krankenhäuser im ländlichen Raum ein **Potpourri von Fallpauschalen, Vorhaltekosten und Qualitätszuschlägen** benötigen, um sie zunächst auf eine Grundversorgung zu reduzieren, mit Öffnung hin zum ambulanten Bereich, zum ambulanten Operieren. Für Krankenhäuser im städtischen Bereich, vor allem in Ballungsgebieten, entfällt eine vergleichbar relevante Finanzierung von Vorhaltekosten, sofern es nicht um Spezialdisziplinen geht.

Bleiben wir einen Moment bei den ambulanten Eingriffen: Ein Kritik-punkt am DRG-Vergütungssystem ist, dass **Fehlanreize zur stationären Behandlung** gesetzt werden. Das ambulante Operieren hingegen ist eine sich in der Krankenhausmedizin kaum rechnende Leistung. Immer wieder fragen Patient*innen, ob eine Operation nicht auch ambulant durchgeführt werden könnte. Ja wäre nicht selten die richtige, aber schlussendlich nicht gegebene Antwort, weil der Eingriff nicht adäquat finanziert ist. Also wird stationär operiert. Was für ein Wahnsinn! **Die Behandlung darf auf kei-nen Fall durch das Vergütungssystem bestimmt werden.** Schließlich sollte es bei der Entscheidung zwischen ambulant und stationär auszu-führendem Eingriff vor allem um die für die Patient*innen bestmögliche Lösung gehen.

Manchenorts werden Patient*innen – symbolisch beschrieben – ans Bett gekettet, um die Behandlung über DRGs abzurechnen. Ambulante Ein-griffe lassen sich meist nur dann kostendeckend durchführen, wenn die Strukturen darauf ausgerichtet sind. Das bedeutet ganz schlanke Prozesse, wenig Personal und Konzentration auf chirurgische Standardeingriffe. Keine komplexen OP-Abdeckungen, keine aufwendigen OP-Siebe etc. Genau diese schlanken Strukturen gibt es originär nicht im Universitäts-klinikum.

Naheliegend wäre, diese ambulanten Eingriffe den niedergelassenen Ärzt*innen zu überlassen, in **Belegkliniken** oder noch besser in **speziellen Zentren für ambulante Operationen**. Das aber funktioniert nur bedingt, da manche Chefärzt*innen ein großes Problem damit haben abzugeben. Auch das ist Bestandteil des Change-Prozesses.

Ein möglicher weiterer Lösungsansatz könnte die **Einführung von Hybrid-DRGs** sein. Damit könnte es gelingen, aus dem Dilemma EBM oder DRG herauszukommen. Ziel wäre eine Mischvergütung, bei der eine gleiche Leistung mit gleicher Finanzierung versehen wird, egal wer sie wo erbringt. Die Behandlung von Patient*innen im stationären oder tages-klinischen Bett würde dann identisch vergütet wie dieselbe Behandlung ganz ohne Bett. Wichtig zu kennen ist dafür der Katalog ambulant durch-führbarer Operationen und sonstiger stationsersetzender Eingriffe (Anlage 1 zum Vertrag nach § 115b Abs. 1 SGB V). Dieser Katalog wird vereinbart vom Spitzenverband der gesetzlichen Krankenversicherung, der Deutschen Krankenhausgesellschaft und der Kassenärztlichen Vereinigung und zielt ab auf einheitliche Vergütung für Krankenhäuser und Vertragsärzt*innen.

Bundesgesundheitsminister Dr. Karl Lauterbach hält Krankenhäuser für eine viel zu wenig genutzte Ressource im Gesundheitssystem, aus der man noch „viel mehr herausholen" könne, „wenn man sie entfesseln würde und ihnen mehr Möglichkeiten einräumen würde für die ambulante Versorgung und für die Hybridversorgung." Grundsätzlich also müssten die **Krankenhäuser** seiner Meinung nach **im ambulanten Bereich mehr Aufgaben übernehmen.** Das würde dem zunehmenden Mangel an Hausärzt*innen entgegenwirken. In fast allen anderen Gesundheitssystemen der EU-Mitgliedstaaten spielt das Krankenhaus für die ambulante Versorgung eine deutlich stärkere Rolle als in Deutschland.

Stimmt die Nachsorgestruktur, ist ambulant einiges möglich, dafür gibt es in Nordamerika mittlerweile verschiedene Beispiele. So erzählte mir kürzlich ein in der Nähe von Toronto lebender Freund vom Ablauf der Hüft-Endoprothetik bei seiner 75-jährigen Partnerin. Frühmorgens brachte er seine Partnerin zum Krankenhaus. Nach erfolgter Vorbereitung wurde um 8 Uhr zur Operation eingecheckt. Ab diesem Zeitpunkt konnte mein Freund den zeitlichen Verlauf auf seinem Smartphone verfolgen: OP-Vorbereitung, Operationssaal, Aufwachraum, zur Abholung bereit. Ja, Sie lesen richtig. Entlassung aus der ambulanten Versorgung um 16:30 Uhr. Anschließend ging es spätnachmittags zurück in den 150 km entfernten Wohnort. Dies erscheint uns befremdlich. Die Entwicklung aber geht in diese Richtung, selbst in Deutschland, wenn auch langsam.

Der demografische Wandel wird ein schon heute erhebliches Problem bei der **ambulanten Versorgung hochbetagter Patient*innen** verschärfen. Es gibt kein Vergütungssystem, das den tatsächlichen Aufwand für die Versorgung dieser Patient*innen abbildet. Zudem kommt es immer wieder zu deren nicht selten grenzwertigen Aufnahmen aus dem Pflegeheim ins Krankenhaus, oftmals am Freitagnachmittag. Diesem Thema müssen wir uns dringend widmen, verdienen die Alten eine wirklich prozessoptimierte Versorgung mit der notwendigen Qualität und Zuwendung.

Krankenhausplanung, Fallpauschalen und Fixkostendegressionsabschlag sind nur einige typische Schlagwörter aus dem Lexikon des Krankenhausmanagements. Begriffe wie Synergien, Digitalisierung, Agilität oder Interaktion hingegen findet man dort kaum. **Die Medizin kocht traditionell nach wie vor zu sehr im eigenen Saft.** Das liegt unter anderem an diesen hochkomplexen, die Kreativität massiv einschränkenden Rahmenbedingungen, unter denen wir arbeiten. Im DRG-Vergütungssystem werden Fortschritt und das Beschreiten neuer Wege nicht belohnt, sondern zunächst durch Nicht-Finanzierung bestraft.

Das gilt leider auch für **Maßnahmen der Prävention**, da das DRG-Vergütungssystem immer noch kurativ, also auf Heilung ausgerichtet, und nicht präventiv ausgelegt ist. Vorstöße, die der Prävention dienen, müssten aktuell also über andere Wege, etwa über Stiftungen oder die Kommerzialisierung von Daten, getragen werden.

Es wäre daher lohnenswert, über Ansätze nachzudenken, die Anreize so setzen, dass die Entwicklung hin zum Smart Hospital unterstützt wird. Zu nennen wäre hier zunächst einmal die **Value based health care** oder **Value based medicine**. Die Begriffe beschreiben eine seit Mitte der 2000er-Jahre laufende Bewegung in den USA, die Organisations- und Vergütungsformen favorisiert, die dem gesundheitlichen Nutzen für die Patient*innen dienen. Es geht dann weniger um die Leistung an sich und mehr um den Wert der Ergebnisqualität, der denjenigen Kosten gegenübergestellt wird, die nötig sind, um dieses Ergebnis zu erreichen. Denn was für Patient*innen letztlich zählt, sind eben die konkreten Ergebnisse – zum Beispiel Überleben, Schmerzfreiheit, Heilung. Den besten Wert in der Value based health care erreichen Eingriffe, die zugleich den Patient*innennutzen maximieren und die Kosten minimieren. Wenn es gelänge, diese Idee in einem Vergütungssystem adäquat abzubilden, könnten Anreize dahingehend gesetzt werden, dass Krankenhäuser Behandlungsmöglichkeiten vorziehen, die das Wohl der Patient*innen in den Vordergrund rücken und zugleich wirtschaftlich effizient sind.

Eine weitere interessante Möglichkeit wäre, **Krankenhausleistungen in Abhängigkeit vom Digitalisierungsgrad zu vergüten**, um stärkere Anreize dahingehend zu setzen. Aber wie wollen wir den Digitalisierungsgrad bestimmen? Über langwierige Zertifizierungsverfahren? Hoffentlich nicht! Zur Messung des Digitalisierungsgrades deutscher Krankenhäuser wurde im Sommer 2021 der **DigitalRadar** gestartet. Die ersten Ergebnisse gründen auf Datensätzen von 1616 Krankenhäusern, also 91 % aller deutschen Krankenhäuser. Maximal konnte ein Krankenhaus 100 Punkte erreichen, der nach den ersten Ergebnissen bestimmte Mittelwert betrug 33,3 Punkte. Die UME lag bei 52 Punkten. Wir haben also auch dieser Erhebung zufolge in Deutschland und an der UME noch einen langen Weg vor uns hin zum digitalen Krankenhaus.

Nutzbar zur Bemessung des Digitalisierungsgrades wäre auch ein internationales Bewertungssystem wie das **Electronic Medical Records Adoption Model** (EMRAN), entwickelt von der Healthcare Information and Management Systems Society. Es differenziert zwischen acht Stufen (von 0 bis 7) der IT-Durchdringung von Krankenhäusern. Man kann immer nur dann in die höhere Stufe aufsteigen, wenn alle Anforderungen der vorausgehenden Stufe erfüllt sind. Im selbstkritischen Blick dürfen wir die Augen nicht davor verschließen, dass die allermeisten deutschen Krankenhäuser nur Stufe 0 oder 1 erreichen und damit im Vergleich zu Häusern in den USA weit zurückliegen.

Der DigitalRadar ist für unser deutsches System aktuell besser anwendbar. Dies soll aber nicht bedeuten, dass wir internationale Systeme wie das erwähnte EMRAN gleich als nicht praktikabel abtun. Ein zentraler Teil von Bewertungssystemen zum Digitalisierungsgrad ist die Interaktion mit dem Krankenhausinformationssystem, letztlich aber auch mit einer gegebenenfalls vorhandenen elektronischen Patientenakte des jeweiligen Staates, mit der auch wir in Deutschland befasst sind.

Fest steht jedenfalls: Um Anreize so zu setzen, dass unser Krankenhaus gesunden kann, braucht es mindestens weitere grundlegende Anpassungen des DRG-Systems, wenn nicht gar eine radikale Neuausrichtung. Das Versorgungsstufenmodell kann ein richtiger Einstieg sein.

5. Entlastung – wer zahlt?

Zum Ende dieses Kapitels über Finanzierungsfragen im Gesundheitssystem will ich noch einen Aspekt ansprechen, der mir in finanzieller Hinsicht zunehmend Sorgen bereitet: die schon heute präsente und künftig noch stärker zu erwartende **Forderung nach mehr Entlastung für das im**

Gesundheitswesen tätige Personal. Vor allem frage ich mich, wie dieses Anliegen von wem finanziell getragen werden soll.

Bereits im Kapitel zum Pflegenotstand habe ich vom **Arbeitskampf** berichtet, den die Gewerkschaft ver.di 2018 und 2022 in NRW initiiert hat. Die Warnstreiks selbst, vor allem aber auch die ausgehandelten Bedingungen haben schwerwiegende **finanzielle Folgen** für die UME. Ich erwähnte bereits, dass das Ergebnis des Arbeitskampfes 2018 eine schuldrechtliche Vereinbarung war. **Schuldrechtliche Vereinbarung bedeutete zugleich, dass die Kostenträger, also die Krankenkassen, entstehende Personalkosten sehr wahrscheinlich nicht tragen würden.** Die Gewerkschaft hat also mit dem Streik und den daraus resultierenden Folgen eine Vereinbarung erzwungen, die die Universitätskliniken aufgrund fehlender Gegenfinanzierung mit vielen Millionen € belasten werden. Die Folgen der schuldrechtlichen Vereinbarung belasten die UME wie auch das Universitätsklinikum Düsseldorf betriebswirtschaftlich sehr, blieb bis heute die ausreichende finanzielle Kompensation aus.

Allein in den elf Streikwochen des Arbeitskampfes 2018 mit fast 40 Streiktagen mussten an der UME außerdem über 3000 Operationen und Eingriffe verschoben oder abgesagt werden. Vor diesem Hintergrund verstehen Sie das Ausmaß des sich nur 21 Monate später durch die Corona-Pandemie zugetragenen Ausfalls von weiteren 2000 Operationen im Frühjahr 2020 noch besser. Neben dem Vertrauensverlust bei Patient*innen und Zuweiser*innen bedeutete der Arbeitskampf 2018 damit einen klaren Wettbewerbsnachteil gegenüber den anderen NRW-Landesuniversitätskliniken. Dies betraf und betrifft nicht nur die Krankenversorgung, sondern auch die Forschung und Lehre. Es war sehr schnell klar, dass es nicht in der Macht der Unikliniken liegt, die chronische Unterfinanzierung und die Überlastung des Personals allein zu verändern.

Welche finanzielle Belastung für die insgesamt sechs in Nordrhein-Westfalen bestreikten Unikliniken aus dem Arbeitskampf 2022, dem „Notruf NRW", längerfristig resultieren wird, ist aktuell noch nicht absehbar. Klar ist, dass die Gesellschaft auf diesem Weg einen hohen Preis für das jahrzehntelange Politikversagen in der Pflege zu zahlen haben wird. Fest steht aber auch, dass dieser Streik den Pflege- und Personalnotstand auf lange Sicht nicht lösen, sondern für das gesamte Gesundheitssystem verschärfen wird, weil sich die limitierte Ressource an gut ausgebildeten Pflegekräften nunmehr auf die Einrichtungen konzentrieren wird, die „entlastete" Arbeitsplätze anbieten.

Auf der Strecke bleiben die kleineren Häuser, Einrichtungen ohne Tarifbindung, Kliniken in wenig attraktiven Regionen. Natürlich, genau über diese Häuser hatte ich ja in meinen Ausführungen zur Krankenhausschließung gesprochen. Wird es so durch die Hintertür doch noch zur erwähnten Marktbereinigung kommen? Ohne politische Verantwortung? Ohne einen Masterplan und ohne Maßnahmen zur Abfederung des dringend nötigen Strukturwandels? Dann ist es auch hier wieder die Gesellschaft, die den Preis für politisches Versagen zahlen muss.

Von einem durch die Gewerkschaft anvisierten **Tarifvertrag Entlastung** weiterhin betroffen sind vor allem die Mitarbeitenden in der Altenpflege. Denn **das Personal**, das demnächst an ausgewählten Kliniken stressfreier arbeiten kann, **fehlt natürlich an anderer Stelle.** Die populäre, um nicht zu sagen populistische Forderung von ver.di nach diesem Tarifvertrag Entlastung mag daher im Einzelfall und an ausgewählten Standorten für einen stressärmeren Arbeitsplatz sorgen – in der Gesamtschau wird die Leistungsfähigkeit des Gesundheitssystems aber eher weiter geschwächt als gestärkt.

Ist der Grundgedanke einer Entlastung des Pflegepersonals auch noch so verständlich, wie ich in den Kapiteln zum Pflegenotstand bereits ausführlich dargelegt habe, nehmen die **für andere Arbeitsbereiche zunehmend artikulierten Forderungen**, von der Verwaltung bis hin zum Versorgungsdienst, teilweise schon absurde Züge an. Was ist mit den überfälligen Prozessoptimierungen in der Verwaltung, die schleunigst digitalisiert gehören, um die Abläufe schneller und besser zu machen? Die Absurdität ist kaum noch zu toppen.

Jede*r Arbeitnehmer*in weiß, **dass in allen Branchen und Industrien die Arbeitsverdichtung in den letzten Jahren und Jahrzehnten zugenommen hat.** Das ist kein Exklusivproblem des Gesundheitssystems. Der Unterschied ist lediglich, dass in der freien Wirtschaft Markt und internationaler Wettbewerb diese Entwicklung maßgeblich forciert haben. Dies mag man bedauern, es ist aber eben die Kehrseite unseres Wohlstands und der Preis für unsere internationale Wettbewerbsfähigkeit. Insofern kann man nicht so tun, als wären die Beschäftigten im Gesundheitswesen die einzigen Arbeitnehmer*innen, die mit einer hohen und zugegebenermaßen steigenden Belastung arbeiten.

Der Unterschied ist, dass die **Wertschöpfung im überwiegend planwirtschaftlich geprägten Gesundheitssystem** nicht über den Markt erwirtschaftet werden muss, sondern **in der allgemeinen Wahrnehmung vom Himmel fällt**. Jede*r Versicherte bekommt von dieser Mentalität einen Eindruck, wenn er oder sie die Versichertenkarte zückt und die Behandlungs- und Laborleistung gleichsam umsonst in Anspruch nimmt – teilweise, aber eben nur teilweise, ist diese Leistung von den Versicherten selbst unmittelbar über den Krankenkassenbeitrag gegenfinanziert.

Die Universitätskliniken forderten, dass die Krankenkassen und vor allem das Land Nordrhein-Westfalen die **zusätzlichen Kosten für den Tarifvertrag Entlastung** übernehmen müssen. Das ist aus Sicht der Kaufmännischen Direktoren vollkommen logisch und nachvollziehbar, haben sie doch die Aufgabe, ihre Kliniken wirtschaftlich auskömmlich zu führen. Letztlich verschiebt sich das Problem aber damit nur. Das Land NRW sind letzten Endes wieder die Steuerzahler*innen NRW. **Dies muss in einer Zeit, in der neue Schulden plötzlich Sondervermögen heißen, ausdrücklich betont werden.**

Am Ende steht eine einfache aber zentrale Frage: **Wer zahlt das alles?** Und da bleibt in einer Marktwirtschaft eine ebenso einfache Antwort: die Bürger*innen, also Sie und ich. Denn sei es über Krankenkassenbeiträge, unsere Steuerlast (die ja im Übrigen heute auch schon mit jährlich mehr als 100 Milliarden € zur Finanzierung der Rentenversicherung herangezogen wird, weil das Umlagesystem schon längst nicht mehr ausreicht) oder die Neuverschuldung, die letztlich unsere Kinder und Enkelkinder bezahlen: **Es ist unser Geld, das das Gesundheitssystem finanziert.** Und dabei eben auch alle Unsinnigkeiten, von denen ich einige in diesem Buch angesprochen habe.

Wir alle sollten also ein Interesse daran haben, dieses Geld – unser Geld – sinnvoll einzusetzen und gleichzeitig die Leistungsfähigkeit unserer Gesundheitsversorgung zu erhalten. Dies kann nur mit Augenmaß, Verantwortung und der Sicht auf das große Ganze geschehen und nicht mit der Befriedigung von Partikularinteressen – so verständlich sie auf den ersten Blick auch sein mögen.

V. Das Smart Hospital als verantwortungsvoller Akteur in der Gesellschaft

1. Gesellschaftliche Verantwortung übernehmen am Beispiel des Kriegs in der Ukraine

Das Smart Hospital hat nicht nur Verantwortung für Patient*innen und Mitarbeiter*innen zu tragen, es muss auch **gesellschaftliche Verantwortung** übernehmen. So agiert die Universitätsmedizin Essen zum Beispiel im Kontext des Ukraine-Konflikts als verantwortungsvolle Akteurin der Gesellschaft.

Am 15. März 2011 begann der Krieg in Syrien, scheinbar weit genug entfernt, um uns nicht wirklich zu beunruhigen. Am 18. März 2014 annektierte Putin die Krim. Hinsichtlich beider Aggressionen erlebte Putin von der westlichen Welt keine nennenswerte Gegenwehr. Am 24. Februar 2022 hat uns dieses Verhalten dann mit aller Härte eingeholt. Mit Beginn des **Krieges in der Ukraine** veränderte sich für die Menschen dort alles. Zerstörte Straßen, Gebäude und Landstriche prägten das Bild. Ganze Städte waren auf der Flucht. Damit wurde es unsere gesellschaftliche Pflicht als Krankenhausverbund, den ukrainischen Bürger*innen zu helfen. Und zwar mit allem, was uns medizinisch und logistisch möglich war.

Sehr schnell, unmittelbar nach Kriegsausbruch, hatten wir an der UME eine **Task-Force Ukraine** gegründet. Über diese organisierten wir zum Beispiel zahlreiche Hilfstransporte mit medizinischen Gütern in das Krisengebiet. Wir unterschieden drei Teilbereiche an Hilfsangeboten: medizinische Hilfsleistungen, gesellschaftliches Engagement und die Koordinierung der Aktivitäten unserer Beschäftigten.

Sehr bewegend und damit im Gedächtnis besonders fest verankert ist eine unserer **medizinischen Hilfsmaßnahmen.** Kurz nach Kriegsbeginn wurden an der UME die ersten krebskranken Kinder aus der Ukraine behandelt, darunter kleine Leukämiepatient*innen. Sie stammten aus verschiedenen ukrainischen Städten und waren nicht nur durch Waffen in Lebensgefahr, sondern vor allem durch die ihnen kriegsbedingt versagte Therapie. Medizinische Einrichtungen in Polen, die Kinder aus der Ukraine aufgenommen hatten, waren an ihre Kapazitätsgrenzen gestoßen und hatten Kliniken in Deutschland um Unterstützung gebeten. Durch persönliche Kontakte und die besondere Expertise im Bereich der Kinder-Onkologie wurde auch die Uniklinik Essen um schnelle humanitäre Hilfe gebeten. Erwähnung verdienen in diesem Zusammenhang Prof. Dr. Angelika Eggert, Direktorin der Klinik für Pädiatrie mit Schwerpunkt Onkologie und Hämatologie an der Charité Berlin, und Prof. Dr. Dirk Reinhardt, Direktor der Kinderklinik III mit Schwerpunkt Onkologie an der UME, die sich für die Transporte maßgeblich verantwortlich zeichneten.

Am Ende der langen Reise stiegen 21 krebskranke Kinder müde, aber sichtbar glücklich aus dem Bus, der sie aus dem Kriegsgebiet nach Deutschland und in Sicherheit gebracht hatte. Über zwei Tage waren sie mit kurzen Zwischenstopps unterwegs gewesen, bis sie im sicheren Hafen Universitätsklinikum Essen ankamen. Hier wurden sie von Johanniter*innen und Mitarbeitenden des Universitätsklinikums empfangen und versorgt. Die Kinder waren von Angehörigen, meist ihren Müttern, begleitet worden und hatten je einen Rucksack oder kleinen Koffer gepackt. Ganz wichtig: das Lieblingsstofftier als unterstützender Begleiter und Mutmacher in dieser schwierigen Zeit. Ein Teil der Kinder blieb in Essen, andere wurden zu benachbarten Zentren gefahren.

Weitere Kinder, deren Familien sich aus dem Kriegsgebiet in der Ukraine mit Auto und Bahn auf den langen Weg nach Essen machten, kamen in den nächsten Wochen und Monaten hinzu. Hierzu gehörte auch eine ganze Reihe Kinder, die vom tückischen Retinoblastom, einer Krebserkrankung des Auges, betroffen waren. Diese Kinder wurden in der Klinik für Augenheilkunde von Direktor Prof. Dr. Nikolaos E. Bechrakis, einem europaweit ausgewiesenen Experten auf diesem Gebiet, und seinem Team behandelt. Unterstützt wurden die Familien von der Patient*innen- und Betroffenen-Organisation Kinder-Augenkrebs-Stiftung (KAKS). „Die Geschichten, die wir immer wieder hören, und die vielen Tränen, die wir sehen, machen es nicht immer einfach. Aber wir wollen und können helfen", berichtete die KAKS.

Zur medizinischen Versorgung kamen im weiteren Kriegsverlauf Patient*innen mit schweren Verletzungen wie Schusswunden oder Knochenbrüche nach Explosionen etc. hinzu, die nicht nur in den deutschen Bundeswehrkrankenhäusern behandelt wurden. Wir arbeiten eng mit dem BG Klinikum Duisburg zusammen, das mit unserer Unfallchirurgie kooperiert. Wir mussten zudem Vorkehrungen treffen für Patient*innen, die Dialysen und Krebstherapien oder auch psychische Betreuung benötigten. Ebenso rückten Tuberkulose-Untersuchungen wieder stärker in den Vordergrund, da die Krankheit in der Ukraine deutlich mehr verbreitet ist als hier.

Wichtig war für uns auch, den Geflüchteten eine **berufliche Perspektive** zu bieten. Wir haben daher früh die Möglichkeit geschaffen, bei uns an der UME zu arbeiten. Das galt sowohl für Personen mit medizinischer Ausbildung als auch für Fachfremde. Hauptintention war es, ihnen hier eine Lebensstruktur, Stütze und Aufgabe zu geben und sie im Idealfall gleichzeitig weiterzubilden. Nach Ende des Krieges sollen sie am Wiederaufbau ihres Landes mitarbeiten und vereinzelt in Deutschland bleiben und dauerhaft bei uns beschäftigt werden.

Außerdem konnten **Mitarbeiter*innen eigene Initiativen** und Vorschläge zu Unterstützungsmaßnahmen über eine zentrale Mailadresse einbringen. Mit überwältigender Resonanz. Hilfsangebote von Wohnraum und Unterbringungsmöglichkeiten für die Geflüchteten bis hin zu Übersetzungsdiensten wurden durch ein eigens dafür eingesetztes Team unter Leitung unseres Kaufmännischen Direktors Thorsten Kaatze koordiniert.

Thorsten Kaatze war es auch, der sich mit großem Erfolg für Hilfstransporte in die Ukraine einsetzte. Unterstützt wurde dies wiederum durch die **Stiftung Universitätsmedizin**, über die Mitarbeiter*innen und Externe Geld spendeten. Aus diesen Spenden wurden Hilfsgüter und Medikamente beschafft. Etwa einmal wöchentlich startete ein Lkw-Transport direkt an ein ukrainisches Krankenhaus. Wer sich über den aktuellen Stand unserer Hilfsleistungen und Aktivitäten informieren möchte, kann dies über die eigens eingerichtete Website *https://ukraine.ume.de/* tun.

2. Vom Smart zum Green Hospital

Als das Bundesverfassungsgericht am 29. April 2021 das Klimaschutzgesetz in Teilen für verfassungswidrig erklärte, ging es nicht nur um Klimaschutz und fehlende Zielvorgaben, sondern auch um **Generationengerechtigkeit, Chancengleichheit** für junge Menschen und nicht zuletzt um den **Schutz der Gesundheit nachfolgender Generationen.** Das Urteil hat Geschichte geschrieben und dem Klimaschutz mit einem Schlag Verfassungsrang verliehen. Das bleibt nicht ohne Folgen für das Gesundheitswesen.

Geht es hier doch um Prävention im umfassenden Sinne. Das Wohlergehen der Gesellschaft hängt unmittelbar ab vom Zustand der Welt, in der wir leben. Eine gesunde Umwelt ist die Basis für gesunde Menschen. **Klimaschutz bedeutet Gesundheitsschutz.** Das hat die Weltgesundheitsorganisation erkannt und den Klimawandel zu einer der größten Gefahren für die Gesundheit der Menschen in den kommenden Jahrzehnten erklärt. WHO-Generalsekretär Dr. Tedros Adhanom Ghebreyesus fasste es treffend zusammen: „Die Orte, an denen Menschen geheilt werden, sollten mit gutem Vorbild vorangehen und die Belastung nicht weiter vorantreiben."

Nach erfolgreichem Start des Smart-Hospital-Projekts im Jahr 2015 stand es daher für mich außer Frage, diesen Schwung in die nächste Entwicklungsebene mitzunehmen, die weitere **Transformation zum Green Hospital.** Ein grünes Krankenhaus sieht die Verbindung zwischen Umwelt und menschlicher Gesundheit und zeigt dieses Verständnis durch seine Managementstrategie und -handlungen.

Die wissenschaftliche Zeitschrift The Lancet titelte 2017, dass sich die größten medizinischen Chancen des 21. Jahrhunderts durch die **Anpassung an den Klimawandel** bieten. Das verdeutlicht, wie anders und wie viel breiter als noch vor 20 Jahren wir Medizin denken müssen. Im Zusammenhang mit dem Klimawandel werden für Deutschland bis ins Jahr 2030 etwa 30.000 zusätzliche Todesfälle prognostiziert. Die Palette der **gesundheitlichen Folgen** des Klimawandels ist breit. Sie reicht von Hitzschlag und Unterernährung über Herzerkrankungen bis hin zum Ertrinken.

Wir müssen uns in der Krankenhausplanung daher deutlich stärker als bisher um das Thema Klimawandel kümmern und seine Folgen antizipieren. Schlussendlich geht es in der Zukunft um die **Planung krisensicherer Krankenhäuser**. Es geht um die Aufrechterhaltung der medizinischen Versorgung während Naturkatastrophen und vielleicht sogar zu Kriegszeiten. Hierzu gehört auch die Überlegung zur Ausweitung regionaler Strahlenschutzzentren, von denen es früher deutlich mehr als die acht heute verfügbaren Zentren gab. In Nordrhein-Westfalen haben wir keines mehr. Vom Ruhrgebiet mit seinen mehr als fünf Millionen Einwohner*innen aus gesehen ist das nächste Strahlenschutzzentrum in Hannover. Die aktuellen Entwicklungen in Krisen- und Kriegszeiten sollten vielleicht auch hier Anlass zur Überprüfung geben.

Hitze ist eines der dringendsten Probleme der Klimakrise. 2021 war das heißeste europäische Jahr seit Aufzeichnung der Temperaturen. Die beiden Jahre zuvor hatten wir bereits Hitzewellen in Deutschland. Die Prognosen des Deutschen Wetterdienstes gehen von einer weiteren Erhöhung der Temperaturen aus, von zunehmenden Hitzewellen und Starkregenereignissen. Hitze bedeutet ein stilles Sterben, anders als ein Sterben in der Flut. Immer häufiger sind Ärzt*innen mit dem sogenannten Hitzschlag konfrontiert. Ab 38 °C Körperkerntemperatur beginnt die Überwärmung, begleitet von Hautauschlägen, Schwindel, einsetzender Übelkeit, Schwäche oder Verwirrtheitszuständen und nicht selten Atemnot. Bei 39,4 °C kommt es zum klassischen Hitzschlag, der in ein intensivmedizinisches Krankheitsbild münden kann. Sind die Betroffenen chronisch an Herz oder Lunge vorerkrankt, kann es zu weiteren Eskalationen kommen. Hitze ist nicht minder schlecht fürs Gehirn. Wir müssen besonders an die Auswirkungen auf Alte und nicht minder auf Demenzkranke denken. An Hitzetagen steigt die Sterblichkeit insbesondere älterer Menschen, was sich gerade bei großen Kliniken oft noch zwei oder drei Tage nachwirkend zeigt. Eine Tatsache, die vor dem Hintergrund des demografischen Wandels zusätzlich an Brisanz gewinnt.

Auch in Bezug auf Bau und Ausstattung von Krankenhäusern spielt Hitze eine Rolle. Studien zeigen, dass Lungenkranke, deren Patient*innenzimmer während Hitzephasen klimatisiert sind, früher entlassen werden können als die in überwärmten Zimmern Liegenden. Auch gelingt die Mobilisation, also Maßnahmen zur Aktivierung und Bewegungsförderung, bei in gekühlten Räumen untergebrachten Patient*innen besser. Im

Krankenhaus muss man sich mit Hilfe des Wetterdienstes auf Hitzephasen einstellen. Zum Beispiel sind vergleichsweise kühlere Bettenbereiche zu identifizieren, in die gefährdete Patient*innen verlegt werden können.

Auch das Personal hat quer durch die Berufsgruppen erheblich mit Hitzeauswirkungen zu kämpfen. Vor allem, wenn die Mitarbeitenden körperlich und hoch konzentriert arbeiten müssen. Schließlich wird auch das Personal älter. Pflegende in Deutschland sind im Schnitt 45 Jahre alt und zu einem relevanten Anteil chronisch krank. In extremen Hitzephasen muss eine Personalverdichtung vorgenommen werden, um Mitarbeiter*innen nicht zu überlasten. Verstärkt wird der Hitzeeffekt nicht selten durch Schutzkleidung. Ich selbst erinnere mich an den einen oder anderen Tag in unzureichend klimatisierten OP-Sälen der alten Kieler-HNO-Klinik und der alten Marburger HNO-Klinik, an dem ich als Operateur eine Bleischürze zum Schutz vor Röntgenstrahlen unter dem Schutzkittel trug. Der Schweiß lief mir nur so herunter, der zunehmende Durst konnte kaum mit Getränken kompensiert werden, die ich am Mundschutz vorbei über einen Strohhalm zu mir nahm.

Was denken Sie, welche maximalen Raumtemperaturen in Krankenhäusern anzustreben sind? Im Arbeitsalltag sollten 28 °C für das Personal nicht überschritten werden, die Durchschnittstemperatur sollte darunter liegen. Für hospitalisierte Patient*innen hat der englische Hitzeschutzplan 26 °C festgelegt, die WHO empfiehlt gar 24 °C. In Deutschland gibt es noch keinen bundesweit gültigen **Hitzeschutzplan**, nur die Empfehlung von 26 °C für Intensivstationen, OP- und Funktionsräume. Dr. Benedikt Lenzer von der Charité in Berlin, Spezialist für Hitzestress, hat demgegenüber mit seinem Team an Berliner Krankenhäusern Temperaturen ermittelt, die teils über 40 °C lagen.

Hitzestrahlung und -abstrahlung, Luftzirkulation und direkte Kühlungsmaßnahmen (zum Beispiel über feuchte Wickel oder Auflage feuchter Tücher) sind relevante Faktoren, um Hitzestress abzubauen. Das Krankenhaus muss außerdem mehr Wasser für das Personal bereitstellen und Patient*innen Trinkanreize und Trinkprotokolle anbieten. Verbesserte **Konzepte für Belüftung und Klimatisierung** von Räumen können die Situation entschärfen, müssen aber gewissenhaft geplant werden. So wies Marco Schmidt von der TU Berlin und dem Bundesinstitut für Bau-,

Stadt- und Raumforschung in einer Fortbildungsveranstaltung darauf hin, dass bei Krankenhausbauten von Beginn an diverse Zähler eingebaut werden müssen, um zu ermitteln, welche Temperatur in den Räumen herrscht und wie viel Energie verbraucht wird. Wenn Sie sich die ganzen medizinischen Geräte im Krankenhaus vorstellen, können Sie leicht nachvollziehen, wie wichtig exakte Analysen sind. Sonst liegt der Energieverbrauch für die Gebäudekühlung rasch 500 % und mehr über dem ursprünglich prognostizierten, mit entsprechend hohen Kosten und wiederum negativen Folgen für die Umwelt. Jede Kilowattstunde Strom, die wir verbrauchen, wird zu einer Kilowattstunde Abwärme. Wünschenswert sind daher zum Beispiel Gebäude, die im Sommer Photovoltaikenergie erzeugen, die gespeichert und im Winter für Wärmepumpen genutzt werden kann.

Krankenhäuser müssen stärker als bisher in die Stadtplanung einbezogen werden. Besonders relevant in bebauten Gebieten ist der **Hitzeinsel-Effekt**. In Deutschland werden seit Jahrzehnten jeden Tag eine Million Quadratmeter urbanisiert. Durch die zunehmende Bebauung steigt die Temperatur zur Stadtmitte hin an. Teilweise gibt es innerhalb einer Stadt Temperaturunterschiede von bis zu 10 °C. Die in der Stadt gespeicherte Hitze sinkt auch über Nacht nur unzureichend. Die Folge sind sogenannte tropische Nächte, in denen die Temperatur nicht unter 20 °C fällt. Ein Faktor, der bei der Krankenhausplanung Berücksichtigung finden sollte. Vorbildcharakter für den Bau von Krankenhäusern können städtebauliche Konzepte wie die sogenannte Schwammstadt haben, die konzipiert ist, um einerseits Regenwasser besser aufzunehmen und andererseits Hitzeinseln entgegenzuwirken. Flächenentsiegelung, Fassaden- und Dachbegrünungen zählen zu den Maßnahmen.

Antizipiert werden müssen auch mögliche **Störungen des Krankenhausbetriebs durch extreme Wetterlagen**, da beispielsweise die Energieversorgung zusammenbrechen kann, Schäden an Gebäuden auftreten oder Lieferketten unterbrochen werden könnten. Entsprechend hat die WHO Empfehlungen zum klimaresilienten und nachhaltigen Krankenhaus herausgegeben. Sie definiert bestimmte Maßnahmenkategorien hinsichtlich des Gesundheitspersonals, Hygiene, Wasser- und Sanitäranlagen sowie Abfallwirtschaft, Energie und Infrastruktur.

In Verbindung mit der Globalisierung ruft der Klimawandel neue medizinische Herausforderungen hervor. Ein Beispiel ist die aus meiner Sicht noch unterschätzte **Gefahr tropischer Viruskrankheiten** in Deutschland, wie sie etwa durch die mittlerweile hier ansässige asiatische Tigermücke übertragen werden. Häufiger auftretende Tropenkrankheiten werden Auswirkungen auf Krankenhäuser haben.

„Die Zukunft hängt von dem ab, was wir heute tun", sagte Mahatma Ghandi. Das sollten wir uns nicht nur in Bezug auf Anpassungsstrategien an den Klimawandel bewusst machen. Auch und besonders in Hinsicht auf den **Klimaschutz** müssen wir schnell handeln. Im tradierten Selbstverständnis von Krankenhäusern, Arztpraxen, Betreuungs- und Behandlungseinrichtungen herrscht bis heute der Grundgedanke, mit unbegrenztem Ressourceneinsatz den Menschen zu helfen. Die Suche nach dem „Purpose", der gesellschaftlichen Legitimation der eigenen Arbeit, die gerade viele Industrieunternehmen umtreibt, bleibt der Medizin erspart. Dieses Verständnis darf aber kein Freifahrtschein sein. Denn nachhaltiges Handeln ist eine Aufgabe der gesamten Gesellschaft – jedes Einzelnen von uns, aber auch im Speziellen von Maximalversorgern im Gesundheitswesen. Bergen sie doch erhebliches Potential für Einsparungen von Ressourcen, die direkten Einfluss auf das Klima mit sich bringen.

Nach Berechnungen der Nichtregierungsorganisation Health Care Without Harm trägt das Gesundheitswesen hinsichtlich der globalen Schadstoffemissionen mit 4,4 % mehr zum Klimawandel bei als der weltweite Flugverkehr (3 %) oder die Schifffahrt (2 %). Weltweit erzeugt es jährlich **CO_2-Emissionen** von zwei Gigatonnen, was dem Treibhausgasausstoß von 514 Kohlekraftwerken entspricht.

In Deutschland existiert **keine einheitliche Strategie**, um die Gesundheitsversorgung ökologisch nachhaltiger zu gestalten. Daher ist jedes Krankenhaus aufgefordert, auf eigenen Wegen dem Klimawandel entgegenzuwirken. Aktuell hört man aus allen Richtungen, auch von Krankenhäusern: „2030 oder 2035 ist unser Unternehmen CO_2-neutral." Ich ermuntere Sie, sprechen Sie Personen, die solche Aussagen tätigen, an und fragen nach, wie sie dieses Ziel ganz genau erreichen wollen. Manche werden Ihnen plausible Antworten geben, bei anderen erkennen Sie schnell die pure Schwafelei.

Und bitte nicht vergessen: Schnell geht auch hier nichts. Es sind lange Transformationsprozesse erforderlich, die zunächst definiert und dann entlang klarer Ziele umgesetzt werden müssen. Viele Maßnahmen sind notwendig, selbst wenn sie – einzeln betrachtet – vernachlässigbar erscheinen. Kleinvieh macht irgendwann auch viel Mist. Ich bin absolut davon überzeugt, dass man für große Veränderungen zunächst ein Fundament schaffen muss.

Für eine umweltfreundliche Krankenhauskonzeption brauchen wir das **Smart Hospital als Fundament**. Ein digitales, effizientes, menschenzentriertes Krankenhaus ist Voraussetzung für einen wirksamen Klimaschutz. Schon allein die Digitalisierung führt automatisch zu positiven Abstrahleffekten zugunsten der Umwelt, die anders niemals realisierbar wären.

Im Rahmen des Smart Hospitals lassen sich verschiedene Handlungsfelder für eine sowohl ökologische als auch ökonomische Nachhaltigkeit benennen. Beginnen will ich mit dem **Energiemanagement**. In Deutschland zählen Krankenhäuser innerhalb der Branche Handel, Dienstleistung und Gewerbe zu einem der größten Energieverbraucher. Schon aus Kostengründen ist der immense Energieverbrauch schon lange kein Randthema mehr. Hochspezialisierte medizinische Zentren wie die UME, die ganzjährig für eine gesicherte Patient*innenbehandlung zur Verfügung stehen, weisen im 24-Stunden-Betrieb einen besonders **hohen Energie- und Ressourcenbedarf** auf. Ein Krankenhausbett allein verbraucht etwa laut einer Analyse des Fraunhofer Instituts von 2009 so viel Energie wie bis zu vier Einfamilienhäuser. Der Energieverbrauch großer Universitätskliniken entspricht nicht selten dem von 10.000 Einfamilienhäusern und damit 50.000 Megawattstunden Strom pro Jahr. Dazu kommt ein hoher Stromverbrauch durch bestimmte Institutionen wie beispielsweise Protonen- und Schwerionenbestrahlungsanlagen. Das Westdeutsche Protonentherapiezentrum Essen verbraucht zum Beispiel über 6000 Megawattstunden pro Jahr. Es bedarf folglich systemischer Ansätze, um den Spagat zwischen patient*innenorientierter Spitzenmedizin mit hohem Technisierungsgrad und ökologischer Nachhaltigkeit im Krankenhauswesen zu vereinen.

Entscheidungen zur Betriebsdauer bestimmter Geräte wie Laptops oder Monitore zeigen, welche Analysen und Abwägungen beim Energiemanagement getroffen werden müssen. Der Austausch älterer Geräte gegen neue effizientere Technologien birgt teilweise enorme CO_2-Einsparpotentiale, geht allerdings häufig mit hohen investiven Mitteln einher. Gering-investive Maßnahmen können sich aus **Strukturanalysen** ergeben. Die Vermeidung von Doppeluntersuchungen durch einen besseren, digital gestützten Informationsfluss etwa reduziert den Energieverbrauch. Wir müssen nicht nur Sparlampen ins Krankenhaus bringen, wir müssen mehr und mehr LED-Beleuchtungen installieren. Gegebenenfalls kann ein Ökostromanbieter gewählt werden. So sind wir mit der UME komplett auf Ökostrom umgestiegen. Das geht nicht überall und sofort. Wenn alle Unternehmen und Haushalte sofort diesen Wechsel machen würden, hätten die Energieversorger – noch – ein Problem.

Auch und ganz besonders ist das **Nutzer*innenverhalten der Mitarbeitenden** von hoher Relevanz, um den ökologischen Fußabdruck eines Krankenhauses zu verringern. Schätzungen zufolge können darüber bis zu 30 % Energie eingespart werden. Dazu gehören einfachste Verhaltensweisen, wie das Licht bei Verlassen des Büros auszuschalten, Computer herunterzufahren und nicht bei offenem Fenster im Büro zu heizen. Es gilt der Grundsatz: **Motiviert ist nur, wer auch informiert ist**. Wissen um ökologische Zusammenhänge und konkrete Vorschläge für ein energiesparendes Verhalten sind die Voraussetzung dafür, dass Mitarbeitende ökologisch handeln und routinierte Abläufe im Alltag verändern. Hier helfen etwa Energiesparkampagnen mit Anreizsystemen für Mitarbeitende sowie informative Flyer und Aktionen beispielsweise zum World Environment Day.

Damit leistet das Green Hospital auch einen Beitrag zur **Sustainability Transition**, also zum gesellschaftlichen Wandel hin zu mehr Nachhaltigkeit. Vor einigen Jahren standen Energiesparmaßnahmen noch hinter dem Hauptargument Kostenreduktion zurück, das im Nutzer*innenverhalten aufgrund von teilweise fehlendem Kostenbewusstsein der Mitarbeitenden geringe Wirkung zeigt. Dank der Fridays-for-Future-Bewegung und weiteren Initiativen etabliert sich aber immer mehr bewusstes klimafreundlicheres Verbraucher*innenverhalten.

Ein weiteres wichtiges Handlungsfeld auf dem Weg zum Green Hospital bilden **Beschaffung und Ressourcenverbrauch**. Hierzu gehört beispielsweise, dass man Stühle kauft, die sich wieder aufpolstern lassen. Auch beschäftigen wir uns immer stärker damit, mit welchen Lieferant*innen wir zusammenarbeiten, welche Art von Materialien sie anbieten, wie umweltfreundlich ihre Konzepte sind. Im Krankenhauswesen sind Einwegprodukte aufgrund hygienischer Vorschriften aktuell teilweise noch nicht wegzudenken. Die kritische Betrachtung der Mehrfachnutzung von Einmalprodukten durch sterile Wiederaufbereitung liegt im Spannungsfeld zwischen dem Anspruch der Patient*innensicherheit, des Kostendrucks und der defizitären Bedeutung für die Umwelt. Ein digital unterstütztes Einkaufsmanagement ermöglicht zumindest einen passgenaueren Einsatz von Ressourcen. Die Beschaffung von beispielsweise umweltfreundlichen Baumaterialien sowie die Einsparung von Papier durch weitgehenden Verzicht auf papiergebundene Dokumentation im Rahmen der elektronischen Patientenakte tragen zur ökologischen Nachhaltigkeit bei. Muss dennoch gedruckt werden, sind doppelseitiger Druck, Recyclingpapier und die Einrichtung von Druckerpoints geeignet, umweltfreundlicher zu agieren. In vielen Krankenhäusern gibt es viel zu viele Drucker, auch an der UME.

Ein weiterer wesentlicher Punkt ist das **nachhaltige Bauen**. In Marburg und Essen habe ich zahlreiche Bauprojekte begleitet. Bei Bauprojekten im Krankenhaus müssen wir darauf achten, dass wir Technologien von morgen einplanen. Dies gilt ebenso für ökologisch orientiertes Bauen mit dem Fokus auf Energieersparnis oder die im Bau verankerte Möglichkeit von Energiegewinnung. Um mit neuen Technologien nicht permanent hinterherzuhinken, ist die rasche Umsetzung genehmigter Bauprojekte zwingend erforderlich. Hierzu gehört, dass personalintensive Prüfprozesse in den Behörden deutlich vereinfacht und damit verkürzt werden. Nachhaltiges Bauen umfasst aber auch konventionelle Maßnahmen wie die Dämmung von Gebäuden, Investitionen in moderne Heizungsanlagen und vieles mehr.

Krankenhäuser sind nicht nur Fassaden und Mauern, hinter denen Patient*innen geheilt werden und Mitarbeiter*innen ihre Arbeit verrichten, sondern sollten auch **Grünflächen** als Rückzugsorte beinhalten. Hier können mit wenig Aufwand und Kosten insektenfreundliche Pflanzen für **Biodiversität** sorgen. Artenreichtum bildet den Grundstein für eine funktionierende Umwelt. Ein Schaukasten aus Holz kann über die ausgesäte Wildblumenwiese informieren und gibt zusätzliche Informationen zum Thema Biodiversität und Insektenschutz. Ein konkretes Beispiel findet sich auf dem Dach des Westdeutschen Protonentherapiezentrums Essen. Um dem Insektensterben entgegenzusteuern, wurde 2021 zunächst die bestehende Rasenfläche entfernt, dann Mutterboden verteilt und anschließend Saatgut heimischer Pflanzen gestreut. Recht bald fanden auf dieser Wildblumenwiese Hummeln, Bienen, Schmetterlinge und andere Insekten geeignete Lebensbedingungen.

Nachhaltigkeitsmanagement erfordert auch einen Fokus auf die **Speisenversorgung**. Zu viele genießbare Lebensmittel nehmen unnötigerweise den Weg in die Mülltonne, leider auch in Krankenhauskantinen und auf Station. Ein nachhaltiges Waste-Management muss etabliert werden, um Produktionsabfälle, Überproduktion und Tellerrückläufe zu reduzieren. Eine Option stellt eine per App gesteuerte Menüwahl der Patient*innen dar, um eine passgenauere Planung zu ermöglichen. In Zusammenarbeit mit Einrichtungen wie der Tafel können Lebensmittelreste sinnvoll verwertet werden. In Deutschland sammeln mehr als 950 gemeinnützige Tafeln überschüssige Lebensmittel und verteilen sie an Menschen in Not.

Einmal-Plastikverpackungen für Brötchen oder Gerichte aus der Kantine verursachen umfänglichen Müll. Dieser kann durch günstig erwerbbare, mehrfach-verwendbare Behälter und Stoffbeutel für Brötchen reduziert werden. Gleiches gilt für Wegwerfbecher aus Papier oder Plastik. Hier kann man Mehrweg-Becher einsetzen, die allen Mitarbeitenden geschenkt werden. Bei Nutzung des eigenen Mehrweg-Bechers gibt es in der Kantine einen Rabatt auf das Heißgetränk.

Nicht zuletzt muss es auch darum gehen, die **Ernährung** umzustellen. Wir sind auf der Erde zu viele geworden, als dass man die bisherigen Ernährungsweisen beibehalten kann. Speziell im Krankenhaus brauchen wir Ernährungsformen, die für die Menschen die gesündesten sind und gleichzeitig die Ressourcen des Planeten schonen. Diesen kombinierten Ernährungsansatz, optimal für den Menschen, ressourcenschonend für den Planeten, bezeichnet man als **Planetary Health Diet**. Ein Beispiel, empfohlen von der Amerikanischen Gesellschaft für Kardiologie, ist eine fleischarme, ballaststoffreiche Diät. Wir essen im Jahr etwa 60 kg Fleisch pro Person, seitens der Gesellschaft für Ernährung werden nur 30 kg empfohlen. 2018 wurden in Deutschland laut Statistischem Bundesamt 770 Millionen Tiere (etwa zwei Millionen täglich) geschlachtet. Lab grown meat, also Fleisch aus dem Labor, kann für Fleischesser*innen ein Ansatz sein, sobald es biotechnologisch in Massen produzierbar sein wird. Auch der Verzehr von Eiern ist nicht bedenkenlos möglich. Rund 50 Millionen männliche Eintagsküken wurden in Deutschland pro Jahr getötet, weil sie der Industrie kaum Nutzen bringen, die meisten davon qualvoll mit CO_2 vergast. Seit Januar 2022 ist die Tötung der geschlüpften Küken zwar untersagt, auch die Tötung der „nutzlosen" Embryonen ist aber umstritten.

Zum Zweck der Klimaneutralität sollten im Krankenhaus Lebensmittel aus der Region und Trinkwasser aus eigener Aufbereitung unter Berücksichtigung eines entsprechenden Hygienekonzeptes verwendet werden. Insgesamt müssen wir uns auf weniger Lebensmittelvielfalt, dafür in guter Qualität konzentrieren. Mit meinen über 60 Jahren komme ich aus einer Zeit, da hatten Weintrauben noch Kerne, da gab es helle und wenige dunkle Brötchen statt einer Vielzahl unterschiedlichster Brötchensorten. Ist dieses große Angebot wirklich erforderlich? Ich denke nicht!

Die CO_2-Bilanz von Krankenhäusern wird auch durch **Inhalationsanästhetika** bestimmt. Mittlerweile gibt es Anbieter*innen, die ermöglichen, Narkosegase durch Filtersysteme zu recyceln und so einen erheblichen Anteil an Treibhausgasen zu verhindern.

Krankenhäuser sind zudem mit sieben bis acht Tonnen **Abfall** pro Tag der fünftgrößte Müllproduzent in Deutschland. Im Durchschnitt fallen je Patient*in pro Tag etwa sechs kg an. Zum Vergleich: Ein*e Normalbürger*in bringt es hierzulande auf 1,7 kg, und das ist schon ein Spitzenwert in Europa. Um das Potential einer nachhaltigen Abfallwirtschaft auszuschöpfen, sollten digital unterstützte Abfallmanagementsysteme eingesetzt werden. Auch beim Diabetes gibt es eine Schnittstelle zur Nachhaltigkeit im Gesundheitswesen. Unsere Diabetes-Expertin Dr. Susanne Reger-Tan verweist auf die **Green Diabetes Initiative**, die sich dafür einsetzt, ressourcensparend zu agieren. Hierzu gehört die Reduktion des aktuellen Verpackungsmülls, unter Ausrichtung auf recycelbare Materialien. In diesem Kontext will ich ein manchmal vergessenes Thema streifen: die unkontrollierte Entsorgung der COVID-19-Schutzmasken. Im Wald, in der Stadt oder am Seeufer, überall liegen Masken herum und landen in

Flüssen, Seen und Meeren. Dies ist ein ernsthaftes Problem für Umwelt und Tiere, sind die meisten Masken doch aus langlebigem Plastik und können sich Jahrzehnte oder Jahrhunderte halten, bevor sie als Mikroplastik in Erde oder Wasser gelangen.

Ein weiteres Themenfeld für das Green Hospital ist **Mobilität**. So entsteht ein hoher Prozentsatz der Treibhausgasemissionen im Gesundheitssektor in Lieferketten, beim Transport und bei der bei An- und Abreise zum und vom Arbeitsplatz. Krankenhäuser gehören zu den großen Arbeitgebern einer Stadt und können zum Beispiel mit Anreizsystemen für die Nutzung der öffentlichen Verkehrsmittel hohe Ersparnisse der CO_2-Äquivalente bewirken. Auch ein Ausbau der Infrastruktur mit E-Autos und E-Ladestationen ist relevant. Der Fuhrpark eines Krankenhauses sollte weitgehend auf E-Mobilität umgestellt werden. Mitarbeiter*innen kann angeboten werden, zwischen verschiedenen Standorten mit Dienst-E-Autos oder Diensträdern zu pendeln.

Wir erleben in Deutschland einen Bike-Boom. Besonders in Städten wandelt sich das Fahrrad vom Freizeitgerät zum Verkehrsmittel der ersten Wahl. Radfahren ist gesund, zumindest meistens, es ist ökologisch gut und kostengünstig. Städte der Zukunft binden Fahrradwege, Bikesharing-Stationen und Fahrradabstellplätze in ihre Infrastrukturen ein. Auf diesen Zug sollten Krankenhäuser aufspringen. Anreizsysteme wie Zuschüsse zum Fahrradleasing entlasten die Infrastruktur. **Bike-to-Work-Aktionen** in Kooperation mit der Kommune können CO_2-Emissionen verringern und nebenbei die Parkplatzsituation entspannen. Auch der Ausbau eines Veloparkplatzes inklusive elektrischer Ladestationen ist relevant. Zudem sollten Mitarbeiter*innen die Möglichkeit bekommen, sich noch umziehen und dann direkt zum Einsatzort gehen zu können. In zahlreichen Krankenhäusern gibt es aber Engpässe an Spinden zur Aufbewahrung von Arbeits- und Wechselkleidung. Taschen, Schuhe und andere Dinge werden außerhalb der Spinde abgestellt, was mit geltenden Vorgaben nicht vereinbar ist, auch aus Sicht der Krankenhaushygiene. Neue Systeme beruhen auf dem Prinzip der unpersönlichen Garderobe und des persönlichen Schließfachs. Eine Garderobe bedeutet einen Mehrwert für die Mitarbeiter*innen. Auf der anderen Seite verlieren sie mit dem eigenen Spind ein gewisses Statussymbol. Sie sehen, es ist alles komplizierter als zunächst gedacht.

Ein riesiges Thema in Sachen Nachhaltigkeitskonzepte sind die Verbesserungen in der klinikinternen **Logistik** durch ein digitales Geräte- und Bettenmanagement. Algorithmengestützt ermöglicht es eine optimierte Ausnutzung des medizinischen Geräteparks und damit das schnelle Auffinden von Betten und Geräten mittels Tracking. Auch eine verbesserte Verkehrslogistik auf dem Klinikgelände durch eine App-gesteuerte Besucher*innenführung sowie eine professionelle Betreuung von Patient*innen und Angehörigen über ein digitales Service- und Informationscenter ersparen unnötige Wege.

Ein Blick in die mittelfristige Zukunft des Krankenhauses eröffnet ungeahnte Möglichkeiten: Unter Einsatz von Scanprogrammen können Mitarbeitende verschiedener Funktionsbereiche als personalisierte Avatare dargestellt und zur Kommunikation im virtuellen Raum befähigt werden. Das erspart Patient*innen belastende Wartezeiten und die CO_2-relevante Anfahrt. Zudem können so Spezialist*innen aus der Ferne eingebunden werden. Durch Homeoffice-Angebote oder Telemedizin lässt sich auch der eine oder andere Ressourcen verbrauchende An- und Abreiseweg von Mitarbeiter*innen vermeiden.

Die positiven Effekte auf die Umwelt durch die Umsetzung des Smart Hospitals stehen noch am Anfang. Am Ende ist entscheidend, dass nachhaltige und grüne Gedanken auch ins **Krankenhausmanagement** Einzug halten. Mitnahme des Personals und eine stetige Kommunikation sind der Schlüssel, um ein **grünes Mindset im gesamten Krankenhaus** zu etablieren. Maßnahmen dafür können etwa Kick-off-Veranstaltungen in Form einer Baumpflanzaktion zur Bekanntmachung der Nachhaltigkeitsmission in den Kliniken und Abteilungen sowie der Aufruf im Mitarbeiter*innen-Newsletter zu einem Ideenwettbewerb in puncto Nachhaltigkeit sein, um möglichst viele Mitarbeitende aktiv einzubinden. Auch an der UME haben wir für unseren Weg zum Green Hospital die notwendigen strukturellen und organisatorischen Voraussetzungen geschaffen. Wir haben mit Tobias Emler einen Klimamanager ernannt, ihm diverse Weiterbildungen ermöglicht und ein Team Green aus relevanten Fachgebieten aufgebaut, das als Nachhaltigkeitskommission alle Maßnahmen koordiniert. Zudem haben wir 130 Klimabeauftragte ernannt, um das Thema innerhalb der UME in die Breite zu tragen. Der Einsatz von Multiplikator*innen in den

Kliniken und Abteilungen ist zur Stärkung des Bewusstseins für Nachhaltigkeit der Mitarbeitenden wichtig.

Ein Projekt vom Bund für Umwelt und Naturschutz in Deutschland richtete sich mit genau diesem Ziel an die Krankenhauslandschaft. Im Rahmen von KLIK green sollten mindestens 250 Krankenhäuser und Rehakliniken insgesamt 100.000 Tonnen CO_2-Äquivalente innerhalb von drei Jahren einsparen. Gefördert wird es u. a. vom Bundesumweltministerium. Klimamanager*innen wurden benannt, die in ihren Einrichtungen das Thema Nachhaltigkeit vorantreiben und im Austausch untereinander Best-practice-Beispiele anderer Einrichtungen adaptieren und umsetzen. An der UME wird Mitarbeiter*innen zudem eine Nachhaltigkeits-Homepage als Plattform zur Verfügung gestellt, auf der ebenfalls Best-practice-Projekte und Ideen ausgetauscht und weitergedacht werden können und die auch dazu dient, die positive Dynamik in Sachen Nachhaltigkeit gegenüber potentiellen neuen Mitarbeitenden aufzuzeigen, um damit zu werben. Ganz nach dem Motto: Tu Gutes und rede drüber.

Nur medizinische Leistungen anzubieten, wird für Krankenhäuser künftig nicht mehr reichen. Wir müssen **gesellschaftliche Verantwortung** wahrnehmen. Spätestens seit 1972, seit der berühmten Studie des Club of Rome zu den Grenzen des Wachstums, muss jedem bewusst sein, dass wir dabei sind, die Erde sukzessive unbewohnbar zu machen. „Wenn die gegenwärtige Zunahme der Weltbevölkerung, der Industrialisierung, der Umweltverschmutzung, der Nahrungsmittelproduktion und der Ausbeutung von natürlichen Rohstoffen unverändert anhält, werden die absoluten Wachstumsgrenzen auf der Erde im Laufe der nächsten hundert Jahre erreicht", so die Schlussfolgerung des Berichts. Es wäre damals leicht gewesen, mit vergleichsweise überschaubaren Maßnahmen den heute akut drohenden ökologischen Kollaps abzuwenden. Fünfzig Jahre sind vergangen. Rückblickend müssen wir selbstkritisch sagen: Die Gesellschaft, aber auch jeder Einzelne von uns hat zu wenig geleistet. Wir werden die Erde zumindest in ökologischer Hinsicht in einem signifikant schlechteren Zustand an unsere Kinder und Enkelkinder übergeben.

Jetzt müssen wir mit einer gigantischen globalen Kraftanstrengung versuchen, zumindest den worst case, die Steigerung der weltweiten Durchschnittstemperatur um mehr als 1,5 °C, zu verhindern. Die Abholzung der

Regenwälder, die signifikante Reduzierung der Artenvielfalt, die Abermillionen Tonnen Mikroplastik in den Weltmeeren sind bereits unumkehrbar. Ich bin und bleibe aber optimistisch, dass wir es schaffen können, unseren Planeten ökologisch einigermaßen intakt zu halten. Ein Beispiel dafür ist das Ozonloch über der Arktis und der Antarktis, hervorgerufen vor allem durch Fluorkohlenwasserstoffe (FCKW). Dieses Ozonloch ist noch lange nicht verschwunden, aber durch internationale Verträge konnte es gelingen, ganze Gruppen von ozongefährdenden Chemikalien binnen kurzer Zeit vom Markt zu nehmen. In den kommenden Jahrzehnten wird sich die Ozonschicht erholen, weil kaum noch FCKW in die Atmosphäre gelangen. Natürlich ist die Komplexität des globalen Klimawandels weitaus größer, die politischen und wirtschaftlichen Interessen sind stärker. Das Beispiel Ozonloch zeigt aber, dass Lösungen gefunden werden können.

VI. Blick nach vorn:
Ohne Ruck geht nichts mehr

Als Corona Anfang 2020 bei uns Einzug hielt, stellten auch die Letzten fest, dass es einer der größten Fehler war, zentrale Stellgrößen unseres Gesundheitssystems über Jahrzehnte vernachlässigt zu haben, insbesondere die Digitalisierung, die Pflege und den demografischen Wandel. Das Ergebnis ist ein **Systemversagen** mit all den aufgetretenen und noch drohenden Folgen. Wir können nicht im wohlbekannten Klein-Klein weitermachen. Sonst werden wir scheitern, mit Ansage.

Gegen Ende dieses Buches möchte ich ausdrücklich noch einen **Appell an die Ärzt*innenschaft** richten, beobachte ich deren Entwicklung und Perspektiven mit großen Sorgen, innerhalb und außerhalb des Krankenhauses. Ärzt*innen sind ebenso wenig eine homogene Gruppe wie die Pflege. Die Pflege allerdings hat inzwischen eine Lobby im Volk gefunden. Beklatscht von den Balkonen hat sie die Ärzt*innenschaft im Rang der Anerkennung schon lange überholt. Dazu gehören im Übrigen auch diejenigen Ärzt*innen, die für ihre Patient*innen 24/7 und manchmal 365 Tage im Jahr verfügbar sind, die zum Hausbesuch kommen, wenn es die Kranken brauchen, die in Operationssälen fast Übermenschliches leisten und die ihren Patient*innen in den schwersten Stunden zur Seite stehen.

Das aber wird niemand beklatschen. Oder haben Sie vielleicht den Applaus dafür gehört, als die Ärzt*innen in Notaufnahmen und Intensivstationen über die eigene Belastungsgrenze hinaus gearbeitet haben? Auch diejenigen im öffentlichen Gesundheitsdienst wie den Gesundheitsämtern, die zuvor niemand auf dem Schirm hatte. Dieser ärztliche Einsatz gehört nach Ansicht vieler, auch Sozialneider*innen, eben einfach dazu und verdienen tun die Ärzt*innen in den Augen einiger ohnehin genug oder vielleicht sogar zu viel.

Nun verändert sich das Berufsbild, in den diagnostischen Disziplinen tiefgreifend, in den übrigen Tätigkeitsfeldern auch, getrieben ganz besonders durch die Digitalisierung. Die Akademisierung der nichtärztlichen Gesundheitsfachberufe nimmt von Jahr zu Jahr an Fahrt auf.

Diese Berufe drängen in den Gesundheitsmarkt, wo auch immer sich Lücken auftun. Auch die Pflege bekommt immer mehr Einfluss.

Die Ärzt*innenschaft allerdings verhält sich viel zu oft apolitisch und zehrt sich auf zwischen Praxis und Krankenhaus, rund um Weiterbildungsordnungen und Abrechnungsverfahren. Und viel zu oft beschäftigt sie sich mit sich selbst. Die Ärzt*innen müssen ihre Entwicklung in die Hand nehmen. Niemand anders hat Interesse daran. Das im Grunde schon jahrzehntelange Gerangel um die Approbationsordnung ist beschämender Ausdruck der aktuellen Situation, für ein Berufsbild, das unverändert zu den innovativsten, bedeutendsten und besonders erfüllenden Berufen zählt.

Dieser Appell ist als solcher zu verstehen. Er darf und soll in keinster Weise aufhalten oder verzögern. Nein, er soll noch stärker beschleunigen, ganz besonders die Digitalisierung, weil die beste medizinische Versorgung anders nicht mehr geleistet werden kann.

Die jetzt notwendige enorme **Aufholarbeit zur Digitalisierung** gehört bundesweit orchestriert. Projekte müssen priorisiert, Digitalisierungsziele für die verschiedenen gesellschaftlichen Bereiche mit einem Zeitstrahl festgelegt werden. Genau deshalb hatte ich mich für ein eigenes Digitalministerium ausgesprochen. Die Regierungskoalition entschied anders. Es bleibt möglicherweise beim Schritttempo für diese so notwendige Voraussetzung zur Neugestaltung unseres Gesundheitswesens. In welche Richtung es aber gehen muss, war und ist absolut klar, oder vielleicht doch nicht? Digitalrat, Digitalpakt, Digitalstrategie … starke Begriffe – es fehlt nur noch die erkennbare Umsetzung.

Wir haben also kein Erkenntnisproblem, wir haben ein **Umsetzungsproblem**. Darauf wies bereits vor über 25 Jahren der damalige Bundespräsident Prof. Dr. Roman Herzog in seiner Berliner Rede vom 26. April 1997 eindringlich hin. Die Formulierung „durch Deutschland muss ein Ruck gehen" ließ diesen Vortrag als Ruck-Rede in die Geschichte eingehen. Einen Absatz möchte ich zitieren:

„Unser eigentliches Problem ist also ein mentales: Es ist ja nicht so, als ob wir nicht wüssten, dass wir Wirtschaft und Gesellschaft dringend modernisieren müssen. Trotzdem geht es nur mit quälender Langsamkeit voran. Uns fehlt der Schwung zur Erneuerung, die Bereitschaft, Risiken einzugehen,

eingefahrene Wege zu verlassen, Neues zu wagen. Ich behaupte: Wir haben kein Erkenntnisproblem, sondern ein Umsetzungsproblem. Während die Auswirkungen des technischen Wandels auf dem Arbeitsmarkt und die Folgen der Demographie für die sozialen Netze auch andere Industrieländer, etwa Japan, heimsuchen, gibt es für den Modernisierungsstau in Deutschland keine mildernden Umstände. Er ist hausgemacht, und wir haben ihn uns selbst zuzurechnen."

Bitte nehmen Sie sich die Zeit und lesen Sie die ganze Rede des Bundespräsidenten. Darin liegt eine Kraft zur tiefgreifenden Neustrukturierung. Dennoch **blieb der Ruck aus.** Abgesehen vom Digitalisierungsschub durch den früheren Bundesgesundheitsminister Jens Spahn, dessen Digitalenthusiasmus leider durch COVID-19, den überdimensionierten Datenschutz und reichlich Lobbyismus im Gesundheitswesen gebremst wurde.

Die digitale Transformation braucht Treiber, sie braucht aber auch uns alle, und ebenso die Bereitschaft des Krankenhauses, endlich aktiv zu werden. Die Inflation von Handlungsfeldern macht die Lösung nicht einfacher. Vielmehr zeigt sich, in wie vielen Bereichen sich mittlerweile ein großer Problem- und Handlungsdruck aufgebaut hat. Alle Herausforderungen im Gesundheitssystem hängen zusammen und können nicht isoliert, sondern nur in einer konzertierten Kraftanstrengung gelöst werden.

Die tatsächlichen Probleme liegen aber auf einer anderen, auf einer Metaebene. Und da geht es um Dinge, die uns als Gesellschaft im Kern ausmachen. Ich rede von **Mut**, ich rede von **Aufbruch**, ich rede von **Anstrengung**. Die innere Haltung bestimmt unseren Alltag, jeden Tag neu. Sie zu verändern ist unsere größte Herausforderung. Die Erreichung der so notwendigen tiefgreifenden Transformationen unterschiedlicher Bereiche unseres Landes ist jedoch genau daran gebunden. Erfolgreiche Institutionen unterscheiden sich von weniger erfolgreichen oftmals nicht so sehr in der Technologie als vielmehr im Mindset. Und dies bezieht sich nicht auf einzelne Visionär*innen, sondern auf das Mindset der Mitarbeiter*innenschaft, quer durch alle Professionen. Allem voran steht die **Bereitschaft zur Veränderung**.

Je länger ich nachgedacht, je länger ich an diesem Buch gearbeitet, Erlebnisse und Schlussfolgerungen erinnert und beschrieben habe, desto mehr wurde mir bewusst, dass viele Begebenheiten nur an der Oberfläche kratzen: Es geht bei Weitem nicht bloß um die Medizin, es geht um den Zustand unseres Landes. Wo wollen wir hin? Wie soll die Welt in zehn oder zwanzig Jahren aussehen?

Es ist uns etwas abhanden gekommen in Deutschland. Eine Vision, ein Glaube, eine Überzeugung. Die Medizin ist von dieser herrschenden **Perspektivlosigkeit** und der daraus resultierenden **Antriebsarmut** ebenso betroffen wie viele andere Bereiche der Gesellschaft. Die Folgen sind aber ungleich dramatischer, weil es um Menschen geht, um deren Gesundheit und nicht selten auch um deren Leben und Tod.

Bundesgesundheitsminister Dr. Karl Lauterbach teilte 2022 mit, ab 2023 die größte **Krankenhausreform** der vergangenen 20 Jahre anpacken zu wollen. Die letzte große Strukturreform geht auf das Jahr 2002 zurück. Lauterbachs Plan für die Krankenhausreform sieht ein dreistufiges Verfahren aus wissenschaftlicher Erarbeitung der Reformvorschläge, Anhörung der Verbände und Umsetzung in Zusammenarbeit mit den Ländern vor. Eine 16-köpfige Kommission von Wissenschaftler*innen unter Leitung des Psychiaters Prof. Dr. Tom Bschor soll die Arbeit der kommenden zwei Jahre entlang von Sachfragen begleiten. Ob diese Reform aber den nötigen Ruck bringt? Ich fürchte nicht. Denn es gibt nicht wirklich viele Beispiele für zeitnahe Impulse mit durchschlagender Wirkung durch eingerichtete Kommissionen. Einem in der Politik im Übrigen beliebten Instrument, wenn die Probleme eine gewisse Dimension erreicht haben. Nicht selten richtet man zusätzlich einen Ausschuss ein, der die Kommissionsarbeit überprüft. Dann allerdings besteht berechtigte Befürchtung oder vielleicht doch besser Hoffnung, in der vierjährigen Legislaturperiode keine ungeliebten Entscheidungen treffen oder gar zumindest in Ansätzen umsetzen zu müssen.

Unser Land ist (noch) nicht bereit für eine neue Zeit, ist (noch) nicht bereit für die gigantischen Herausforderungen einer Welt, die sich gerade – auch mit Gewalt – neu ordnet. Wir müssten es gemeinsam versuchen, müssten am selben Ende des Seils ziehen, um den nötigen Ruck doch noch zu bewirken. Stattdessen sind wir aufgesplittert in 82 Millionen Individuen und Individualist*innen, die in erster Linie ihre Partikularinteressen verfolgen. Die mangelnde Digitalisierung in der Medizin ist nur eines von vielen Symptomen, aber leider ein Leitsymptom. **Wir können das Gesundheitssystem nicht reformieren, ohne das Land zu reformieren.**

„Vor den Erfolg haben die Götter den Schweiß gesetzt." So oder ähnlich formulierte es wohl vor langer Zeit der griechische Dichter Hesiod (715–650 v. Chr.) und daran hat sich bis heute nichts geändert. **Veränderungen brauchen harte Arbeit, Durchsetzungs- und Umsetzungsvermögen.** Tugenden, die in Deutschland in Vergessenheit geraten zu sein scheinen. Das macht mich nachdenklich, stelle ich bei einer Reihe talentierter Menschen fest, dass es ihnen nicht wirklich darum geht, besser werden zu wollen. Sie haben den Hunger nach mehr, den Willen zur Leistung und zum Fortschritt verloren.

Anders als bei uns ist der **Leistungsgedanke** in den asiatischen Staaten eindeutig vorhanden. Für die Asiat*innen ist wichtig, dass ihre Kinder im Leben zurechtkommen. Für uns Deutsche ist es wichtig, dass es den Kindern gut geht. Was aber, wenn wir aus einem Gefühl der Sättigung und Zufriedenheit heraus vernachlässigen, was wichtig wäre, damit es unseren Kindern und Enkelkindern auch wirklich künftig gut gehen kann? Mit der Vernachlässigung der Digitalisierung etwa nehmen wir ihnen ein wesentliches Entwicklungs- und Wettbewerbsfeld. Während die asiatischen Kinder bereits im Kindergarten digital trainiert werden, haben wir in Deutschland ein Schulsystem, in dem Millionen von Schüler*innen keine adäquate Hardware haben oder WLAN nutzen können. Und in dem, was nicht minder schlimm ist, die Kinder nicht aufs Leben vorbereitet werden, nicht auf ihre Gesunderhaltung und nicht einmal darauf, wie man eine Banküberweisung vornimmt.

Der Leistungsgedanke wurde in Deutschland in den 1970er-Jahren abgelöst durch das **Gutmenschentum**. Wir haben in unserem Denkmuster nicht mehr verankert, dass wir leistungsfähiger, dass wir besser werden wollen. So ist die Verabschiedung des Leistungsgedankens in Deutschland als kompensatorischer Akt zu verstehen, mit dem übergeordneten Ziel, ein guter Mensch zu sein. Das Problem ist allerdings, dass das Gutmenschentum in dieser Form irgendwann nicht mehr ausreicht, um Leistung zu bringen. Ganz davon abgesehen, dass ich in Frage stelle, ob es uns überhaupt zu besseren Menschen macht.

Die Medizin von morgen braucht neue Denkstrukturen, sie braucht Emotionalität und Begeisterung und den Willen zu Leistung und Veränderung. Wir müssen sofort aufhören, uns zu feiern für Tugenden, die uns vor 50 Jahren auszeichneten. Wir müssen umsetzen statt zu diskutieren, wir müssen unsere Angst ablegen. Wir müssen hin zu einem neuen, einem anderen Leistungsgedanken. Einem, in dem Leistung weder Selbstzweck ist, noch allein durch ökonomische Anreize oder sonstige externe Motivation angetrieben wird.

Jenseits vom herkömmlichen Höher, Schneller, Weiter, das unseren Planeten an den Rand des Kollaps geführt hat, muss Leistung aus dem Wunsch erwachsen, dem Menschen wirklich helfen zu wollen. Das Gesundheitssystem menschlicher und nachhaltiger zu gestalten, um Menschen gesund zu machen, gesund zu halten und die Erde zu einem lebenswerten Ort zu machen. Ein solcher Leistungsgedanke bedeutet einen **Paradigmenwechsel**, einen **Mentalitätswandel** in unserer Gesellschaft. Gutmenschentum 2.0 sozusagen. Damit haben wir eine große Chance, unsere Gesellschaft und damit auch das Gesundheitswesen zukunftsfest zu gestalten.

Ich setze dabei große Hoffnungen in die Jugend, die sich nicht nur im Rahmen des politischen Spektrums, sondern auch außerparlamentarisch organisiert und artikuliert, und dies im globalen Maßstab. Wir sollten die jungen Menschen nicht wegen vermeintlich naiver Forderungen kritisieren, sondern uns freuen, mit wie viel Engagement sie die zentrale Menschheitsaufgabe Umwelt- und Klimaschutz angehen, wie sehr die Forderungen der jungen Menschen – endlich – Widerhall finden in der Politik und in konkreten Maßnahmen und Regierungsprogrammen.

Schaut man sich diese junge Generation an, die etwa die Fridays-for-Future-Bewegung ins Leben rief, hat der notwendige Wandel vielleicht schon begonnen. Bis er zum breiten Konsens in unserer Gesellschaft geworden ist, wird es sicherlich noch viele Jahre dauern. Auch hier kann das Smart Hospital einen Beitrag leisten. Indem es Mitarbeiter*innen und Patient*innen in genau dieser Weise prägt. Und so einen sich selbst verstärkenden Effekt in Gang bringt. Ein human und nachhaltig gestaltetes Gesundheitssystem prägt die Menschen. Menschen, die wiederum diese Mentalität leben und verkörpern, gestalten und bilden das System, in dem sie leben.

Und so schließt dieses Buch mit der sehr nachdenklichen Erkenntnis meiner medizinischen und schriftstellerischen Arbeit. Aber eben **nicht ohne Hoffnung**. Wir haben einen großen Rückstand, aber wir sind noch nicht abgeschlagen. Nach wie vor verfügen wir über Ressourcen und Voraussetzungen, um die uns viele Länder beneiden. Wir müssen jetzt endlich Lethargie in Aktion verwandeln, Egoismus in Gemeinsinn und Analoges in Digitales.

Ich möchte mich nicht von Ihnen verabschieden, ohne noch einen Aspekt angesprochen zu haben. Ich lade Sie ein, mir **Ihre Meinung** zukommen zu lassen (Jochen.Werner@jawerner.de), gerne auch **Ihre Erlebnisse und Erfahrungen** im deutschen Gesundheitswesen. Vielleicht haben gerade Sie den klaren Blick auf die Lage, der uns, die wir im System stecken, immer wieder einmal fehlen mag.

So könnten wir gemeinsam unser Anliegen weiterentwickeln, das Gesundheitssystem besser, menschlicher und nachhaltiger zu machen.

Schon jetzt danke ich Ihnen für Ihre Unterstützung.

Herzlichst,
Ihr Jochen A. Werner

Danksagung

Zum Ende dieses Buches möchte ich noch einige, bisher nicht im Text genannte Personen erwähnen, die auf unterschiedlichste Weise zu dessen Entstehung beigetragen haben. Mein Dank gilt Christiane Ankert, Thayalini Anthony, Tobias Emler, Patricia Gehring, Dr. Christiane Höhling-Mosler und Susanne Oeder. Ich danke meiner Lektorin Dr. Sarah Meyer-Dietrich für die stets sehr konstruktive und lebendige Interaktion. Prof. Dr. Rainer Bast hat mich im Grenzgang von Philosophie, Psychologie und Medizin wiederholt inspiriert, Undenkbares zu denken. Herzlichen Dank dafür. Zu guter Letzt danke ich meiner Frau Heike für ihre stetige Nachsicht zum Verlust unserer gemeinsamen Zeit, die über zwei Jahre zu einem erheblichen Teil in die Analyse des kranken Krankenhauses floss und ebenso für ihre Unterstützung in Phasen der Empörung vermeintlicher Systembewahrer*innen.